NADJA DÖRNER

MEIN BECKEN BODEN DIE WECHSEL JAHRE & ich

Aktiv, funktional und sicher – wie die Körpermitte wieder in Balance kommt

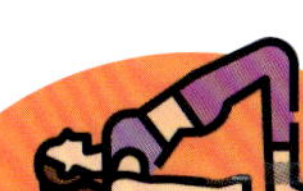

Das ganzheitliche Trainingsprogramm mit Übungen und Ernährungstipps

herbig

Inhaltsverzeichnis

Einleitung

Herzlichen Glückwunsch: Du hast dich für »Mein Beckenboden, die Wechseljahre & Ich« entschieden.

Vielleicht hast du bisher noch nicht viel über deinen Beckenboden nachgedacht oder bist erst jetzt, in deinen Wechseljahren, (wieder) mit Symptomen oder Beschwerden konfrontiert: Dieses Buch ist genau das Richtige für dich, wenn du mehr über deinen Beckenboden wissen möchtest, ihn trainieren und stärken willst. Und auch wenn du noch keine spürbaren Beschwerden hast oder noch nicht in den Wechseljahren bist, präventiv aber gerne etwas für deinen Beckenboden tun, Inkontinenz vorbeugen oder dir und deinem Beckenboden einfach nur etwas mehr Aufmerksamkeit schenken möchtest – hier bist du richtig.

In den letzten Jahren hat sich in Sachen Beckenboden glücklicherweise viel getan. Immer mehr Frauen wollen ihre Gesundheit in die Hand nehmen und sich in der Zeit der hormonellen Veränderungen mental und körperlich neu aufstellen. Die weibliche (Becken-)Gesundheit gerät immer mehr ins Bewusstsein, und auch Themen wie Vaginismus, Schmerzen beim Geschlechtsverkehr, traumatisierter Beckenboden oder Organsenkungen und Inkontinenzleiden kommen endlich aus der Tabuzone.

Frauen geben sich nicht mehr mit Sätzen wie: »Das ist halt so, ich habe schließlich Kinder bekommen« oder »das ist bei Frauen in meinem Alter normal« zufrieden. Denn eines ist klar: Keine Frau sollte einen unangenehmen oder unguten Zustand und die damit verbundene Scham akzeptieren! Es gibt heutzutage so viele unterschiedliche Möglichkeiten der Therapie und des Trainings, um die eigene Lebensqualität wieder zu verbessern.

Wahr ist aber auch: Die Wechseljahre führen unweigerlich zu einer Veränderung unseres Körpers. Neben den bekannten Symptomen, die du vielleicht mit deinen Freundinnen diskutierst, lässt auch die Spannkraft des Bindegewebes nach, was wiederum den Beckenboden betrifft. Doch kein Grund, dich zu verstecken! Denn nur durch aktive Selbstfürsorge kannst du lernen, die Zeichen deines Körpers zu lesen. Mein Ziel ist es, dir dabei zu helfen, deine Beckengesundheit auf eine neue Art und Weise zu verstehen, Bereiche zu beleuchten, von denen du bisher keine Ahnung hattest, und die Beckengesundheit als etwas zu betrachten, das uns ein Leben lang beschäftigt.

Dieses Buch ist für dich und soll dich auf deinem Weg zu einem sicheren, stabilen und funktionsfähigen Beckenboden begleiten. Meine Hoffnung ist, dass du die Lektüre mit einem neuen Verständnis für deinen Beckenboden und mit dem Wunsch beendest, ab jetzt deine Beckengesundheit vornan zu stellen. Lass uns gemeinsam diesen Weg gehen.

Ich freue mich!

Nadja

Wie du dieses Buch für dich nutzt

Dieses Buch habe ich für Frauen geschrieben, die ganzheitliche Ansätze bevorzugen. Für Frauen, die nicht nach der »schnellen Lösung« suchen, sondern bereit sind, Prävention und Selbstfürsorge ab jetzt zur täglichen Routine zu machen. Dazu gehört: regelmäßige Übungen in deinen Alltag einzubauen und noch weitere Veränderungen deiner täglichen Routine vorzunehmen, etwa deine Ernährung auf den Prüfstand zu stellen oder Rituale zu hinterfragen. Ganz wichtig: Nimm dir die Zeit, die du brauchst! Ein positives Mindset kann dich dabei unterstützen, gut durch die Wechseljahre zu kommen, dir neue Ziele zu stecken und mit Kraft und Energie die richtigen Weichen fürs aktive und gesunde Altern zu stellen. Wenn du es schaffst, diese Punkte dauerhaft in deinen Alltag zu integrieren, bist du schon ein großes Stück weitergekommen auf deinem Weg.

Denn: Die schnelle Lösung gibt es nicht! Eine kurzfristige Lösung gibt es vielleicht schon, aber ob sie langfristig anhaltend ist? Diese Frage wirst du selbst nach diesem Buch beantworten können. Eines kann ich dir jedoch schon jetzt verraten: Es gibt keine Pille und keinen Zauberstuhl. Es wird niemand kommen und dich aus einem eventuellen Dilemma »retten«. Nur du selbst kannst für dich sorgen. Für mehr Gelassenheit und Lebensfreude, weniger Scham und mehr Lebensqualität. Get started!

Ganz nach dem Motto »Morgen wirst du dir wünschen, du hättest heute angefangen«, beginnst du am besten gleich mit dem Training und nicht erst dann, wenn die Wechseljahre dich bereits eingeholt haben. Bereite deinen Körper gut auf diese Umstellung vor.

Drei Dinge, die ich dir vorab mit auf den Weg geben möchte:

- Du und deine Beckengesundheit sind wichtig und es lohnt sich, Zeit in sie zu investieren.
- Beim Thema Beckengesundheit geht es um viel mehr als nur um die physischen Strukturen deines Beckens. Symptome wie Inkontinenz, Schmerzen beim Sex oder eine instabile Körpermitte können sich auch stark auf dein geistiges und emotionales Wohlbefinden auswirken.
- Nicht immer sind die Anstrengungen, die du für deinen Beckenboden unternimmst, schnell und direkt sichtbar. Bleibe deshalb bitte dran.

MEIN ANSATZ: GANZHEITLICHES TRAINING

Dem Wunderwerk Beckenboden widme ich mich seit vielen Jahren. Ich verhelfe Frauen zu einem kraftvollen Beckenboden und einer stabilen Körpermitte, damit sie ihr Leben wieder aktiv und in vollen Zügen genießen können. Keine Frau sollte ungewollten Urinverlust akzeptieren und diese peinlichen »Ups-Momente« im Leben haben, keine Frau sollte Schmerzen beim Geschlechtsverkehr haben, keine Frau sollte eine beginnende Organsenkung akzeptieren und sich mit den Folgen eines schwachen oder hypertonen Beckenbodens abfinden. In diesem Buch werde ich dir viel Beckenbodenwissen vermitteln. Gezielt werde ich dir deinen Körper und die damit zusammenhängende Verbindung mit deinem Beckenboden erklären und dir jeweils die passenden Übungen mit an die Hand geben.

Im ersten Kapitel erfährst du alles Wichtige zu deiner Anatomie und lernst das Basiswissen, um dich und deine körperlichen Veränderungen zu verstehen. Ich werde dir mehr über den Aufbau deines Beckenbodens, die Bedeutung deiner Beckenbodenmuskeln und Beckenorgane sowie ihre Rolle für deinen Körper zeigen. Kurze Übungen zur Aktivierung des Beckenbodens und deiner Atmung werden uns beim Entdecken begleiten. Danach werden wir uns intensiv mit den Wechseljahren, den einzelnen Phasen und den Veränderungen auf allen Ebenen (körperlich, mental, emotional, hormonell) beschäftigen. Viele Infokästen mit Meno-Wissen und Bebo-Wissen sowie Extras zu vertiefenden Themen führen dich durch das Buch, versorgen dich mit spannendem Wissen und beantworten viele Fragen. Anschließend zeige ich dir im großen Übungsteil, wie du zu einer stabilen Mitte kommst, die dich trägt, stützt und Lebensqualität schenkt.

Was du für die Gesunderhaltung deines Beckenbodens tun kannst, zeige ich dir hier in diesem Buch. Damit du die Zusammenhänge verstehst, solltest du aber die Ganzheitlichkeit deines Körpers kennen. Daher möchte ich damit beginnen, dir die faszialen Verbindungen und die Teammuskeln deines Beckenbodens vorzustellen. Auch deine Hüftmobilität, der Zusammenhang zwischen Kiefer und Beckenboden, eine evtl. Kaiserschnittnarbe, der Vagusnerv, die Atmung und deine Körperhaltung sowie das Bindegewebe spielen eine wichtige Rolle. Ganzheitliches Beckenbodentraining zielt nämlich darauf ab, den Beckenboden als Teil des gesamten Körpers zu sehen und zu stärken. Ein regelmäßiges und abwechslungsreiches Training, das die Funktion des Beckenbodens verbessert und zur körperlichen Gesundheit beiträgt, sollte all diese Komponenten beinhalten.

Obwohl unser Beckenboden ein so wichtiges Muskelgeflecht ist und uns von innen heraus stärkt, können sage und schreibe ein Fünftel bis annähernd die Hälfte der Frauen ihre Beckenbodenmuskulatur nicht richtig anspannen. Aus diesem Grund beginne ich ganz bei der Basis: Wie stehst du, wie gehst du? Lass uns eine Reise durch den Körper machen und gemeinsam die Zusammenhänge erkunden.

Wir starten an der Sohle:

Die Füße und der Beckenboden. Knick-, Senk-, Spreizfüße und die damit in Verbindung stehenden Beine kannst du dir wie eine Kette vorstellen.

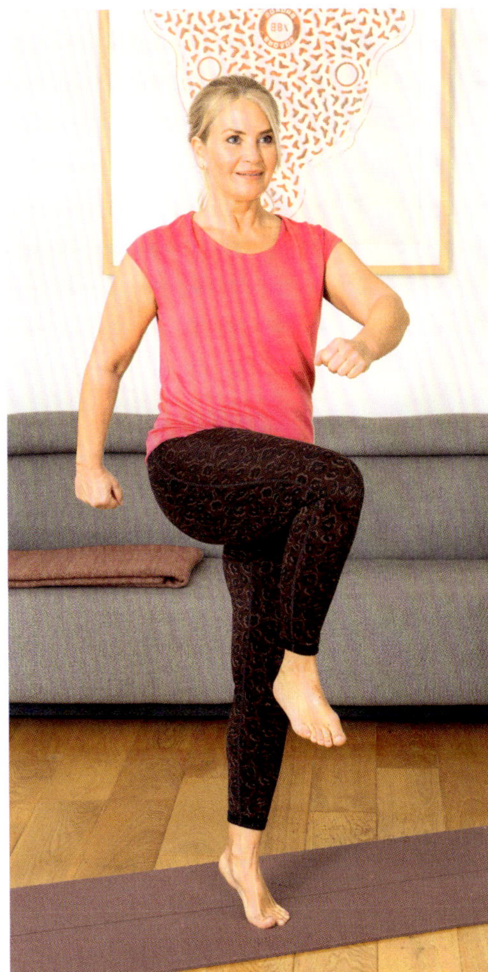

Mit einer stabilen Körpermitte kannst du aktiv und dynamisch deinen Alltag meistern.

Jedes Glied greift in das nächste und somit beeinflusst allein schon die Art, wie wir stehen, die Haltung des Beckens und damit den Beckenboden.

Möchtest du wissen, wie es um deinen Beckenboden steht? Dann schau dir deine Schuhe genau an. Sind deine Schuhsohlen eher an der Außenseite oder an der Innenseite abgelaufen? Was, glaubst du, deutet auf einen spannungsvollen Beckenboden hin?

→ Ist die Schuhaußenseite abgelaufen, dann neigt dein Beckenboden eher dazu, Spannung aufzubauen.

→ Sind eher die Innenseiten abgelaufen und du neigst zu X-Beinen, dann ist das ein Zeichen dafür, dass dein Beckenboden eher spannungslos und gedehnt ist.

Und hier setzt die Therapie an. Wird das Fußgewölbe mehrmals täglich angehoben, das Gewicht auf die Fußaußenkante verlagert, richtet sich automatisch das Becken auf, es kommt in eine neutrale Position. Grund dafür sind auch die Adduktoren und Abduktoren. Ziehen wir das Fußgewölbe nach oben, bekommen wir Spannung auf die Adduktoren. Da diese ihren Ansatz entlang des Schambeins haben, erhält somit auch der Beckenboden mehr Stabilität.

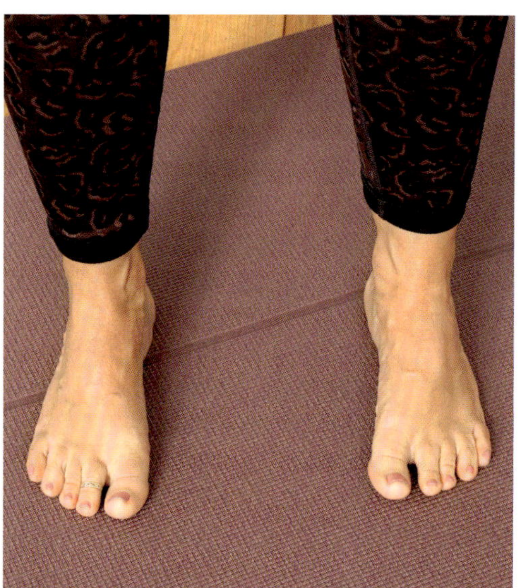

Wie stehst du? Für das Körpergefühl ist der Barfußstand am besten.

Die Hüfte und der Beckenboden. Die Hüftmuskeln sind für die Sicherung der Kontinenz ganz entscheidend! Hast du das gewusst? Eigentlich sollte man glauben, dass es die Schließmuskeln sind. Studien zeigen aber, dass Menschen mit einer geringeren Hüftkraft und Hüftflexibilität häufiger an Inkontinenz leiden. Ist die Hüfte also starr und nicht flexibel, kann auch der Beckenboden seinen Job nicht erledigen.

Die Entspannung des Beckenbodens. Die Entspannung des Beckenbodens ist genauso wichtig wie die Anspannung. Ein Beckenboden, der dauerhaft angespannt ist (hyperton), kann auf den ersten Blick die gleichen Symptome hervorrufen wie ein zu schwacher Beckenboden. Früher ging man davon aus, dass ein Beckenboden, der nicht richtig funktioniert, zu schwach sein muss. Ein schwacher Beckenboden erforderte dann logischerweise Kräftigung. Das war jedoch in vielen Fällen fatal. Denn ein Beckenboden kann auch Probleme bereiten, weil er zu stark ist. Der Beckenboden sollte elastisch sein und schwingen können, um optimal zu funktionieren.

Die Kaiserschnittnarbe und der Beckenboden. Oft herrscht noch der Irrglaube vor, dass nach einem Kaiserschnitt der Beckenboden nicht trainiert werden muss. Das ist jedoch falsch. Frauen mit Kaiserschnitt fällt es oft schwer, die tiefe Bauchmuskulatur zu aktivieren. Das sind die Muskeln, die bei einem Kaiserschnitt durchtrennt wurden und eng mit dem Beckenboden verbunden sind. Auf längere Sicht kann die Narbe zu Verklebungen führen und somit das ganze System beeinträchtigen. Es kommt zu Schmerzen im Becken, Rücken und in der Hüfte. Entleerungsstörungen und Inkontinenz sind keine Seltenheit.

Der Darm und der Beckenboden. Ich bin Botschafterin für weite Hosen und für Bäuche, die Platz zum Atmen haben! Nur so hat der Darm genügend Platz zur Verfügung. Und dieser steht in enger Verbindung mit deinem Beckenboden. Können Beckenboden und Zwerchfell frei schwingen, kann auch der Darm sich den Schwingungen anpassen und sich frei bewegen, und damit lösen sich Verdauungsbeschwerden oft in Luft auf.

Die Atmung und der Beckenboden. Bei einer natürlichen Brust-Bauch-Atmung wird die Körpermitte beim Einatmen gedehnt und dadurch entspannt. Beim Ausatmen wird sie angespannt. Mit jeder Atmung aktivierst du also folglich auch deinen Beckenboden, da das Zwerchfell und der Beckenboden synchron schwingen. Mehr dazu erfährst du im Kapitel zur Atmung.

Der Kiefer und der Beckenboden. Unser Kiefer entwickelt sich ab dem 15. Tag der Entwicklung eines Embryos. In dieser Phase bilden sich aus einer Zelle zwei Keimscheiben. Aus einer dieser Keimscheiben entwickelt sich der Kiefer-Mund-Rachen-Bereich. Aus der anderen der Hüftbereich und Beckenboden. Und auch wenn zwischen diesen beiden Punkten die Wirbelsäule wächst, bleiben sie für immer miteinander verbunden. Der Kiefer ist mit dem Becken und dem Beckenboden über Nerven, Muskelfasern und Faszien verbunden.

Verspannungen im Kiefer und Zähnebeißen oder -knirschen können zu Verspannungen im Beckenboden führen. Dies kann Inkontinenzprobleme, Beckenschmerzen, Schmerzen beim Sex und Entleerungsstörungen begünstigen. Über eine Massage der Kiefermuskulatur entspannt sich also auch die Beckenbodenmuskulatur. Was auch umgekehrt gilt. Wird die Beckenbodenmuskulatur entspannt und massiert, wird auch der Kiefer entlastet.

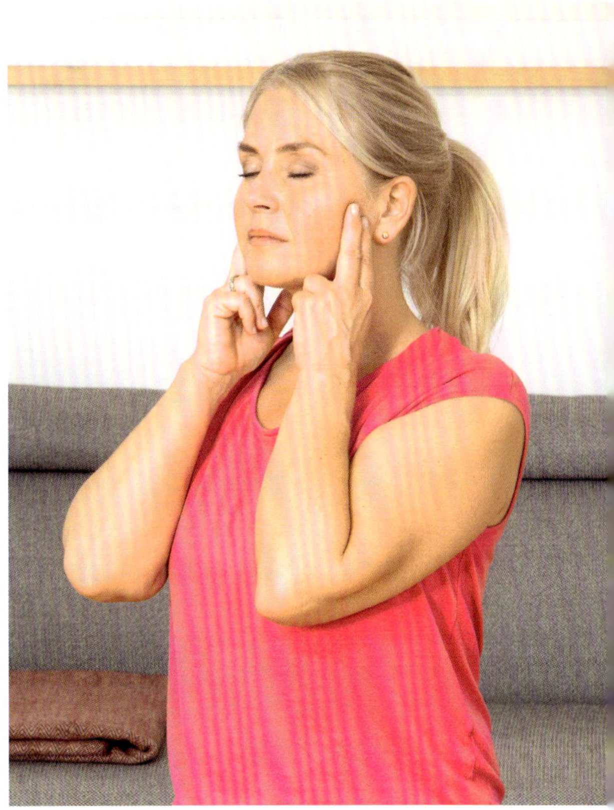

Auch ein verspannter Kiefer kann Auswirkungen auf den Beckenboden haben.

Wie du nun sicherlich bemerkt hast, ist die Beckengesundheit komplex. Das Wissen über die Füße und die Adduktoren setzen wir beim richtigen Stehen um. Die Erkenntnisse über die Hüfte arbeiten wir ins richtige Gehen ein. Darm und Atmung haben wir beim Toilettenverhalten im Kopf. Der Kaiserschnittnarbe schenken wir von Anfang an mehr Aufmerksamkeit. Kiefer und Beckenboden gönnen wir regelmäßig eine Entspannungsmassage. Das Wissen um diese Verbindungen beziehe ich so oft wie möglich in meine Übungen mit ein.

Lass uns nun zum eigentlichen Star dieses Buches kommen: deinem Beckenboden.

Dein Körper – die anatomischen Basics

In diesem Kapitel widmen wir uns den Grundlagen der weiblichen Anatomie. Ich möchte dir Basiswissen an die Hand geben, auf das du im weiteren Verlauf des Buches jederzeit zurückgreifen kannst.

Wunderwerk Beckenboden

Unser Beckenboden erfüllt viele Funktionen im gesamten Körper, zum Beispiel muss er stark und gleichzeitig flexibel sein. Diese gegensätzlichen Aufgaben können nur mithilfe von genügend Elastizität und Anpassungsfähigkeit gemeistert werden.

Der Beckenboden stützt die Organe, er lässt genügend Platz für die Durchgänge der Harnröhre, der Vagina und des Enddarms. Er hält Urin und Stuhl an Ort und Stelle, entspannt sich aber auch zum Zeitpunkt der Entleerung. Er trägt dein Baby und das wachsende Körpergewicht mit. Er stabilisiert dein Becken, vor allem das Iliosakralgelenk, und ist für das Gleichgewicht und eine gute Körperhaltung verantwortlich. Viele Rücken-, Knie- und Fußprobleme könnten durch Beckenbodentraining kuriert werden. Die meisten Menschen leiden irgendwann im Leben an Rückenschmerzen. Mehr Kenntnisse über die Beckenbodenfunktion können auch hier Probleme mildern.

All diese Aufgaben erfüllt dein Beckenboden eine gewisse Zeit lang gerne für dich. Hast du ihm aber nie etwas zurückgegeben und ihm nicht auch Gutes getan, dann wird er sich in den meisten Fällen irgendwann negativ bemerkbar machen und Aufmerksamkeit einfordern. Mit den Übungen im Praxisteil ab S. 87 kannst du deinen Beckenboden wieder auftrainieren.

DER AUFBAU DES BECKENBODENS

Dein Beckenboden besteht aus drei Muskelschichten. Diese liegen im kleinen Becken fächerartig übereinander und bilden ein wahres muskuläres Wunderwerk. Im Einzelnen sind das die Schließmuskelschicht, die mittlere Beckenbodenschicht und die innere Beckenbodenschicht.

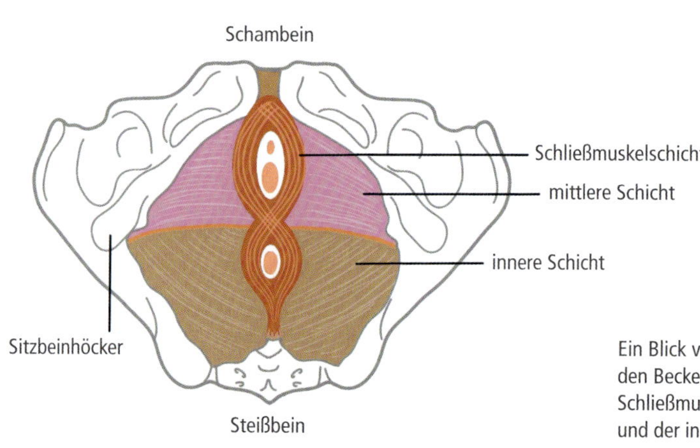

Ein Blick von unten auf den Beckenboden mit der Schließmuskel-, der mittleren und der inneren Schicht.

Die Schließmuskelschicht. Auf der Zeichnung sieht der Muskel zwar aus wie ein »Achtermuskel«, anatomisch gesehen gibt es ihn in der Art jedoch nicht, obwohl er umgangssprachlich oft so genannt wird (auf der Abbildung rot). Korrekt sind es zwei ineinander verlaufende Muskelschlingen: der Harnröhren-Schließmuskel und der Anus-Schließmuskel. Beide sind über den Damm, auch das Muskelhaltekreuz genannt, miteinander verbunden. Die Ringmuskulatur von After und Harnröhre können gezielt und getrennt voneinander geöffnet und geschlossen werden.
→ Diese Schicht kannst du ansteuern, indem du deine Schließmuskeln sanft verschließt. Zu diesem Muskel finden wir Frauen meistens sehr schnell Zugang.

Die mittlere Beckenbodenschicht. Diese Muskelplatte verläuft quer im vorderen Teil des kleinen Beckens und setzt an den Schambeinästen und den Sitzbeinhöckern unterhalb der Blase an (auf der Abbildung lila). Bei Frauen ist diese Schicht schwächer ausgebildet als bei Männern, da sie bei der vaginalen Entbindung stark gedehnt werden muss. Sie wird auch das »Zwerchfell der Harn- und Geschlechtsorgane« genannt, da sie eine Stütz- und Haltefunktion für die Harn- und Geschlechtsorgane hat.
→ Diese Schicht erreichst du, indem du deine Sitzbeinhöcker in Richtung Damm aufeinander zuziehst. Die Gesäßmuskeln bleiben dabei locker. Stelle dir ein Band vor, das deine Sitzbeinhöcker miteinander verbindet. Dieses Band ziehst du zusammen und somit deine Sitzbeinhöcker aufeinander zu. Dies ist eher eine mentale Vorstellung als eine tatsächliche anatomische Bewegung. Der Beckenboden kann zwar Spannung aufbauen, aber er zieht die Sitzbeinhöcker nicht wirklich zusammen.

Tipp: Diese Schicht hast du gut angesteuert, wenn du im aktivierten Zustand, sitzend auf einem harten Hocker, die Sitzbeinhöcker nicht mehr spürst. Du sitzt also viel weicher. Wenn du die Anspannung löst, kommst du wieder hart auf ihnen zu sitzen.

Die innere Beckenbodenschicht. Diese Muskelschicht erhält ihre optimale Funktion durch die Aktivierung der beiden anderen Schichten sowie durch die Beckenstellung (auf der Abbildung braun).

Die innere Schicht ist als eigenständiger Muskel nicht wahrnehmbar. Du kannst sie über eine sanfte Beckenbewegung und ein »Lifting« ansprechen. Sie ist die Schicht, die über das Becken die Haltung des ganzen Körpers, die innere Aufrichtung, regelt und die Beckenorgane stützt. Sie ist die stärkste von allen Beckenbodenschichten und ungefähr so groß wie ein Handteller.
→ Erreichen kannst du diese Schicht durch die Vorstellung, wie sich Scham- und Steißbein in der Mitte treffen und den Damm gemeinsam hochziehen. Das meine ich mit »Lifting«. Den unteren Rücken machst du während dieser Aktivierung lang und bringst dein Becken in eine neutrale Position, also in eine Aufrichtung. Stelle dir vor, dass an dem Ende deines Steißbeins ein Gewicht fixiert ist, welches nach unten zieht.

BEBO-WISSEN

Du musst deinen Beckenboden nicht in drei Schichten anspannen können. Dies ist die anatomische Erklärung des Aufbaus deines Beckenbodens, welche dir bei der Ansteuerung hilft. Anstatt dich auf die einzelnen Schichten zu fokussieren, ist es hilfreicher, den Beckenboden als funktionelle Einheit zu trainieren und ihn in seiner Gesamtheit anzuspannen.

EXTRA: WIE SIEHT ES EIGENTLICH BEI DEN MÄNNERN AUS?

Breaking News: Es ist an der Zeit, ein Geheimnis zu lüften, nämlich: Auch Männer haben einen Beckenboden! Nein, das ist kein exklusives Feature für Frauen. Doch Tatsache ist auch, dass Männer seltener Probleme mit dem Beckenboden haben als Frauen. Das liegt unter anderem an den hormonellen und anatomischen Unterschieden. Männer haben eine schmalere Beckenstruktur als Frauen, die Organe sind kompakter angeordnet, was weniger Belastung auf den Beckenboden bedeutet. Männer bekommen keine Kinder und somit bleibt ihr Beckenboden vor diesen Belastungen und Dehnungen verschont. Zudem haben sie keinen sinkenden Östrogenspiegel, sondern konstant höhere Testosteronwerte, was den Muskelerhalt fördert. Und schließlich haben sie weniger operative Eingriffe wie Kaiserschnitte oder Organentfernungen, die den Beckenboden beeinträchtigen.

Überhaupt sind Männer aufgrund ihrer Anatomie stabiler im Bereich des Beckenbodens. Sie haben nicht nur weniger Beckenorgane, z. B. die Gebärmutter und die Eierstöcke, sondern auch einen damit verbundenen Ein- und Ausgang weniger. Dies führt automatisch zu mehr Stabilität. Auch ist die Harnröhre der Männer länger als die einer Frau, wodurch sie nicht so anfällig für Blasenentzündungen sind.

Trotz allem können auch Männer Beckenbodenprobleme bekommen. Zum Beispiel durch Übergewicht, zu starkes Pressen beim Toilettengang, falsches Heben oder nach einer Prostata-OP. Auch vor Inkontinenz bleiben Männer nicht verschont, etwa jeder dritte über 65 hat damit zu kämpfen.

Beckenbodentraining ist auch für Männer gut, da ein trainierter Beckenboden die Durchblutung im Genitalbereich fördert und die Muskeln stärkt, die für eine stabile Erektion verantwortlich sind. Durch gezieltes Anspannen des Beckenbodens kann die Ejakulation verzögert werden. Männer, die regelmäßig den Beckenboden trainieren, haben oft intensivere und längere Orgasmen. Wenn sie das wüssten, wären die Beckenbodenkurse für Männer bestimmt sofort bis auf den letzten Platz ausgebucht!

Hier vier »Basis-Männerübungen«:

1. **Kegel:** Spannung der Beckenbodenmuskulatur, als ob Mann den Harnstrahl unterbrechen möchte (nicht beim Wasserlassen üben!). 5–10 Sekunden halten, dann wieder entspannen. 10–15 Wiederholungen.
2. **Brücke:** Auf den Rücken legen, Füße hüftschmal aufstellen und Becken mit der Ausatmung anheben, während der Beckenboden aktiv angespannt wird. 5–10 Sekunden halten. Langsam mit der Einatmung wieder absenken. Gerne 10 Wiederholungen.
3. **Kniebeugen:** Langsame und kontrollierte Squats stärken die Beckenbodenmuskulatur indirekt. Diese können auch ins Training im Fitnessstudio integriert werden. Mit der Einatmung den Beckenboden entspannen und mit geradem Rücken in den Squat kommen. Beim Hochkommen ausatmen und den Beckenboden aktiv anspannen.
4. **Plank-Variationen:** Stützt die Rumpfmuskulatur und hilft, den Beckenboden zu aktivieren.

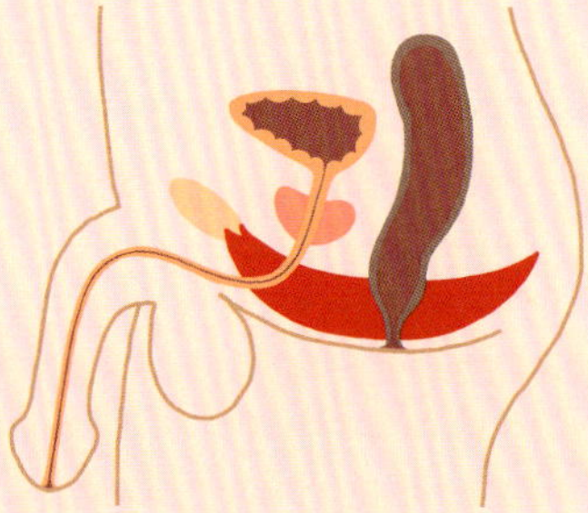

Auch Männer haben einen Beckenboden!

Tipp: Wenn du dir hier nicht sicher bist, ob du das »Lifting« gut hinbekommst, versuche mal, Klitoris und Damm aufeinander zuzuziehen. Jetzt spürst du bestimmt, wie sich dein Beckenboden nach innen oben anhebt.

DIE FUNKTION DES BECKENBODENS

Dein Beckenboden hat sehr unterschiedliche Funktionen, unter anderem:

- **Unterstützung der Beckenorgane:** Der Beckenboden unterstützt und hält die Beckenorgane, Blase, Gebärmutter und Rektum in ihrer anatomisch korrekten Position.
- **Kontinenz:** Der Beckenboden hat eine entscheidende Rolle bei der Kontrolle der Blasen- und Darmentleerung. Er ermöglicht die willkürliche Kontrolle über das Wasserlassen und den Stuhlgang.
- **Druckausgleich:** Der Beckenboden hilft, den intraabdominalen Druck (Bauchraumdruck) auszugleichen, der durch Aktivitäten wie Husten, Niesen, Lachen, Heben schwerer Gegenstände und körperlicher Anstrengung entsteht.
- **Sexuelle Funktion:** Der Beckenboden trägt bei Frauen (und Männern) zur sexuellen Empfindung und Funktion bei. Eine starke Beckenbodenmuskulatur erhöht die sexuelle Zufriedenheit und die Intensität der Empfindungen.
- **Stabilität und Haltung:** Der Beckenboden arbeitet eng mit der Bauch- und Rückenmuskulatur zusammen. Eine gute Beckenbodenfunktion ist daher wichtig für eine gesunde und gute Körperhaltung und zur Vermeidung von Rückenproblemen.

Damit du weißt, wo genau sich dein Beckenboden befindet und wie du ihn ansteuern kannst, hier eine kleine Wahrnehmungs- und Aktivierungsübung: Du benötigst hierzu einen Hocker oder einen Stuhl mit einer harten Sitzfläche, um deine Sitzbeinhöcker gut zu spüren. Alternativ kannst du dich auch auf deinen Badewannenrand setzen, wenn du keinen passenden Hocker zur Verfügung hast.

Den Beckenboden erkunden

Ausführung:

- Rutsche auf deiner harten Sitzfläche so weit nach vorne, dass die Stuhlkante am Übergang vom Po zum Oberschenkel platziert ist. Deine Beine stellst du hüftschmal auf und deine Füße stehen gut auf dem Boden. Die Unter- und Oberschenkel befinden sich im rechten Winkel. Die Hände liegen auf den Oberschenkeln. Du sitzt aufrecht und die Krone deines Kopfes zieht nach oben. Deine Schultern sind locker und dein Kiefer ebenfalls.
- Schließe deine Augen und finde gedanklich zu deinem Beckenboden. Stelle ihn dir in seiner Gesamtheit vor und versuche ihn, wie bereits beschrieben, auch in seiner Gesamtheit anzusteuern. Nimm dir an dieser Stelle etwas Zeit, um die Anspannung

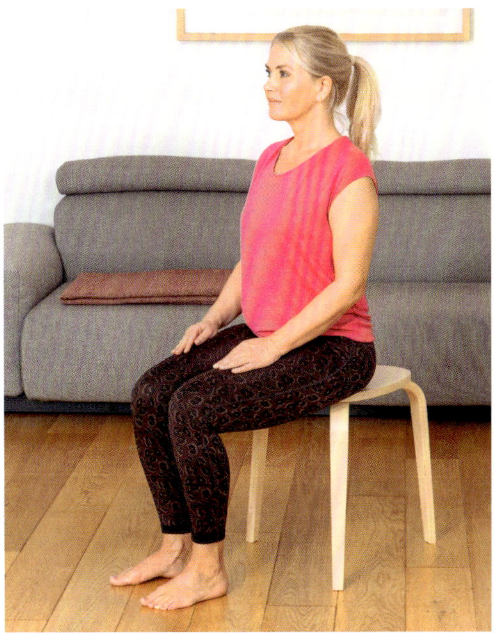

EXTRA:
VULVA-WISSEN: WIE GUT KENNST DU DICH?

Es ist erschreckend, wie wenig wir Frauen über die eigene Anatomie Bescheid wissen. Besonders wenn es um das eigene Geschlechtsteil geht. Viele Frauen benennen es einfach mit den Worten »da unten«. Dabei ist es so viel mehr als »da unten«. Es ist dein Lustzentrum! Ist es dann nicht auch von Vorteil, seine Lustzentrale zu kennen? Vulven gibt es in vielen Formen, Größen und Farben. Keine gleicht der anderen, und es ist an der Zeit, ihr die Aufmerksamkeit zu schenken, die sie verdient. Vulva ist nicht nur ein anderes Wort für Vagina. Als Vulva wird der Teil bezeichnet, der von außen sichtbar ist. Die Vagina hingegen ist der innere Teil. Also der Scheidenkanal. Und wusstest du, dass die Klitoris tatsächlich im Jahr 1913 aus den Anatomie-Standardwerken verschwand und erst über 80 Jahre später, nämlich 1998 »wiederentdeckt« wurde? Sagt das nicht nahezu alles?

Dabei ist die Klitoris das Epizentrum der weiblichen Lust und die Quelle der weiblichen Kraft. Es kursieren noch immer Lehrmittel, die die Klitoris gar nicht oder mangelhaft abbilden – ganz im Gegensatz zum Penis, der sehr gut erforscht und illustriert ist.
Die sichtbare Spitze der Klitoris, das kleine Knöpfchen, das viele für die ganze Klitoris halten, misst meist nur ein paar Millimeter bis etwa einen Zentimeter. Aber unterschätze sie nicht! Der wahre Star ist das gesamte Organ, das sich mit Schenkeln und Schwellkörpern bis zu 10–12 (!) cm ins Innere erstreckt – womit sie in der Länge durchaus mit einem durchschnittlichen Penis mithalten kann.
Um dem weiblichen Geschlechtsteil mehr Beachtung und Achtung zu schenken, machen wir doch gleich einmal einen Ausflug zu unserer Vulva.

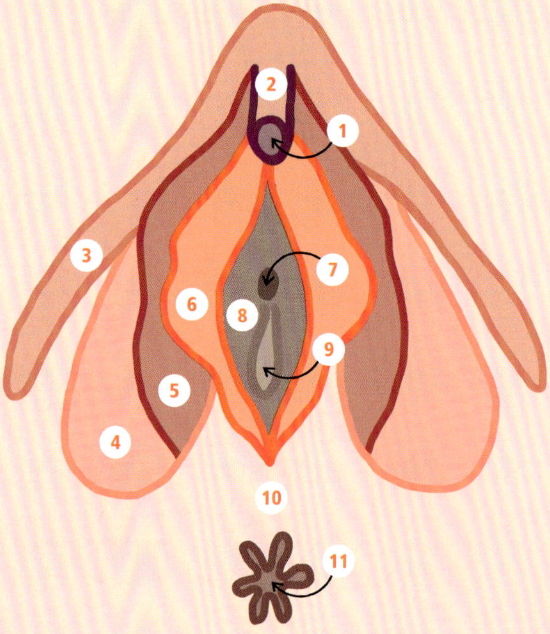

Stelle dein Vulva-Wissen auf die Probe!

1. Klitoriseichel (Klitorisperle)
2. Klitorisvorhaut
3. Klitorisschwellkörper
4. Vorhofschwellkörper
5. Äußere Vulvalippe
6. Innere Vulvalippe
7. Harnröhrenöffnung
8. Scheidenvorhof
9. Vagina
10. Damm
11. Anus

und die Entspannung wahrzunehmen. Nach jeder Anspannung entspannst du ihn wieder. Versuche, mit deiner Kraft etwas zu spielen, um deine Beckenbodenstärke wahrzunehmen. Kannst du deinen Beckenboden schon etwas besser aktivieren? Vielleicht sogar schon ein paarmal etwas schneller anspannen und wieder entspannen?

- Übe an dieser Stelle etwas. Erst wenn du dir sicher bist, dass du deinen Beckenboden gut aktivieren kannst, lies weiter. Das kann auch erst morgen oder übermorgen der Fall sein. Mach dir keinen Stress, einige Frauen benötigen Tage oder auch Wochen, um in Kontakt mit ihrem Beckenboden zu treten.
- Achte immer darauf, dass du bei der Übung deine Schultern und deinen Kiefer lockerlässt. Die Zunge liegt sanft in deinem Mundraum, die Zähne beißen nicht aufeinander. Dein Arbeitsbereich ist momentan nur dein Beckenboden, alles andere bleibt entspannt.

Anzahl:
8- bis 12-mal, 3 Durchgänge

DIE BEDEUTUNG DER ATMUNG

Deine Atmung spielt in Zusammenhang mit deinem Beckenboden eine zentrale Rolle: Mit der richtigen Atmung aktiviert sich der Beckenboden automatisch, denn die Beckenboden- und Bauchmuskeln sind in das natürliche Atemgeschehen eingebunden. Sie sind über Faszien, Bindegewebe, Muskeln und Nerven mit dem Zwerchfell verbunden und unterstützen die Atemmechanik. Ist die Bauchmuskulatur jedoch geschwächt, kann dieser Automatismus nicht mehr richtig funktionieren. Doch mithilfe der Atmung kann das korrekte Zusammenspiel der Muskulatur wiederhergestellt werden. Deshalb solltest du deinem Bauch für die Atmung immer genügend Platz schenken und ihn nicht in zu enge Hosen packen, damit er sich beim Einatmen ausdehnen kann.

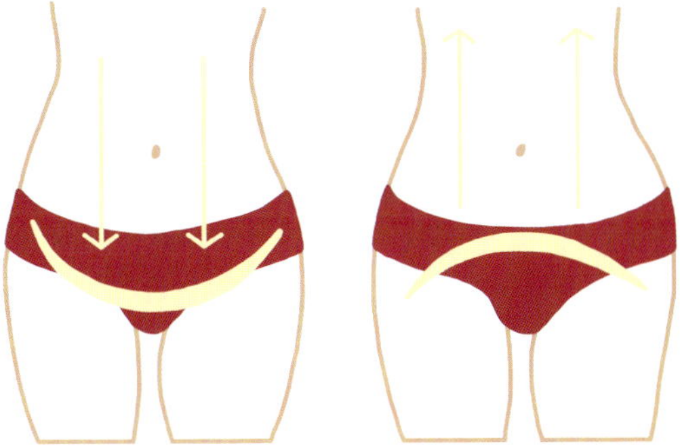

Am wohlsten fühlt sich der Bauch, wenn er Platz zum Atmen hat.

Bei der Einatmung wird natürlicherweise das Zwerchfell angespannt und senkt sich. Gleichzeitig sinkt der Beckenboden, der sich dafür entspannen muss, ab. Die Organe, die der vergrößerten Lunge ausweichen, schieben deine Bauch- und Beckenbodenmuskeln leicht nach außen und unten. Bei der Ausatmung folgen die Beckenboden- und Bauchmuskeln wieder der Zwerchfell- und Organbewegung nach innen und oben. Die Organe haben mehr Platz, es gibt keinen Druck auf den Beckenboden, und ohne Gegendruck kann der Beckenboden besser aktiviert werden.

Wir Frauen sind meist Brust-Atmer, da wir leider viel zu gerne unseren Bauch in eine deutlich zu enge Hose packen (s. o.) und somit nur noch flach im Brustkorb atmen können. Dadurch wird sehr viel Potenzial verschenkt. Lässt du deinem Bauch genügend Platz bei der Atmung, z. B. durch eine geeignete Kleidung, kann eine gute und freie Atmung stattfinden. Mit dieser dann korrekten Atmung kann der Beckenboden frei schwingen und sich dem Zwerchfell anpassen, was wiederum zu einem perfekten Zusammenspiel von Zwerchfell, Beckenboden und Bauchmuskulatur führt. Also mach dich frei!

Um ein Bewusstsein für die richtige Atmung zu bekommen, empfehle ich gerne die 360°-Atmung.

Bei dieser Atmung wird der gesamte Oberkörper aktiviert und öffnet sich mit der Einatmung um 360° in alle Richtungen. Er dehnt sich nach oben, unten, vorne, hinten und zu beiden Seiten gleichzeitig aus.

Die 360°-Atmung

Ausführung:

- Spanne vor deinem geistigen Auge einen Regenschirm auf. Genau so spannt sich bei der Einatmung dein gesamter Oberkörper inklusive deines Bauchs auf. Zu allen Seiten.
- Bei der Ausatmung schließt sich der Regenschirm wieder und du versuchst, die gesamte Luft aus deinem Körper herauszuatmen.

Anzahl:

Diese Atmung kannst du entspannt mehrmals am Tag üben – dafür musst du dir nicht extra Zeit nehmen, du kannst im Sitzen, im Liegen oder im Stehen üben. Denke einfach immer mal wieder an die 360°-Atmung und baue sie in deinen Tagesablauf ein. Atme bewusst. Das kannst du in allen Lebenssituationen machen: Egal, ob du gerade im Supermarkt an der Kasse oder an der Bushaltestelle stehst. Atmen musst du sowieso. Nutze diese Momente, um deinem Körper Gutes zu tun, und atme bewusst und tief durch. Allein durch diese Atmung setzt du deinen Muskeln Impulse – und das ganz nebenbei.

Nachdem du deine Atmung jetzt gezielt einsetzen kannst, möchte ich dir gerne beibringen, Beckenboden und Atmung zusammen zu aktivieren.

Grundaktivierung Beckenboden und Atmung kombiniert

Ausführung:

- Setze dich auf einen harten Hocker oder Stuhl. Dein Rücken ist gerade und deine Beine sind hüftschmal geöffnet aufgestellt, die Krone deines Kopfes zieht nach oben.
- Atme tief mit der 360°-Atmung ein und aktiviere mit der Ausatmung deinen Beckenboden.
- Du aktivierst sanft und ohne zu pressen fließend über die gesamte Länge deiner Ausatmung deinen Beckenboden.
- Erinnere dich auch unbedingt an das »Lifting«. Du solltest keinen Druck nach unten aufbauen, sondern ein Anheben deines Beckenbodens nach innen oben spüren.

Anzahl:

Wiederhole diese Schritte so oft, bis du den Beckenboden mit der dazugehörigen Atmung gut aktivieren kannst. Kontrolliere hierbei auch, ob du ausschließlich mit deiner Tiefenmuskulatur arbeitest. Also nur mit dem Beckenboden, ohne dass du eine Hilfsmuskulatur, wie z. B. die Pomuskeln, hinzunimmst. Dazu kannst du gerne bei der Aktivierung an deinen Po fassen und fühlen, ob du eine Bewegung der Muskeln spürst. Auch die Beinadduktoren (Muskeln an der Schenkelinnenseite) sollten hierbei nicht mit angespannt werden.

Tipp:

Wenn du deinen Beckenboden aktiviert hast, halte kurz die Spannung und wiege ganz leicht mit dem Oberkörper nach links und rechts. Wenn du die harten Sitzbeinhöcker nicht mehr spürst, also weich sitzt, dann hast du deinen Beckenboden gut gefunden. Im Anschluss löst du die Anspannung und spürst, wie die Sitzbeinhöcker wieder »ausklappen«.

Diese Aktivierungsübungen in Verbindung mit der Atmung übst du nun so lange, bis du dir sicher bist, dass es gut funktioniert. Übe entspannt und ohne Druck, weder im Kopf noch im Körper. Achte darauf, dass du nicht krampfhaft versuchst, den Beckenboden anzuspannen. Ein aktivierter Beckenboden ist weder in deiner Körperhaltung noch in deinem Gesicht erkennbar. Aktiviere deinen Beckenboden auch nicht mit der maximalen Kraft, die dir zur Verfügung stehen würde. Dein

Beckenboden sollte eher mit moderater Kraft aktiviert werden. Wiederhole deine Übungseinheit etwa 8- bis 12-mal und achte darauf, dass nach jeder Anspannung eine vollständige Entspannung erfolgt, um zu vermeiden, dass die Muskulatur überlastet wird oder verkrampft. Dein Atem sollte dabei fließen und nicht angehalten werden. Du aktivierst und entspannst immer im Einklang mit deinem natürlichen Atemfluss. Als Grundsatz beim Beckenbodentraining gilt: Die Qualität der Ausführung ist wichtiger als die Intensität.

Lust auf einen kleinen Selbsttest?

Ausführung:

- Stelle oder lege dich entspannt hin und atme einige Male tief ein und wieder aus. Versuche dabei, deinen Beckenboden zu entspannen. Nur wenn dein Beckenboden entspannt ist, kannst du bei diesem Selbsttest auch die Anspannung spüren.
- Führe einen oder zwei gereinigte Finger in deine Vagina ein, um die Kraft deines Beckenbodens zu testen.
- Aktiviere nun deinen Beckenboden so, wie du es in der vorherigen Übung auf dem Stuhl gemacht hast. Achte wieder auf ein gutes »Lifting«.
- Probiere aus, ob du die Aktivierung an deinem Finger wahrnimmst. Spürst du, wie deine Beckenbodenmuskulatur deinen Finger umschließt und an deinem Finger zieht?
- Gerne kannst du auch die Finger etwas spreizen und dann mit deiner Muskulatur versuchen, sie wieder zusammenzudrücken. Wenn's beim ersten Mal nicht gleich funktioniert, dann versuche es eben ein paar Tage später noch einmal.

Anzahl:

Nach Belieben, diese Übung dient deiner Selbstentdeckung. Vielen Frauen fällt es anfangs schwer, den Beckenboden zu lokalisieren und sie sind sich bei der Aktivierung zu Beginn unsicher. Bei regelmäßigen Aktivierungsübungen wirst du jedoch sehr schnell eine Verbesserung spüren.

Wenn du bereits eine diagnostizierte Senkung oder eines der Symptome (s. ab S. 60) bei dir wahrgenommen hast, dann lege dir bei den Übungen ein Kissen unter den Po, sodass dein Becken etwas angehoben ist. So wird der Beckenboden entlastet und kann effektiver trainiert werden. Mit leichten Wahrnehmungs- und Kraftübungen zu Beginn, kannst du den Einstieg in ein Training gut schaffen.

Nutze nun dein bisheriges Beckenbodenwissen, um es in deinen Alltag zu integrieren. Richtiges Stehen beispielsweise in Warteschlangen, an der Bushaltestelle, während einer Präsentation im Büro oder beim Kartoffelnschälen in der Küche kommt deinem Beckenboden zugute. Atme bewusst und setze immer wieder Impulse. Nimm auch zu viel Anspannung wahr und entspanne deinen Beckenboden.

Tipp: Verteile in deiner Wohnung oder bei der Arbeit mehrere Post-its, die dich daran erinnern, deine Haltung zu korrigieren.

BEBO-WISSEN

Ein Beckenboden braucht drei Monate Training, bis sich die eventuellen Symptome bessern. Das ist das Ergebnis von mehreren Studien. Zudem verliert dein Beckenboden eine Faser pro Tag. Das sind pro Jahr ca. 1 % deiner gesamten Beckenbodenmuskulatur. Für dich bedeutet das, dauerhaftes Training und Kräftigung sind unabdingbar!

EXTRA: DER BECKENBODEN IM ALLTAG

Der Beckenboden ist ein verborgenes Kraftzentrum, das im Alltag mehr leisten kann, als viele denken. Mit kleinen Übungen und Achtsamkeit lasst sich sein volles Potenzial mühelos in den Alltag integrieren.

Bleibe standhaft

Stelle dich aufrecht hin, deine Beine sind hüftschmal aufgestellt und du hast einen guten und sicheren Stand. Hebe nun dein Fußgewölbe an. Dein Gewicht verlagert sich automatisch auf die Außenkante deiner Fußsohlen. Deine Zehen haben weiterhin guten Kontakt zum Boden. Spürst du, wie sich automatisch deine Schenkelinnenseiten (Adduktoren) anspannen? Auch dein Becken kommt in eine neutrale Position, indem es sich aufrichtet. Dein Schambein zieht nach oben und dein Steißbein nach unten. Du kommst aus der Hohlkreuzhaltung heraus. Die Krone deines Kopfes zieht nach oben.

Schuhe aus!

Unsere Füße sind unser Fundament. Ohne Schuhe richtet sich unser Körper natürlicher aus. Durch diesen Bewegungsablauf wird der Beckenboden weniger belastet als beim Gehen in festen Schuhen mit harter Sohle. Daher ist barfuß zu gehen gut für deinen Beckenboden. Du solltest so oft wie möglich deine Schuhe und Socken ausziehen und barfuß gehen. Über die Fußsohlen werden auch Reflexzonen stimuliert, die mit den Organen im Beckenbereich verbunden sind, was wiederum zu einer besseren Durchblutung und Funktion deiner Beckenbodenmuskulatur beiträgt.

Sitze aufrecht

Jetzt zeige ich dir eine neue Sitzposition, sie wird dir gefallen! Sie ist nicht nur gut für deinen Beckenboden, sondern auch für deinen Rücken und deine Beinvenen. Außerdem minimiert sie deinen Bauchraumdruck, was wiederum deinem Beckenboden zugutekommt. Sitze künftig nicht mehr breitbeinig mit Rundrücken oder mit überschlagenen Beinen, sondern stelle deine Beine auf. Ein Bein ist dabei nach hinten angestellt und den Fußballen darfst du dabei ebenfalls aufstellen. Sitze aufrecht, mit geradem Rücken, und spüre, wie dein Beckenboden sich von allein durch deine neue Sitzposition aufrichtet.
Aus dieser Sitzhaltung stehst du dann auch auf. Und zwar mit der Ausatmung und einer leichten Grundaktivierung deines Beckenbodens. Dies verringert ebenfalls deinen Bauchraumdruck und schont den Beckenboden.

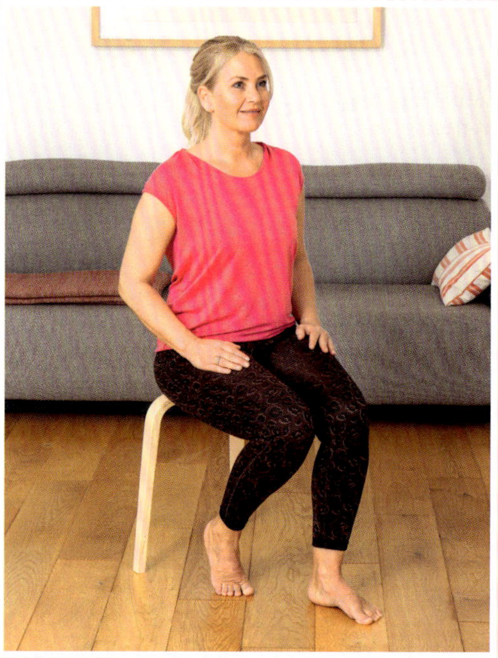

1
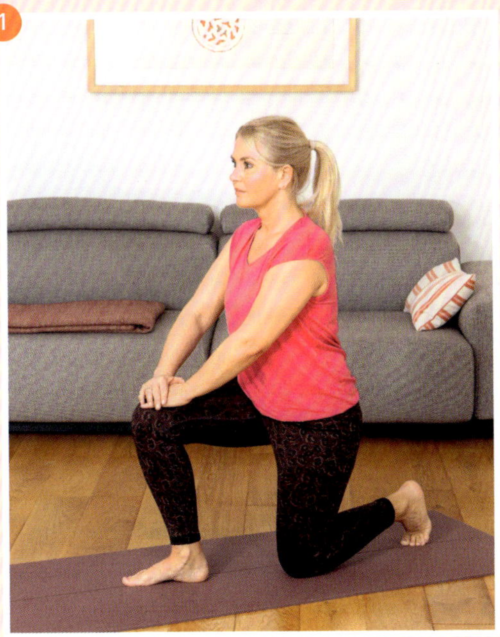

2
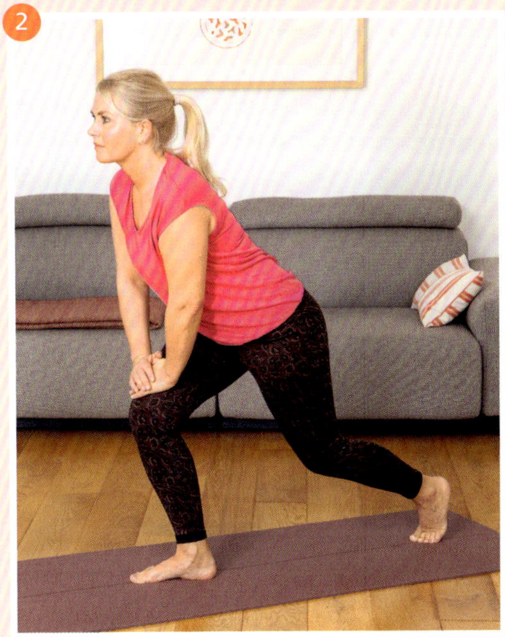

Über den Kniestand aufstehen

Das Gleiche gilt für das Aufstehen vom Boden. Hier kommst du über den Kniestand (→1) mit der Ausatmung und einer aktiven Körpermitte nach oben, indem du dich auf deinem Oberschenkel abdrückst (→2).

Einbeiniger Stand

Verlagere den Schwerpunkt aus deinem guten Stand nun auf ein Bein und hebe das andere leicht an. Dein Standbein hat weiterhin einen guten Stand. So legst du nun abwechselnd ein paar deiner Wäscheteile auf dem linken und auf dem rechten Bein stehend zusammen. Auch beim Zähneputzen kannst du die Beine abwechselnd anheben. Morgens links und abends rechts, oder du wechselst zwischendurch. Sorge für Abwechslung und Anregung!

Diesen Stand kannst du in viele Alltagssituationen integrieren. Dadurch, dass beispielsweise beim Zähneputzen und beim Zusammenlegen der Wäsche Bewegungen im Oberkörper stattfinden, reagiert dein Beckenboden und arbeitet »reflektorisch«. Du benötigst keine zusätzliche weitere Aktivierung deiner Beckenbodenmuskeln.

Balancieren für den Beckenboden – entdecke das Kind in dir!

Balancieren fördert nicht nur die Kraft, sondern auch die Reaktionsfähigkeit deines Beckenbodens. Erinnerst du dich noch daran, wie du als Kind über Bordsteine balanciert bist? Gute Nachrichten: Dein Beckenboden liebt genau diese spielerische Herausforderung! Ob auf einem Bein stehend beim Zähneputzen, auf einer imaginären Linie durchs Wohnzimmer tänzelnd oder mutig auf einem Wackelbrett – Balancieren stärkt nicht nur deine Tiefenmuskulatur, sondern weckt auch den Spaß an der Bewegung.

Und das Beste? Dein Beckenboden wird dabei ganz nebenbei trainiert.

Also los, probier's aus! Und wenn du mal ins Wackeln gerätst – einfach lachen und weitermachen. Dein Beckenboden freut sich über jedes Abenteuer!

1

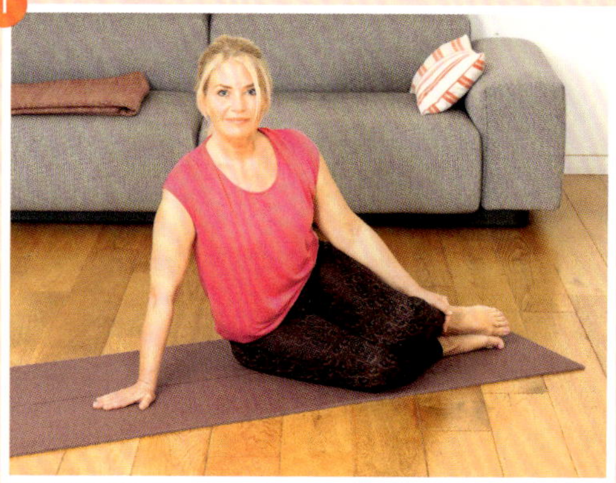

2

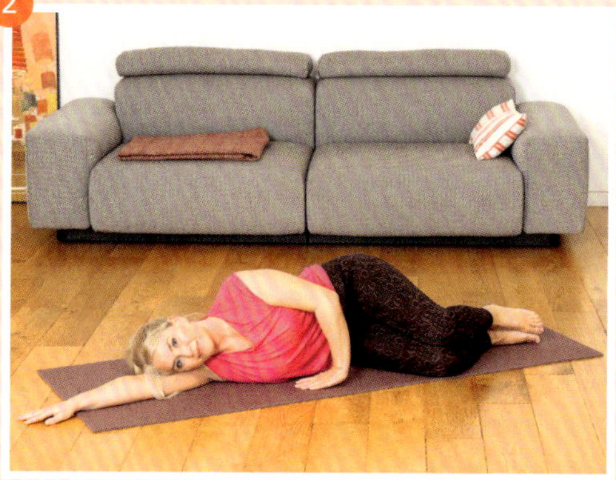

3

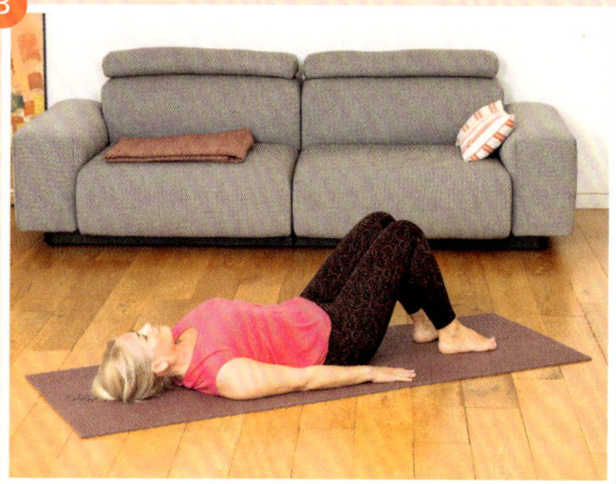

Sexy Side Slide praktizieren

Lege dich immer über die Seite ab. Dadurch verringerst du den Druck auf deinen Beckenboden. Setze dich für den Sexy Side Slide auf das Bett oder die Unterlage. → 1

Stütze dich mit einer Hand seitlich ab und lasse dich kontrolliert über den seitlichen Arm in die Liegeposition gleiten. → 2

Wenn gewünscht, kannst du danach in die Rückenlage gehen. → 3

Hohlkreuz vermeiden

Der Beckenboden hilft, das Becken in der richtigen Position zu halten. Ist der Beckenboden geschwächt, kippt das Becken nach vorne und es entsteht das sogenannte »Hohlkreuz«. Bei einem Hohlkreuz handelt es sich meist um ein muskuläres Ungleichgewicht im Lendenwirbel- und Hüftbereich. Eine gute Bauchmuskulatur kann dem entgegenwirken, davon profitiert dann wiederum dein Beckenboden. Beginne deine Verhaltensmuster zu ändern. Korrigiere daher mehrmals am Tag deine Haltung. Beginne mit deinen Füßen, die durch den richtigen Stand bereits deinem Becken zu einer neutralen Position verhelfen und dadurch auch einem möglichen Hohlkreuz entgegenwirken.

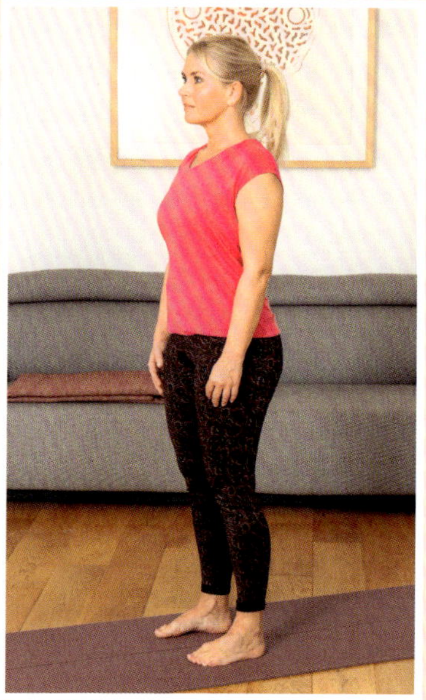

Die Kraft aus deiner Mitte

Die Beckenbodenmuskulatur arbeitet sehr eng mit den Bauchmuskeln zusammen. Es ist nahezu unmöglich, die Beckenbodenmuskulatur zu trainieren, ohne die Bauchmuskeln mit anzuspannen.

Um den Beckenboden gut zu trainieren und im Alltag schützen zu können, bedarf es einer kraftvollen Mitte. Nur mit dieser kann der Bauchraumdruck (intraabdominaler Druck) kontrolliert werden, denn Bauchraumdruck und Beckenboden stehen in einer engen physiologischen Beziehung zueinander. Der Beckenboden besteht aus Muskeln und Bindegewebe, die den unteren Teil des Bauchraums verschließen und die Organe im Becken schützen. Ein erhöhter Bauchraumdruck wird somit unmittelbar auf den Beckenboden übertragen. Bei Aktivitäten wie Niesen, Husten, Heben schwerer Gegenstände oder sogar beim Sport kann der Druck im Bauchraum stark ansteigen. Ein gesunder Beckenboden kann diesen Druck abfangen und die Organe stützen. Ein schwacher Beckenboden ist dazu nicht mehr in der Lage. Ein ausgeglichenes Zusammenspiel zwischen Bauchraumdruck und Beckenboden ist aber essenziell für die Aufrechterhaltung der Funktion und Gesundheit des Beckenbodens. Ich möchte dir zeigen, wie du deinen Bauchraum effektiv managen und somit deinen Beckenboden entlasten und stärken kannst.

Hauptverantwortlich ist der tiefe quer verlaufende Bauchmuskel namens *transversus abdominis.* Dieser Muskel ist die tiefste Schicht unserer Bauchmuskulatur und ein sogenannter Skelett-

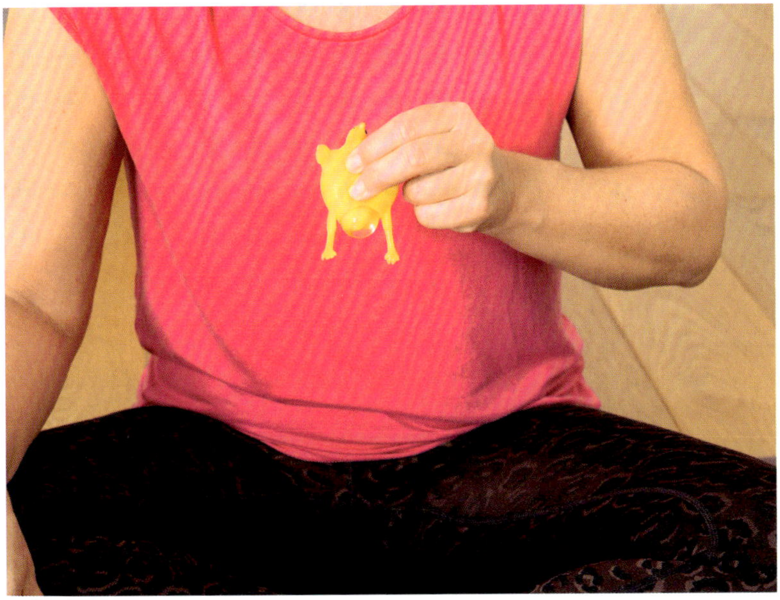

Dieses Plastikhühnchen zeigt anschaulich, wie intraabdominaler Druck auf die Organe wirkt.

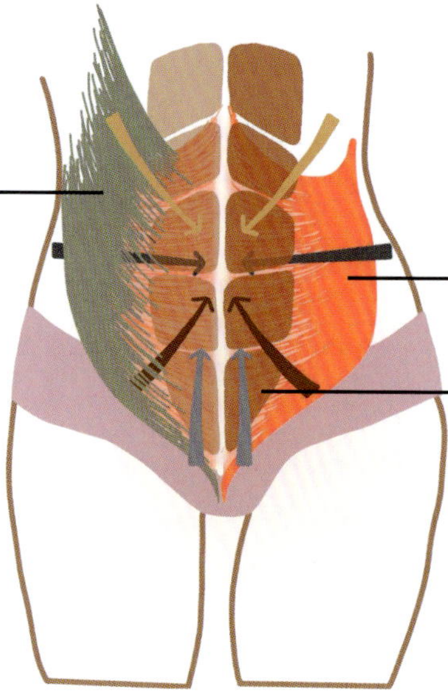

Für einen starken Beckenboden sind starke Bauchmuskeln unabdingbar.

muskel. Er entspringt in unseren Lendenwirbeln und wirkt wie ein Gurt, der unser Korsett zusammenhält. Er stabilisiert die Wirbelsäule, verspannt die Bauchwand, übt Druck auf die Bauchhöhle aus und unterstützt uns bei der Ausatmung. Zusammen mit den schrägen Bauchmuskeln formt er unsere Taille und sorgt für einen flachen Bauch. Er schützt damit vor intraabdominalem Druck. Außerdem zieht bzw. schiebt er die geraden Bauchmuskeln nach hinten, sodass diese automatisch kräftiger werden. Dazu gebe ich dir folgende Anleitungen an die Hand.

Die Bauchmuskeln aktivieren

Ausführung:

- Stelle dich mit freiem Oberkörper vor einen Spiegel, sodass du deinen Bauchnabel gut sehen kannst. Denn er spielt eine wichtige Rolle.
- Atme mit der 360°-Atmung tief ein und bringe während der Ausatmung die gesamte Luft aus der Lunge.
- Während du das tust, ziehst du den Bauchnabel nach innen und oben. Zuerst in Richtung der Wirbelsäule und im gleichen Zug in Richtung Nase. Das Schambein wird ebenfalls Richtung Nabel gezogen. Dadurch hebt der Unterbauch sich nach oben. Das wiederum stabilisiert die Lendenwirbelsäule, die den Unterbauch als Gegenstütze braucht. Es wird automatisch der Beckenboden aktiviert und gehoben.
- Nutze die gesamte Ausatemlänge zum Spannungsaufbau aus. Der Nabel sollte nun sichtbar nach oben gewandert sein. Aber Achtung: nicht den Bauch »einziehen«!
- Beim Einatmen lässt du den Bauch ohne Spannung hängen. Dabei nicht forciert den Bauch rausstrecken, sondern einfach ganz normal atmen. Dein Becken bleibt dabei stabil und bewegt sich nicht mit.

Tipp:

Stelle dir vor, deine Bauchorgane befinden sich in einer Blase, die du anheben möchtest. Mit der tiefen 360°-Einatmung füllst du deinen gesamten Bauchraum mit Sauerstoff und über die gesamte Ausatmung aktivierst du die Bauchmuskeln. Achte dabei unbedingt darauf, nicht zu pressen. Atme fließend. Gerne darfst du mit deinen Fingern den Bauchnabel dabei unterstützen, indem du in die Richtung streichst, in die der Nabel wandern soll.

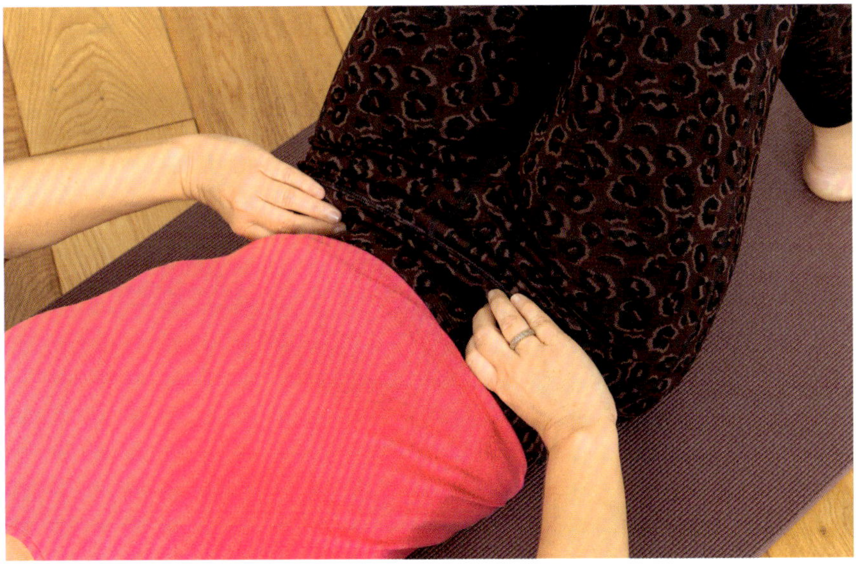

Alles richtig angesteuert?

Ausführung:

- Lege dich auf den Rücken und stelle die Beine auf.
- Gleite mit deinen Fingern sanft, ohne stark zu drücken, von oben an deinem Beckenknochen entlang in das Gewebe hinein.
- Aktiviere die Bauchmuskeln mit der Ausatmung.
- Spürst du einen Muskel, der von unten gegen deine Finger schiebt? Dann hast du diesen gut angesteuert. Gerne kannst du auch einmal testen, wie dieser Muskel allein durch die Aktivierung deines Beckenbodens in Aktion tritt.

DIE GRUNDAKTIVIERUNG IM ALLTAG

Dieses neue Wissen kannst du ab sofort in deinen Alltag integrieren – verbinde die Beckenbodenaktivierung ab jetzt immer mit der Aktivierung deiner Bauchmuskeln. Alle Übungen, die noch folgen werden, werden mit dieser Grundaktivierung durchgeführt. Daher ist es wichtig, dass du deine Mitte gut ansteuern kannst. In einem Ausatemzug aktivierst du deinen Beckenboden in Verbindung mit der Bauchmuskulatur und hast somit jederzeit eine »geschlossene Mitte«.

Einkaufstaschen tragen oder Dinge ins Auto heben, bei der Gartenarbeit die Schubkarre anheben oder einen Eimer tragen, den Einkaufswagen um die Kurve schieben oder wenn du beim Sport bist ... Es gibt so viele Situationen im Alltag, die du jetzt mit deinem Wissen optimieren und für deinen Beckenboden druckfrei gestalten kannst. Beobachte deinen Alltag neu aus Beckenbodensicht, und du wirst sehen, wie viel Potenzial er hat. Nimm ab jetzt so oft wie möglich Kontakt zu deinem Beckenboden auf, baue die Grundspannung ein und vergiss nicht, nach getaner Arbeit auch wieder zu entspannen.

Wenn der Beckenboden zu viel Spannung hat

Tatsächlich gibt es auch das Gegenstück zu zu wenig Spannung im Beckenboden – nämlich zu viel. In diesem Fall besteht die Kunst darin, in die Entspannung zu kommen.

Man spricht von einem verspannten bzw. hypertonen Beckenboden, wenn sich die Beckenbodenmuskulatur nicht entspannen kann. Auch dann nicht, wenn es notwendig wäre. Die Symptome für einen verspannten Beckenboden sind vielfältig und können emotional als auch körperlich bedingt sein:

- Schmerzen im Beckenbereich, Rücken, Steißbein, Hüfte
- Schwierigkeiten beim Wasserlassen
- unwillkürlicher Harnverlust
- erhöhter Harndrang
- Verstopfung
- wiederkehrende Blasenentzündungen
- Schmerzen beim Geschlechtsverkehr
- Schwierigkeiten beim Stuhlgang
- Druck und Spannungsgefühl durch ständiges Anspannen im Beckenbodenbereich

Ursachen können Stress, übermäßiges Beckenbodentraining, Verletzungen oder ein Trauma sein. Auch eine schlechte Körperhaltung und chronische Verstopfung können zu einem hypertonen Beckenboden führen.

Entspannung ist ein wichtiger Aspekt, um einen hypertonen Beckenboden zu vermeiden. Entspannung ist genauso wichtig wie Anspannung! Nimm deine Anspannungen im Alltag wahr und versuche immer mal wieder, kleinere Einheiten einzubauen, bei denen du ganz bewusst deinen Beckenboden entspannst. Wir Frauen

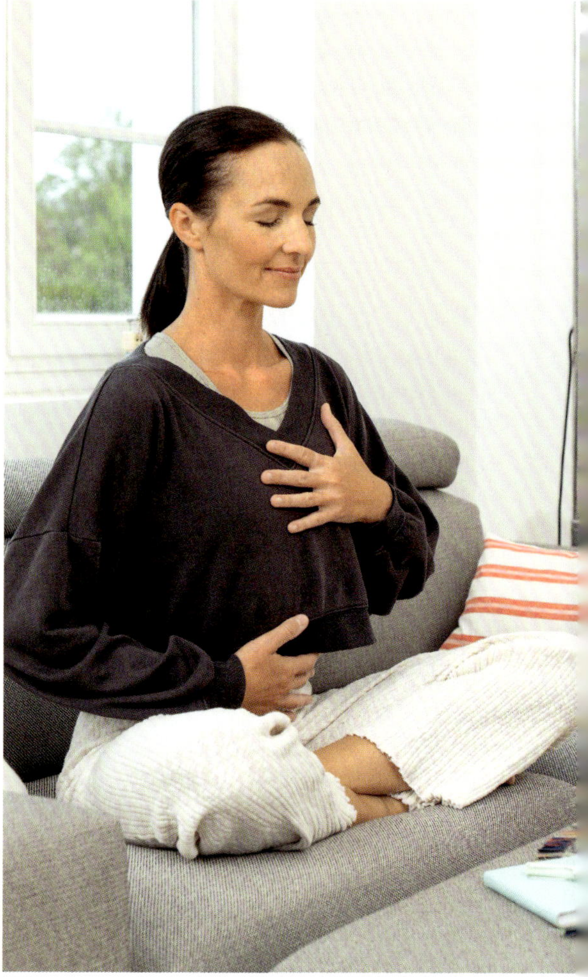

Über die 4-7-8-Atmung kannst du bei einem hypertonen Beckenboden für Entspannung sorgen und den Vargusnerv aktivieren.

haben oft einen angespannten Beckenboden, wenn wir gestresst sind, Angst haben oder uns in einer Situation nicht wohlfühlen. Beobachte dich und deinen Beckenboden in diesen Situationen und versuche dann, aktiv in die Entspannung zu kommen. Entspannungsübungen findest du im Übungsteil (ab S. 135).

Bei der Beckenbodenentspannung spielt auch der Vagusnerv eine wichtige Rolle. Das parasympathische Nervensystem, zu dem der Vagusnerv gehört, ist an der Funktion unserer inneren Organe beteiligt und beeinflusst deshalb auch die Funktion der Beckenorgane und damit indirekt den Beckenboden. Er ist der längste Hirnnerv und erstreckt sich über den Hals und Brustkorb bis in den Bauchraum hinein, reguliert die Herzfrequenz, unterstützt die Verdauungsorgane und übermittelt Informationen über den Zustand der Organe an das zentrale Nervensystem. Auch bei der Entspannungsreaktion ist dieser Nerv beteiligt.

Du kannst deinen Vagusnerv über deine Atmung stimulieren und so zur Entspannung und Stressreduktion beitragen.

RICHTIGES ATMEN BEI ZU VIEL SPANNUNG

Ich möchte dich gerne einladen, die 4-7-8-Atmung auszuprobieren. Durch regelmäßiges Üben der 4-7-8-Atemtechnik kann die Fähigkeit des Körpers verbessert werden, den Vagusnerv zu aktivieren und Stress effektiver zu bewältigen.

Die 4-7-8-Atmung

Ausführung:

Suche dir einen gemütlichen Platz, an dem du dich wohlfühlst, und setze oder lege dich hin. Schließe dazu gerne deine Augen.

- Atme langsam ein (4 Sekunden). Durch dieses langsame Einatmen erhöht sich der Sauerstoffgehalt im Körper und bereitet den Geist auf die kommende Atemhaltephase vor.
- Halte den Atem an (7 Sekunden). Durch das Anhalten des Atems wird der Sauerstoff besser im Körper verteilt und der Druck im Thorax erhöht sich, was die Herzfrequenz vorübergehend verlangsamt und den Vagusnerv stimuliert.
- Atme langsam wieder aus (8 Sekunden). Das langsame und vollständige Ausatmen sorgt für eine tiefe Entspannung und aktiviert den parasympathischen Teil des Nervensystems. Dies führt zu einer Senkung der Herzfrequenz und einem allgemeinen Gefühl der Ruhe.

Anzahl:

8–10 Wiederholungen

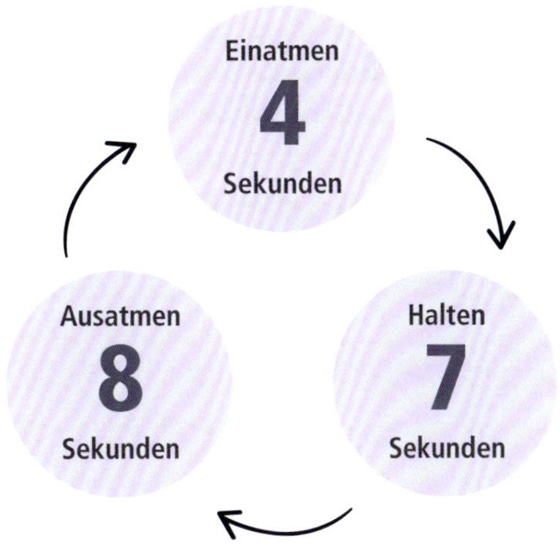

Wenn der Beckenboden Schaden genommen hat

Beckenbodenschädigungen gibt es so einige, denn sie betreffen die Muskeln, die Bänder und das Bindegewebe und bei einem Beckenbodentrauma manchmal auch die Psyche.

HÄMORRHOIDEN

Wenn du 90 % der Zeit im Drogeriemarkt in der diskreten Ecke verbringst, dein Po plötzlich mehr Aufmerksamkeit verlangt und aussitzen leider kein guter Plan ist, dann leidest du sicherlich an Hämorrhoiden. Hämorrhoiden sind wie alte Freunde, sie kommen immer mal wieder vorbei, oft ungefragt und zur schlechtesten Zeit.

Hämorrhoiden sind an sich keine Krankheit. Jeder Mensch hat Hämorrhoiden. Es handelt sich hierbei um durchblutete Schwellkörper, die den Enddarm verschließen. Hätten wir sie nicht, wären wir inkontinent. Sind Hämorrhoiden jedoch zu stark geschwollen, können sie ausleiern und dichten unseren Darm nicht mehr richtig ab. Die Folge ist, dass Flüssigkeit ausdringt und diese zu Entzündungen im Analbereich führt. Das kann jucken, brennen oder sogar bluten. In jedem Fall solltest du deine Symptome sicherheitshalber von einem Arzt abchecken lassen. Am geeignetsten ist hierfür der Proktologe.

Mögliche Hämorrhoiden-Symptome sind neben Jucken und Brennen, Druckempfindlichkeit in der Analregion, hellrotes Blut beim Stuhlgang, ständiger Toilettendrang ohne viel Ausscheidung, schmerzhafte Schwellungen am oder im Anus, Stuhlinkontinenz. Im Anfangsstadium sind Hämorrhoiden recht harmlos und leicht mit Tipps und Hausmitteln behandelbar. Je ausgeprägter die Hämorrhoiden werden, desto schwieriger wird es. Tatsächlich gibt es einen eindeutigen Zusammenhang zwischen Beckenboden und Hämorrhoiden. Aus diesem Grund gehören Beckenbodenübungen auch zu den klassischen Haus- und Hilfsmitteln bei Beschwerden rund um den Anus. Übungen helfen dir bei Hämorrhoiden 1. und 2. Grades. Weiter fortgeschrittene Stadien

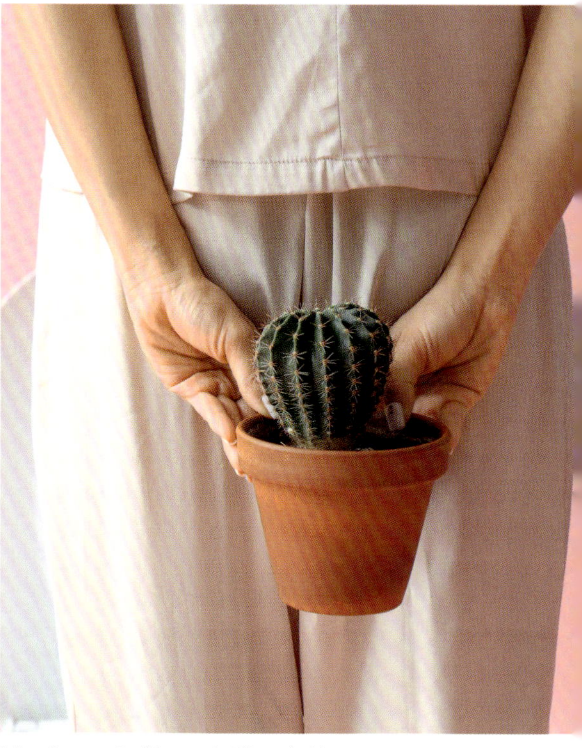

Schambesetzt: Probleme mit Hämorrhoiden

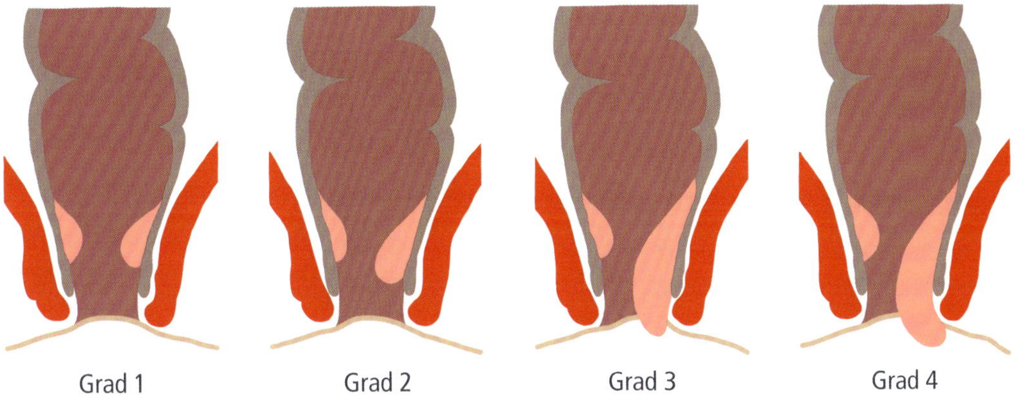

Die vier Grade der Hämorrhoiden

müssen oft zusätzlich minimalinvasiv oder medikamentös behandelt werden.
Aber warum hilft denn nun Beckenbodentraining bei Hämorrhoiden?

Hämorrhoiden entstehen immer dann, wenn auf den After einerseits Druck ausgeübt wird und andererseits das dort angesammelte Blut nicht mehr korrekt abfließen kann. Rund um den Schwellkörper des Afters staut sich das Blut an, weil der venöse Abfluss gestört ist. Es beulen sich die Gefäße immer weiter aus und das Hämorrhoidenleiden beginnt. Genau hier hilft Beckenbodentraining. Indem die Übungen durchgeführt werden, kommt es zu einer Entlastung des umliegenden Gewebes. Der Blutfluss normalisiert sich und der Druck innerhalb der Arterien und Venen nimmt ab.

Die vier Grade der Hämorrhoiden

Hämorrhoiden 1. Grades. Im ersten Stadium sind sie weder tastbar noch lassen sie sich äußerlich erkennen. Sie machen sich gelegentlich mit einer hellroten Spur, einer Blutung am Toilettenpapier, bemerkbar.

Hämorrhoiden 2. Grades. Beim 2. Grad nehmen die Hämorrhoiden an Größe zu und wölben sich beim Stuhlgang nach außen. Nach dem Stuhlgang ziehen sie sich in diesem Stadium noch spontan zurück. Kleine Schleimhauteinrisse und Absonderung von Schleim reizen die Haut im Analbereich jedoch bereits. Daraus entwickelt sich häufig ein Analekzem mit den typischen Symptomen wie Jucken, Brennen, Nässen und Schmerzen beim Stuhlgang.

Hämorrhoiden 3. Grades. In diesem Stadium fallen die ausgeleierten Hämorrhoiden immer weiter nach außen. Nach dem Pressen beim Stuhlgang ziehen sie sich nicht mehr von allein zurück, sie können jedoch noch zurückgeschoben werden. Die Beschwerden nehmen weiter zu.

Hämorrhoiden 4. Grades. Dies ist das schwerste Stadium. Die Betroffenen leiden unter quälenden Schmerzen, da die Hämorrhoiden nun dauerhaft außerhalb des Analkanals liegen und sich nicht mehr zurückschieben lassen.

Erste Hilfe bei Hämorrhoiden

Ein Eichenrinden-Sitzbad kann bei Hämorrhoiden entzündungshemmend, adstringierend (zusammenziehend) und lindernd wirken. Hier eine kurze Anleitung:
Zutaten: 50 g Eichenrinde (aus der Apotheke), 1 Liter Wasser

Unnötig!

Feuchtes Toilettenpapier. Fluch oder Segen? Ob für dich, deinen Allerwertesten und die Umwelt feuchtes Toilettenpapier unbedingt notwendig ist, entscheidest du selbst. Ob die Inhaltsstoffe deinem Allerwertesten bezüglich Hämorrhoiden und Analfissuren guttun, kann ich dir hier gerne kurz und knapp mit nur einem Wort beantworten: nein. Es reizt deinen Analbereich zusätzlich und unnötig durch Reizstoffe und Chemikalien sowie Konservierungsmittel. Die ständige Feuchtigkeit kann die Haut ebenfalls aufweichen und dadurch die Heilung behindern. Benutze daher zur Reinigung lieber warmes Wasser. Hierfür kannst du unparfümierte Baumwolltücher in Wasser oder Eichenrindensud tränken und dann tupfen statt wischen. Mehr braucht es nicht.

Zubereitung: Eichenrinde mit 1 Liter Wasser in einen Topf geben, aufkochen und etwa 15–20 Minuten köcheln lassen. Danach abseihen. Den Sud in eine größere Sitzbadewanne oder eine saubere Schüssel geben. Mit lauwarmem Wasser auf 5–7 Liter auffüllen, bis die Temperatur angenehm ist (ca. 37 °C).
Anwendung: Etwa 10–15 Minuten im Sitzbad verweilen, danach die Analregion sanft trockentupfen, nicht reiben. Sitzbäder sollten 1- bis 2-mal täglich durchgeführt werden, je nach Beschwerden. Nicht bei offenen Wunden anwenden. Konsultiere einen Arzt, wenn die Beschwerden anhalten oder schlimmer werden. Eichenrinde kann durch ihre Gerbstoffe die Heilung unterstützen, aber sollte nur ergänzend zu anderen Maßnahmen genutzt werden.
Bei Hämorrhoiden ist es wichtig, die Stuhlkonsistenz zu optimieren, um beim Stuhlgang nicht pressen zu müssen. Falls du betroffen bist, findest du weitere Informationen im Kapitel »Inkontinenzen« (ab. S. 52).

VAGINISMUS

Vaginismus ist eine sexuelle Funktionsstörung, bei der sich die Muskulatur der Vagina unwillkürlich verkrampft, dadurch wird das Eindringen erschwert oder unmöglich. Diese Muskelverkrampfungen treten oft reflexartig auf und lösen starke Schmerzen aus. Frauen klagen über Schmerzen beim Versuch des Geschlechtsverkehrs, beim Einführen von Tampons oder bei gynäkologischen Untersuchungen. Die Muskeln ziehen sich, ohne dass frau das kontrollieren kann, zusammen. Viele Frauen schämen sich und sind verängstigt.
Vaginismus kann verursacht werden durch:

- psychische Ursachen wie Angst vor Schmerzen, negative Erfahrungen, Missbrauch, kulturelle oder religiöse Prägungen oder ein negatives Körperbild
- körperliche Ursachen wie Entzündungen, Verletzungen oder Erkrankungen (wie Endometriose oder Scheidentrockenheit)

Das Wichtigste zuerst: Vaginismus ist behandelbar! Eine gute Therapie besteht aus Beckenbodenwahrnehmung und -entspannung, Psychotherapie oder Sexualtherapie, Verwendung von Vaginaldilatoren (Hilfsmittel, um das Gewebe langsam an das Eindringen zu gewöhnen) oder aus einer Paartherapie. Dabei darf nicht vergessen werden, dass Vaginismus eine große Belastung für Betroffene ist und ca. 15–30 % der Frauen betrifft. Mit den richtigen Maßnahmen und einer vertrauensvollen Herangehensweise kann er allerdings gut behandelt werden.

Wenn du dich angesprochen fühlst und denkst, dass du an Vaginismus leidest, dann suche dir in diesem Buch leichte Wahrnehmungs- und Entspannungsübungen sowie Entspannungsmassagen für

Beckenboden und Kiefer aus und integriere diese in deinen Alltag. Die Beckenbodentherapeutin deines Vertrauens kann dir sicherlich auch weitere Anlaufstellen aus ihrem Netzwerk empfehlen, wo du zusätzliche Hilfe und Unterstützung bekommst.

TRAUMATISIERTER BECKENBODEN

Ein Trauma kann körperlicher oder seelischer Natur sein. Je nach Ursache und Art der Verletzung ist unser Körper in der Lage, sich selbst zu heilen. Wenn eine körperliche Wunde nicht heilen will, gehen wir zum Arzt und holen uns medizinische Hilfe. Eine seelische Wunde heilt unter optimalen Bedingungen mit der Zeit. Bei einem Beckenbodentrauma ist es so, dass das Trauma ebenfalls physischer oder psychischer Natur sein kann. Hat eine Frau ein seelisches Trauma erlitten, kann sich dieses im Beckenboden widerspiegeln. Jedoch kann sich auch ein Trauma aufgrund von Verletzungen oder Schädigungen der Muskeln, Nerven, Bänder oder des Bindegewebes zusätzlichen zu einem seelischen Trauma entwickeln. Dies ist ein Kreislauf, der unbedingt durchbrochen werden muss.

Eine mangelhafte Geburtsbegleitung, verbale Verletzungen oder übergriffige Handlungen unter der Geburt können Traumata auslösen. Dass eine Todgeburt ein traumatisches Erlebnis darstellt, versteht sich von selbst.

Frauen, bei denen sich ein Trauma im Beckenboden niedergelegt hat, können keine Verbindung zu ihrem Beckenboden aufbauen. Sie möchten das Erlebte ausblenden und gedanklich nicht zum »Ort des Geschehens« zurückkehren. Schmerzen beim Geschlechtsverkehr und Inkontinenz aufgrund eines hypertonen Beckenbodens sind hier oftmals die Folge. Da dieses Wissen leider noch

Ein Geburtstrauma kann sich auch im Beckenboden widerspiegeln.

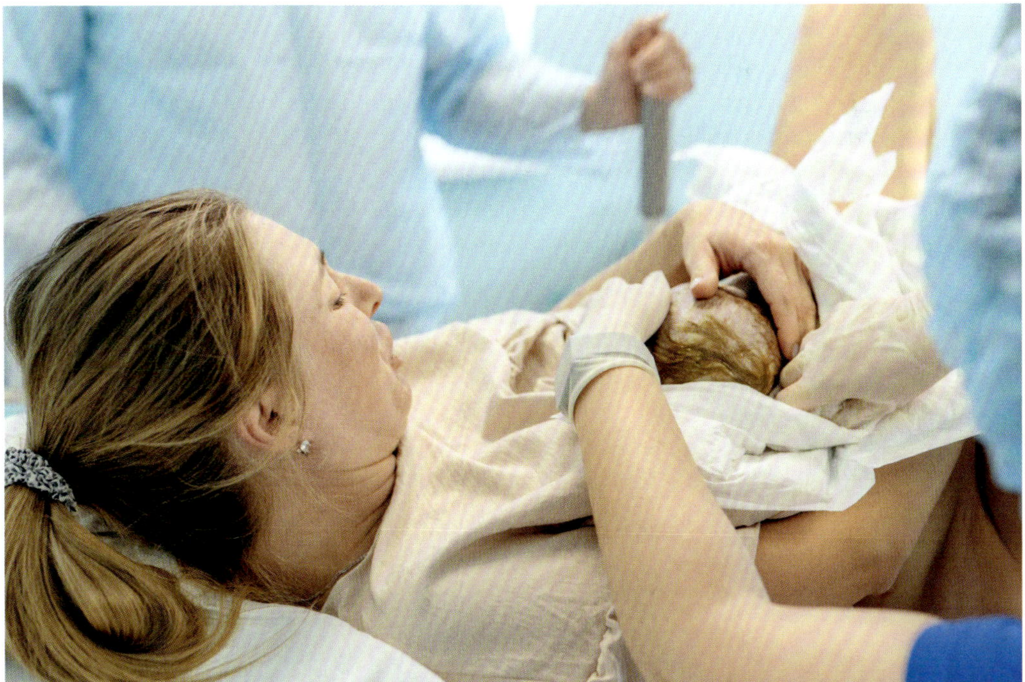

nicht weit verbreitet ist, werden die Frauen dann an Ehe- oder Paartherapeuten verwiesen und landen oft erst nach zahlreichen Sitzungen in einer Beckenbodentherapie.

In meinem Zentrum arbeiten wir ergänzend mit der EMDR–Methode (s. u.). Eine Traumatherapeutin ergänzt meine Arbeit am Beckenboden. So kann das Beckenbodentrauma von unterschiedlichen Seiten therapiert werden und die Erfolgschancen steigen.

Die EMDR-Methode

EMDR steht für Eye Movement Desensitization and Reprocessing. Diese Methode wurde in den 1980er Jahren von der amerikanischen Psychologin Francine Shapiro entwickelt und ist heute eine der weltweit anerkannten Ansätze zur Traumatherapie. Bei der EMDR-Methode werden belastende Erinnerungen oder traumatische Erlebnisse mithilfe von Augenbewegungen oder anderen Formen der bilateralen Stimulation (z. B. Töne oder leichte Berührungen) bearbeitet. Der Therapeut führt die Augenbewegungen, indem er die Hand langsam hin- und herbewegt und der Klient den Bewegungen mit den Augen folgt.

Die Methode basiert auf der Annahme, dass unverarbeitete Erinnerungen im Gehirn »eingefroren« sind und die Verarbeitung dieser Erlebnisse behindert. Traumatische Erinnerungen sind oft mit starken Emotionen und negativen Überzeugungen (z. B. »Ich bin schuld«, »Ich bin machtlos«) verbunden und bleiben im Gehirn in einer Art Rohform gespeichert. Die EMDR-Methode soll diese Erinnerungen neu verarbeiten und integrieren, sodass sie nicht mehr belastend wirken.

Ein Vorteil dieser Methode ist die rasche Entlastung. EMDR kann in vielen Fällen schnell wirken, oft schon nach wenigen Sitzungen. Zudem ist die Methode weniger belastend, weil es kein konfrontatives Verfahren ist: Da die Erinnerung während der bilateralen Stimulation oft nicht im Detail besprochen wird, ist die Methode für viele Klienten leichter durchzuführen. Langfristig erleben viele Betroffene eine dauerhafte Entlastung, da die Methode darauf abzielt, Erinnerungen zu »neutralisieren«.

EMDR wird heute von zahlreichen internationalen Organisationen, darunter der WHO, als wirksame Methode zur Behandlung von Traumafolgestörungen anerkannt.

LEVATOR-AVULSION UND NERVENSCHÄDIGUNGEN

Der *Levator* ist eine Muskelplatte des Beckenbodens. Sie ist entscheidend für die Unterstützung der Beckenorgane und die Aufrechterhaltung des Kontinenzmechanismus für Blase und Darm. Verletzungen durch eine Ablösung des Muskels am knöchernen Ansatz des Beckens aufgrund einer vaginalen Geburt sind leider nicht selten. Durch eine solche Verletzung steigt das Risiko einer Senkung und das Risiko eines vorderen Scheidenwand- oder Gebärmuttervorfalls kann sich um das Dreifache erhöhen.

Frauen, die an einem solchen Abriss leiden, können ihren Beckenboden nicht in der vollen Gesamtheit ansteuern. Daher ist es umso wichtiger, das Potenzial der verbleibenden Muskeln zu maximieren. Eine korrekte Diagnose erfolgt bei einer Beckenboden-Physiotherapeutin mittels Ultraschall. Die Verletzung ist unbedingt ernst zu nehmen! Eine rechtzeitige Diagnose und eine individuell angepasste Therapie sind wichtig, um die Funktion des Beckenbodens zu verbessern und um Beschwerden zu lindern.

Auch vorübergehende und dauerhafte neurogene Veränderungen können durch vaginale Geburten entstehen. Der Beckenboden wird von verschiedenen Nerven versorgt, hauptsächlich vom *Pudendusnerv* und Nerven des *Plexus sacralis*. Wenn diese Nerven beschädigt oder gereizt werden, kann es zu Schmerzen, Taubheitsgefühlen, Inkontinenz oder zu Problemen über

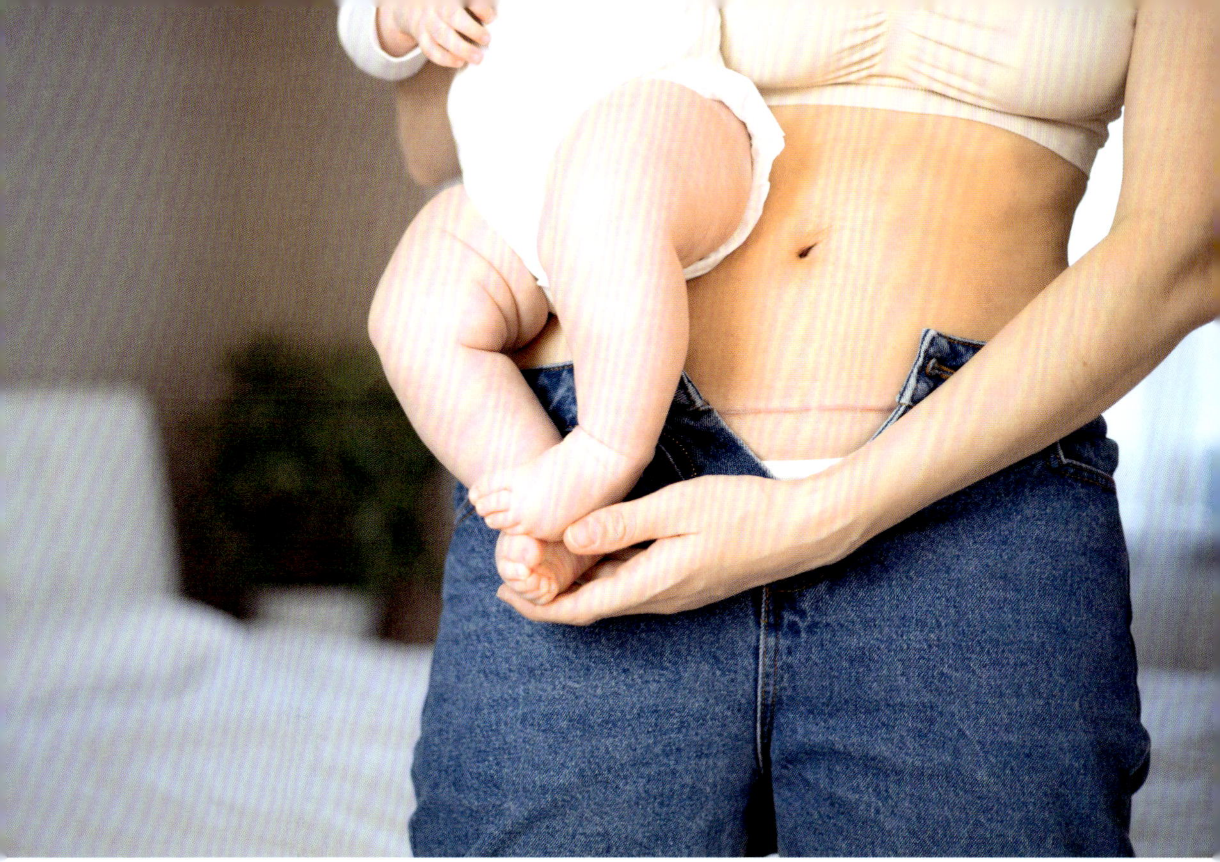

Probleme mit einer Narbe nach Kaiserschnitt können auch den Beckenboden betreffen.

die Kontrolle der Beckenbodenmuskulatur kommen. Manchmal kann dies sogar die Aktivität der Schließmuskeln beeinträchtigen. Bei einer nur teilweisen Schädigung der Nerven kann es im Laufe der Zeit zu einer Verbesserung kommen. Nervenschäden im Beckenboden sind zwar schwerwiegend, können aber mit einer individuell angepassten Therapie oft deutlich gelindert werden. Hier ist die elektrische Stimulation der Muskeln über ein Elektrotherapiegerät hilfreich.

BECKENBODENPROBLEME NACH KAISERSCHNITT

Beckenbodenbeschwerden nach einem Kaiserschnitt sind weniger häufig als nach einer vaginalen Geburt, da der Beckenboden nicht direkt durch den Geburtsvorgang belastet wird. Dafür ist ein Kaiserschnitt eine der größten Bauchoperationen, bei der insgesamt sieben Gewebsschichten durchtrennt werden! Auch wenn die Narbe oberflächlich gut aussieht und selbst keine Beschwerden macht, kann sie trotzdem Verklebungen im umliegenden Gewebe mit sich bringen. Hierbei können Spannungen entstehen, welche auf den Beckenboden ausstrahlen können. Diese Verklebungen können sich dann wieder auf die umliegenden Muskeln und Faszien auswirken und bis in den Beckenboden ausstrahlen. Rückenschmerzen sind nur ein Symptom solcher Verklebungen.

Ich empfehle daher nach einem Kaiserschnitt unbedingt einen Besuch in einer osteopathischen oder physiotherapeutischen Praxis. Die Verklebungen und Spannungen können gelöst werden, was oft die Beschwerden im Beckenbereich lindert. Diese Behandlung kann auch noch Jahre nach der Geburt erfolgreich durchgeführt werden. Eine Massagetechnik, die du selbst zu Hause durchführen kannst, findest du in diesem Buch (s. S. 151).

Die Wechseljahre, dein Beckenboden & Du

Vorab: Die Wechseljahre sind keine Krankheit! Sie sind ein Zeitraum im Leben einer Frau, in dem eine Hormonumstellung stattfindet. Sie sind eine ganz natürliche Zeit des Übergangs.

Was der Wechsel mit sich bringt

Während der Wechseljahre zeigen sich zwar körperliche Veränderungen, doch diese müssen nicht nur negativ sein oder als negativ empfunden werden. Die Wechseljahre haben auch viele positive Aspekte!

Viele Frauen erleben in dieser Zeit mehr Freiheit und Unabhängigkeit und empfinden eine neue Selbstsicherheit. Sie fühlen sich auch oft emotional stabiler und ausgeglichener. Zudem fällt die Sorge um die Verhütung weg, was häufig eine Erleichterung ist. Diese Lebensphase wird als Möglichkeit gesehen, sich auf sich selbst zu besinnen, neue Interessen zu entdecken und Prioritäten anders zu setzen. Es kann eine Zeit des persönlichen Wachstums und der Befreiung von gesellschaftlichen Erwartungen sein. Denn eines darfst du nicht vergessen: Die Wechseljahre sind eine natürliche Entwicklung im Leben einer Frau. Sie betreffen jede von uns und es sollte selbstverständlich sein, so viel wie möglich darüber zu wissen.

Es ist wie so oft im Leben: »Es ist, was es ist, aber es wird, was du daraus machst!«

Die Wechseljahre sind der Zeitraum, in dem die Frau von der fruchtbaren Phase in die unfruchtbare eintritt. Bereits Mitte 30 stellen sich die ersten Veränderungen ein. Das Ausbleiben der Menstruation für mindestens zwölf Monate kennzeichnet dann die sogenannte Menopause, welche oft mit dem Beginn der Wechseljahre verwechselt wird. Die Phasen verlaufen individuell und sind bei jeder Frau unterschiedlich ausgeprägt.

Die Symptome der Wechseljahre können in den ersten Jahren nach der Menopause weiterhin bestehen, nehmen aber meistens mit der Zeit ab, hormonelle Erscheinungen verfestigen sich in dieser Phase. Der dauerhaft niedrige Östrogenspiegel kann sich in verschiedenen Symptomen wie Osteoporose, Scheidentrockenheit, Inkontinenz, Beckenbodenschwäche, Erschlaffung von Vulva, Vagina und Brüsten, Gewichtszunahme und Hautalterung bemerkbar machen.

VERÄNDERUNGEN AUF ALLEN EBENEN

Nicht nur Hitzewallungen und Co. können jetzt zu deinen steten Begleitern werden. Auch der Beckenboden hat mit der Hormonumstellung ein Päckchen zu tragen. Die Muskelmasse wird, bedingt durch Östrogenmangel und andere Risikofaktoren, allmählich in Fettgewebe umgewandelt, und selbst bei gleichbleibender Ernährung nehmen wir Frauen daher in den Wechseljahren leichter zu.

Nach der Menopause fällt der Östrogenspiegel fast gänzlich ab. Dieser Mangel an Östrogen führt zu einer schlechteren Durchblutung des Gewebes im Geschlechtsbereich. In der Folge nimmt auch die Beckenbodenmuskulatur ab. Die Rückbildung des Gewebes kann dann eine Absenkung der inneren Organe begünstigen, welche den Beckenboden wiederum stärker beanspruchen und schneller erschlaffen lassen. Prävention und frühes Entgegenwirken bei den ersten Anzeichen von Beckenbodenveränderungen sind daher wichtig.

MENO-WISSEN: Die vier Phasen der Wechseljahre

Ich habe für dich einen kurzen Überblick der verschiedenen Phasen und den häufigsten Beschwerden zusammengestellt.

Prämenopause. Der Körper stellt sich langsam auf die Hormonreduktion ein. Diese Phase kann schon ab Mitte 30 beginnen. In dieser Phase treten die ersten hormonellen Veränderungen auf. Einige Frauen bemerken bereits eine unregelmäßige Menstruation oder eine Veränderung im Zyklus, was auf das allmähliche Nachlassen der Hormonproduktion hinweist.

Perimenopause. Dies ist die Phase vor und um die letzte Menstruation herum. In dieser Zeit treten die typischen Beschwerden wie Hitzewallungen, Schlafstörungen, Stimmungsschwankungen oder Gewichtszunahme verstärkt auf. Der Östrogenspiegel sinkt deutlich, was sich auf viele Körperfunktionen auswirken kann.

Menopause. Offiziell wird die Menopause dann diagnostiziert, wenn du 12 Monate lang keine Periode mehr hattest. Die Festlegung muss also rückwirkend erfolgen. Das durchschnittliche Alter liegt bei etwa 51 Jahren. Die Eierstöcke haben weitgehend aufgehört, Östrogen und Progesteron zu produzieren.

Postmenopause. Diese Phase beginnt nach der Menopause und sie kann bis zu zehn Jahre dauern.

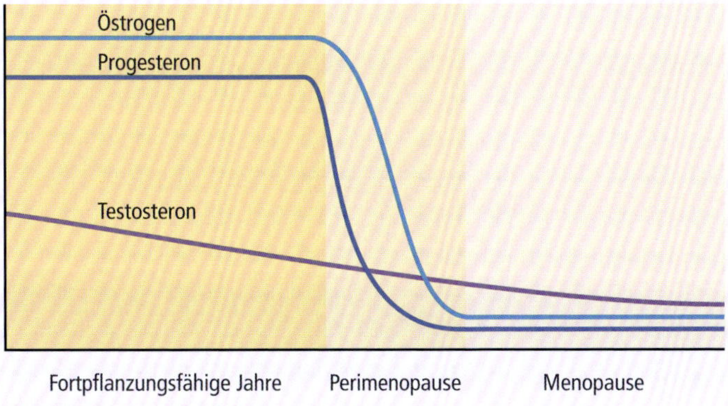

Die unterschiedlichen Phasen der Menopause zeigen sich gut am Hormonstatus.

Hormonell bedingtem Muskelschwund kannst du mit regelmäßigem Training in Kombination mit gesunder und ausgewogener Ernährung entgegenwirken.

Eines der häufigsten Symptome während der Wechseljahre ist die Inkontinenz. Vielleicht hast du schon bemerkt, dass du beim Anheben schwerer Gegenstände, beim Niesen und Husten, beim Lachen oder auch beim Geschlechtsverkehr kleine Mengen an Urin verlierst. Auch Gase aus dem Darm können bei einer Erschlaffung des Beckenbodens und somit der Schließmuskulatur, oft nicht mehr gehalten werden. Da sich auch das Gewebe rund um die Vagina zurückbildet, kann

MENO-WISSEN

Während der Phase der Menopause verringert sich der Östrogenspiegel. Dieser hormonelle Rückgang bewirkt eine Verringerung des Kollagens, einem Bestandteil von Muskeln und Gewebestrukturen. Dadurch werden Muskeln, Bänder und Gewebe allmählich weniger elastisch.
Diese Veränderungen führen auch zu einer Schwächung der Beckenbodenmuskulatur und können zu einer verminderten Kontrolle führen. Die Beckenbodenmuskulatur verliert zunehmend die Fähigkeit »reflektorisch dagegenzuhalten« und ist nicht mehr in der Lage, genug Spannung aufrechtzuerhalten.

leichter Luft in die Vagina eintreten. Sogenannte »Scheidenpupse« (Flatus genannt), also Luft, die unkontrolliert und geräuschvoll austritt, können entstehen. Diese »Scheidenpupse« werden mir von Frauen oft nach dem Geschlechtsverkehr geschildert. Sie kannst du nicht unterdrücken – und das passiert nicht nur dir. Vielleicht ist das ein weiteres Thema, mit dem du die Gesprächsrunde mit deinen Freundinnen beim nächsten Kaffeekränzchen etwas erheitern kannst. Ich wette, mindestens die Hälfte deiner Freundinnen hat das ebenfalls schon erlebt.

Aber auch Scheidentrockenheit und Schmerzen beim Geschlechtsverkehr aufgrund einer Verkürzung der Vagina durch Geweberückbildungen und Libidoverlust können dich und deine Partnerschaft belasten.

Was kannst du als Betroffene nun während der Wechseljahre tun? Auf jeden Fall solltest du unbedingt deinen Beckenboden stärken. Denn je größer die Muskelmasse beim Eintritt in die Wechseljahre, desto geringer ist der Muskelabbau.

BELASTUNGEN DES BECKENBODENS

Du siehst, dein Beckenboden ist ein komplexes System, das täglich mit seiner Haltefunktion für deine Kontinenz an vorderster Stelle kämpft. Er hält für dich alles unter Kontrolle und an Ort und Stelle. Zudem ist er in der Lage, sich aufgrund seiner flexiblen Strukturen vom einen zum nächsten Moment zu entspannen, um sich zu öffnen und zu weiten. Dadurch ist der Beckenboden eben auch oft belastet oder über die Jahre in seiner Funktion geschwächt oder eingeschränkt, zum Beispiel durch Schwangerschaft und Geburt. Zunehmendes Alter, Übergewicht oder Fehlhaltungen lassen den Beckenboden an Elastizität und Festigkeit einbüßen. Aber auch Operationen oder schwere körperliche Arbeit können sich auf deinen Beckenboden auswirken. Manche Frauen sind auch genetisch vorbelastet und dadurch anfälliger für eine Beckenbodenproblematik.

Diese Gründe können einzeln oder in Kombination auftreten. Frühzeitig gezielte Maßnahmen zu ergreifen und Änderungen des Lebensstils vorzunehmen, können helfen, die Funktionen des Beckenbodens zu verbessern und zu erhalten.

Die Stärkung des Beckenbodens hat also in allen Lebensphasen für den weiblichen Körper eine fundamentale Bedeutung – es geht nicht ohne! Solltest du bisher ohne viel Wissen zu diesem Thema unterwegs gewesen sein, zeigt sich spätestens in den Wechseljahren, ob deine innere Mitte mehr Aufmerksamkeit braucht. Doch solltest du wissen, dass der Beckenboden nicht immer allein schuld ist an der Misere. Manchmal ist er gar nicht die Ursache, sondern der Leidtragende. Nämlich dann, wenn das System an einer oder mehreren Stellen aus dem Gleichgewicht geraten ist. Lass uns nun zunächst die häufigsten Beckenbodensymptome anschauen, bevor du im umfangreichen Übungsteil die ganze Kraft deines Powermuskels erleben kannst.

Blase und Darm

Mit diesem Kapitel sind wir bei einem Thema angelangt, das bei uns Frauen viel Raum einnimmt. Es gibt sicher wenige Frauen auf unserem Planeten, die noch nie über ihre Blase und ihren Darm nachgedacht haben.

Lass uns mit der Blase beginnen: Es ist vermutlich nicht übertrieben zu sagen, dass sich die weibliche Gesellschaft bei diesem Thema in zwei Lager teilt. Es gibt Frauen, denen die Blase keine Probleme bereitet, und es gibt Frauen, die sich ständig mit ihrer Blase auseinandersetzen müssen. Es wird geschätzt, dass etwa 40–60 % aller Frauen mindestens einmal im Leben eine Blasenentzündung haben. Etwa 20–30 % dieser Frauen leiden an wiederkehrenden Infektionen. Mit Beginn der Wechseljahre können sich manche dieser Probleme noch verstärken.

Unsere Harnblase ist ein Hohlorgan, sie sammelt den Urin und meldet sich, wenn wir »mal müssen«. Sie ist eines der dehnbarsten Organe in unserem Körper und besteht auch aus Muskeln. Eine Harnblase kann, je nach Größe, zwischen 500 und 700 Milliliter Urin fassen. Meistens ist das Fassungsvermögen einer männlichen Blase höher als das einer weiblichen. Ab einem Füllstand von ca. 150–250 ml nehmen wir in der Regel den ersten Drang wahr. Rezeptoren in der Blasenwand geben den Füllstand an unser Gehirn weiter. Je voller die Blase wird, desto stärker wird der Drang, auf Toilette gehen zu wollen. Geben wir dem Drang nach und gehen auf die Toilette, ziehen sich die Muskeln an der Blasenwand zusammen und der Urin kann abfließen.

So funktioniert der Harnabgang im Optimalfall: Zum Entleeren der Blase entspannen sich die Schließmuskeln und die Harnröhre dehnt sich aus, sodass der Urin abfließen kann. Nach dem Toilettengang ziehen sich die Muskeln der Blase wieder zusammen und der sich ansammelnde Urin bleibt in der Blase. Zusätzlich sorgen übergeordnete Bereiche im Gehirn dafür, dass der Urin dort gehalten wird. Die Schließmuskeln verhindern, dass Urin unkontrolliert austritt. Ein Schließmuskel befindet sich an der Stelle, wo die Blase in die Harnröhre übergeht. Dieser Muskel erschlafft, sobald das Gehirn ihm eine volle Blase meldet. Im Optimalfall verlieren wir dann aber noch keinen Urin, denn der zweite Schließmuskel, den wir bewusst steuern können, kontrolliert zusätzlich noch den Urinabgang und verhindert ihn.

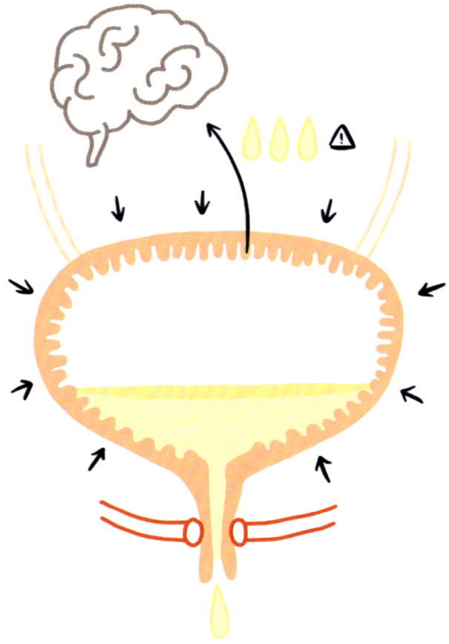

Die Harnblase ist ein Organ, das uns Frauen immer wieder beschäftigt, in den Wechseljahren noch mal auf besondere Weise.

Vor Lachen in die Hose machen

Das Phänomen, dass man sich vor Lachen in die Hose macht, hat mit der Funktionsweise und der Druckverteilung im Bauchraum zu tun. Beim Lachen wird durch das Zwerchfell und die Bauchmuskeln ein erhöhter Bauchraumdruck erzeugt, welcher sich auch auf die Harnblase auswirkt. Lachen ist ein plötzlicher und intensiver Reflex, der unkontrollierbar den Bauchraum beansprucht. Anders als Niesen oder Husten, wo man den Körper noch bewusst vorbereiten kann, kommt beim Lachen die Überraschung hinzu, was die Reaktion des Beckenbodens verzögern kann. Trotz allem: Lachen ist gesund!

DAS MIKTIONSPROTOKOLL

Ein erwachsener Mensch trinkt ca. 2 Liter am Tag. Er entleert seine Blase 4- bis 7-mal und höchstens einmal in der Nacht. Insgesamt scheidet er täglich etwa 1–1,5 Liter Urin aus.

Bei dir ist es anders? Gehst du viel zu oft am Tag auf die Toilette und deine Gedanken kreisen ständig um deine Blase? Bevor du das Haus verlässt, gehst du jedes Mal vorsorglich auf die Toilette? Um sicher zu sein, dass kein Unglück passiert, trägst du sogar Slipeinlagen? Größere Ausflüge planst du nur noch mit Toiletten-Stopps und dies alles mindert deine Lebensqualität?

Dann empfehle ich dir, mit einem Miktionsprotokoll zu beginnen. Bei einem Miktionsprotokoll, auch Blasentagebuch genannt, dokumentierst du über 2–3 Tage dein Trink- und Toilettenverhalten. Hier kannst du Muster erkennen, z. B., ob dein Harndrang zu oft auftritt und ob du auch bei geringen Mengen einen starken Drang verspürst. Es liefert deinem Arzt oder deiner Therapeutin wertvolle Daten für eine gezielte Diagnose oder Therapieansätze. Das Protokoll führst du am besten an einem Wochenende durch, an dem du zu Hause bist. Gemessen wird die Urinmenge in einem Messbecher, den du auf deiner Toilette deponierst.

Bei diesem beispielhaften Protokoll kannst du erkennen, dass der Harndrang um 10:30 Uhr auf der Skala eine 3 hatte, jedoch nur 100 ml Urin abgesetzt wurden. Also intensiver Harndrang für wenig Urin. Bestimmt hätte der Harndrang durch Aufschubtechniken noch etwas unterdrückt und im Optimalfall noch einmal vergessen werden können. Dazu später mehr (s. S. 42 f.).

Bei diesem Protokoll können auch Vermerke eingetragen werden. Beispielsweise, wenn du vorsorglich auf die Toilette gegangen bist, bevor du

MIKTIONSPROTOKOLL

Ein Protokoll kann folgendermaßen aussehen:

Uhrzeit	Trinkmenge / Getränk	Urinmenge	Harndrang (Skala 1–3)	Bemerkungen
7 Uhr	200 ml Tee			
8 Uhr		350 ml	2	Leichter Urinverlust beim Husten
10 Uhr	150 ml Wasser			
10:30 Uhr		100 ml	3	

Miktionsprotokoll für Erwachsene

Name, Vorname: **Geburtsdatum:**

Uhrzeit	1. Tag Datum:					2. Tag Datum:					3. Tag Datum:				
	Getränk	Trinken (ml)	Urin (ml)	Harndrank	Einnässen	Getränk	Trinken (ml)	Urin (ml)	Harndrank	Einnässen	Getränk	Trinken (ml)	Urin (ml)	Harndrank	Einnässen
6.00															
7.00															
8.00															
9.00															
10.00															
11.00															
12.00															
13.00															
14.00															
15.00															
16.00															
17.00															
18.00															
19.00															
20.00															
21.00															
22.00															
23.00															
24.00															
1.00															
2.00															
3.00															
4.00															
5.00															

SYMBOLE: **Einnässen:** 0 = kein, 1 = wenig, 2 = mittel, 3 = viel **Harndrang:** 0 = kein, 1 = wenig, 2 = mittel, 3 = viel

Die Tabelle kann dir als Vorlage dienen. Du findest sie zum Download auf der Verlags-Website unter: https//www.kosmos.de/beckenboden oder über den QR Code.

das Haus verlassen hast, ungewollter Urinverlust oder wie lange du den Toilettengang »hinauszögern« konntest. Dies immer mit dem Hintergrundwissen, dass deine Blase in der Lage ist, 500 ml zu fassen! Es macht einen großen Unterschied, die Zahlen und Fakten schwarz auf weiß auf Papier zu bringen. Du wirst schnell merken, dass du viel zu sehr von deiner Blase getrieben bist. Im nächsten Kapitel werde ich dir zeigen, wie du deine Blase wieder unter Kontrolle bekommst.

WERDE WIEDER HERRIN DEINER BLASE – DAS BLASENTRAINING

Kennst du das? Sobald du deine Haustüre erreicht hast, nach dem Schlüssel in deiner Tasche suchst und bis dahin eigentlich noch gar nicht so dringend aufs Klo musstest, kann es gar nicht schnell genug gehen. Du hast das Gefühl, dass du dir im nächsten Moment in die Hosen machen wirst und vielleicht hast du das eine oder andere Tröpfchen auch bereits verloren.

Wenn du verstanden hast, wie deine Blase funktioniert, wirst du künftig in der Lage sein, dich nicht mehr von ihr tyrannisieren lassen. Du wirst wieder die Herrin über deine Blase sein, und nicht mehr deine Blase Herrin über dich. Du erhältst längst verlorene Lebensqualität zurück und wirst bald die Unabhängigkeit in vollen Zügen genießen können. Denn wie du gelesen hast, besteht deine Blase auch aus Muskelgewebe, und Muskeln können trainiert werden. So auch dein Blasenmuskel.

Beginne am besten gleich heute damit, folgende Anregungen in deinem Alltag umzusetzen und deine Blase neu zu konditionieren:

- Gehe ab sofort nicht mehr vorsorglich auf die Toilette. Üben kannst du das idealerweise in sicherer Umgebung bei dir zu Hause. Meldet sich deine Blase mit Harndrang, dann beruhige sie und wende die Aufschubtechniken an, die du weiter unten im Text finden wirst.

- Beginne mit deiner Blase zu sprechen und beruhige sie, während du langsam die Toilette aufsuchst, langsam deinen Gürtel löst und deine Hose öffnest, dich in Ruhe auf die Toilette setzt und erst dann deiner Blase das Kommando zum Entleeren gibst. Dies ist ein wichtiger Vorgang, um wieder die Kontrolle zu erlangen. Das »Go« gibst ab jetzt immer du und nicht deine Blase. Du erlaubst deiner Blase, sich zu leeren, denn du bist ja die Herrin deiner Blase.
- Ist der eigentliche Pinkelvorgang abgeschlossen, beendest du den Toilettengang ganz bewusst. Du stehst »geschlossen« von der Toilette wieder auf. Dies machst du, indem du deinen Beckenboden leicht aktivierst und dann aufstehst.
- Beginne im Anschluss damit, nicht mehr vorsorglich auf die Toilette zu gehen, bevor du das Haus verlässt. Versuche, dich langsam zu steigern. Gehe zu Beginn kürzere Strecken, bei denen du dir sicher sein kannst, in den nächsten paar Minuten wieder zu Hause zu sein. Dann steigerst du dich langsam von Woche zu Woche. Du wirst bemerken, wie du immer sicherer wirst und deine Strecken peu à peu erweitern kannst.
- Pinkle niemals unter der Dusche. Wenn du regelmäßig unter der Dusche urinierst, kannst du unwissentlich eine Assoziation zwischen fließendem Wasser und Harndrang entwickeln. Dies kann in anderen Situationen zu unangenehmem ungewolltem Harndrang führen.

All das sind Punkte, welche du ganz einfach in deinen Tagesablauf integrieren kannst und damit ab sofort dein Blasentraining starten kannst.

BEBO-WISSEN

Pipi anzuhalten ist – wenn auch noch immer ein weit verbreiteter Mythos – kein Beckenbodentraining! Das regelmäßige Zurückhalten von Urin kann nämlich dazu führen, dass die Blase die Signale nicht mehr zuverlässig sendet und die Fähigkeit, richtig zu entleeren, beeinträchtigt wird. Langfristig kann dies zu Funktionsstörungen führen. Beckenbodentraining sollte unabhängig von der Blasenfunktion durchgeführt werden und das koordinierte Zusammenspiel von Blase und Beckenboden fördern und nicht stören.

AUFSCHUBTECHNIKEN

Mit den Aufschubtechniken bist du in der Lage, den Harndrang noch einige Zeit zu unterdrücken, um trocken die nächste Toilette zu erreichen. Folgende Techniken sind hilfreich und werden dich dabei unterstützen:

- Wenn die Blase sich meldet, hilft es, sich zu entspannen und mit positiven Vorstellungen abzulenken. Auch ein Gespräch mit deiner Blase und gutes Zureden kann helfen. Sätze wie »ja, ich weiß, du hast es eilig. Wir gehen gleich auf die Toilette« oder »jetzt bügeln wir noch schnell dieses Hemd fertig, bevor wir auf die Toilette gehen«, können dir dabei helfen, den Harndrang noch einen Moment zu unterdrücken.
- Setze dich auf einen Stuhl und beuge den Oberkörper nach vorne. Als ob du deine Schnürsenkel binden möchtest. Diese Stellung hältst du so lange aus, bis der Drang nachlässt. Durch diese Haltung ändern sich die Druckverhältnisse im Bauchraum und die Harnröhre kippt ab, sodass der Harndrang nachlässt. Ist gerade kein Stuhl in deiner Nähe, kannst du dich auch hinknien

Harnröhren-Schließmuskel-Training

Diese Übung machst du am besten im Liegen. Stelle dir vor, dass deine Harnröhre von imaginären Händen zusammengedrückt wird. Mit dieser Vorstellungskraft verschließt du während der Ausatmung mit den imaginären Händen die Harnröhre. Lockere die Anspannung mit der Einatmung wieder. Wiederhole diese Übung 6- bis 8-mal. Dadurch kräftigst du die Schließmuskeln der Harnröhre.

und so tun, als ob du deine Schnürsenkel bindest. Der Effekt ist der Gleiche.

- Vielleicht hast du auch schon einmal beobachtet, wie kleine Kinder auf den Zehenspitzen trippeln, wenn sie auf die Toilette müssen. Auch das hilft beim Aufschieben des Harndrangs. Wenn du nicht trippeln kannst, weil du unter Leuten bist, dann versuche wenigstens, dein Gewicht auf die Zehen zu verlagern. Das hilft auch.
- Mit der Zunge kannst du am Gaumen hinter den Schneidezähnen entlangfahren. Hier stimulierst du einen Reflexpunkt, der deine Blase beruhigt.
- Auch die Beine verschränken und dabei den Beckenboden stark anspannen, kann dir dabei helfen, den Harndrang zu unterdrücken.
- Und zu guter Letzt: Druck auf die Klitoris. Auch das hast du sicherlich schon bei kleinen Mädels gesehen. Sie trippeln auf den Zehen und drücken mit den Fingern auf die Klitoris. Okay, ich gebe zu, der letzte Punkt ist für uns erwachsene Frauen etwas schwierig umzusetzen. Aber zu Hause, um den Toilettengang etwas hinauszuzögern, auf jeden Fall machbar, oder?

Beginne nun im Alltag, mit diesen Techniken deine Blase zu trainieren. Die Stärkung der Schließmuskulatur werden wir im Hauptteil der Übungseinheiten zusätzlich mit in dein Training integrieren.

Weniger trinken ist nicht die Lösung! Es ist keine Option, weniger zu trinken, um nicht mehr so häufig auf die Toilette zu müssen. Blase und Niere können durch dieses Verhalten geschädigt werden. Unser menschlicher Körper benötigt eine bestimmte Menge an Urin, um den Stoffwechsel aufrechtzuerhalten. Auch unsere Organe können durch zu wenig Flüssigkeit geschädigt werden.

NÄCHTLICHER HARNDRANG

Der nächtliche Harndrang ist nervig, raubt uns den Schlaf und mindert die Schlafqualität erheblich. Es ist normal, gelegentlich nachts zur Toilette zu müssen, aber wenn dies regelmäßig passiert, kann es manchmal auf eine gesundheitliche Ursache, die ärztlich abgeklärt werden muss, hindeuten. Aber auch hier gibt es einige Tipps, die helfen können:

- Versuche, deine Flüssigkeitsaufnahme 2–3 Stunden vor dem Schlafengehen zu reduzieren.
- Koffein, Alkohol und Tee sind harntreibend und sollten daher am Abend gemieden werden.
- Entleere deine Blase vor dem Zubettgehen.
- Blasentraining (welches du ja bereits in deinem Alltag integrierst) kann bei einer nächtlich aktiven Blase hilfreich sein.
- Wende die Aufschubtechniken an.

Du wirst sehen, dass du nach einigen Nächten, in denen du erfolgreich nicht zur Toilette gegangen bist, auch nicht mehr aufwachen wirst. Probiere es aus und genieße deinen Schlaf wieder in vollen Zügen. Mit ausreichend Schlaf wirst du auch deinen Alltag leichter meistern und weniger Druck empfinden.

Die Sache mit den Slipeinlagen

Die handelsüblichen Slipeinlagen sind nicht speziell für den Umgang mit Inkontinenz entwickelt und haben einige Nachteile, wenn sie für diesen Zweck verwendet werden. Abgesehen davon, dass die Saugfähigkeit nicht ausreicht, genügend Urin zu speichern, bieten sie keinen Schutz vor Geruchsbildung. Sie können das Wachstum von Bakterien begünstigen, da sie meistens aus nicht atmungsaktiven Materialien sind. Die Luftzirkulation im Intimbereich ist eingeschränkt. Werden sie zu lange getragen, können sich an der Oberfläche Bakterien sammeln, welche sich dadurch schnell vermehren. Oft enthalten Slipeinlagen chemische Duftstoffe, die zwar Gerüche überdecken, aber die natürliche Bakterienflora im Intimbereich stören können, was wiederum zu Pilzinfektionen führen kann. Slipeinlagen sind nicht ideal für den dauerhaften Gebrauch. Wenn du momentan noch nicht darauf verzichten kannst oder willst, besorge dir eine für Inkontinenz entwickelte Einlage, die die Feuchtigkeit effizient abtransportiert, atmungsaktiv und parfümfrei und optimalerweise aus Baumwolle ist.

BLASENENTZÜNDUNGEN

Die schlechte Nachricht für uns Menschen mit einer Vulva: Eine Zystitis, wie der Fachbegriff für eine Blasenentzündung lautet, betrifft vor allem uns Frauen. Das hat anatomische Gründe und ist komplex. Wie du bereits erfahren hast, spielt der Beckenboden eine wichtige Rolle bei der Unterstützung der Blase und der Harnröhre. Ist der Beckenboden geschwächt, kann dies zu Problemen im Harntrakt führen und somit das Risiko einer Blasenentzündung erhöhen. Ist er jedoch stark und funktionsfähig, kann er den Verschlussmechanismus der Harnröhre unterstützen und eine vollständige Entleerung der Blase ermöglichen. Dadurch verringert sich das Risiko, dass Resturin in der Blase verbleibt, was eine ideale Umgebung für Bakterienwachstum ist und eine Blasenentzündung verursachen kann. Nämlich eine Blasenentzündung durch Restharn.

Durch eine Organsenkung kann es ebenfalls vorkommen, dass die Blase durch die Senkung beeinträchtigt wird und der Urin deshalb nicht vollständig ausgeschieden werden kann. Eine Organsenkung kann zu einer Veränderung der normalen Position der Blase führen, was das Risiko einer Blasenentzündung fördert. Bei einer Blasensenkung verändert sich der Winkel der Harnröhre. Die Blase kann durch den Druck und das Absinken der benachbarten Organe in eine ungünstige Position gebracht worden sein, sodass die Harnröhre und der Blasenausgang sich möglicherweise nicht mehr in ihrer ursprünglichen Position befinden. Dies kann einen Rückstau des Urins und Probleme beim Wasserlassen begünstigen. Restharn in der Blase bietet einen optimalen Nährboden für Bakterien, die sich vermehren und dadurch Infektionen verursachen können.

Wie kannst du herausfinden, ob du an Restharn leidest?

Nach zunächst vermehrtem Wasserlassen fühlen Betroffene bereits nach kurzer Zeit einen erneuten Drang zur Harnentleerung. Es können jedoch nur kleine Urinmengen entleert werden. Um sicher zu sein, kannst du in einer Urologie-Praxis eine sogenannte Restharnsonografie durchführen lassen.

Erste Hilfe

Das Beckenkippen kann ein nützliches Tool sein, um die Blase bei der Entleerung zu unterstützen. Es hilft dabei, den Druck auf die Blase zu verändern, sodass der Restharn leichter abfließen kann.

Solltest du also nach dem Urinieren das Gefühl haben, dass deine Blase noch nicht ganz geleert ist,

Nicht abwarten, sondern Tee trinken!

Blasentee ist ein Kräutertee, der traditionell zur Unterstützung der Blasen- und Nierenfunktion verwendet wird. Er enthält harntreibende und entzündungshemmende Kräuter, die helfen, die Harnwege zu spülen und Entzündungen zu lindern. Er wird oft bei Blasenentzündungen oder Reizblase eingesetzt.

Typische Zutaten sind:

- Brennnesselblätter, harntreibend und entwässernd
- Goldrutenkraut, unterstützt die Nierenfunktion
- Birkenblätter, fördern die Harnproduktion
- Schachtelhalm, stärkt das Bindegewebe und wirkt entwässernd
- Bärentraubenblätter, wirken antibakteriell
- Kamille, beruhigt die Schleimhäute

Hier ein einfaches Rezept, wie du dir deine eigene **Blasentee-Mischung** herstellen kannst: 30 g Brennnesselblätter, 20 g Schachtelhalmkraut, 20 g Birkenblätter, 15 g Goldrutenkraut, 10 g Kamillenblüten, 5 g Bärentraubenblätter. 2 TL der Mischung mit 250 ml heißem Wasser übergießen, 10–15 Minuten ziehen lassen und dann abseihen. 3–4 Tassen täglich über mehrere Tage verteilt trinken.

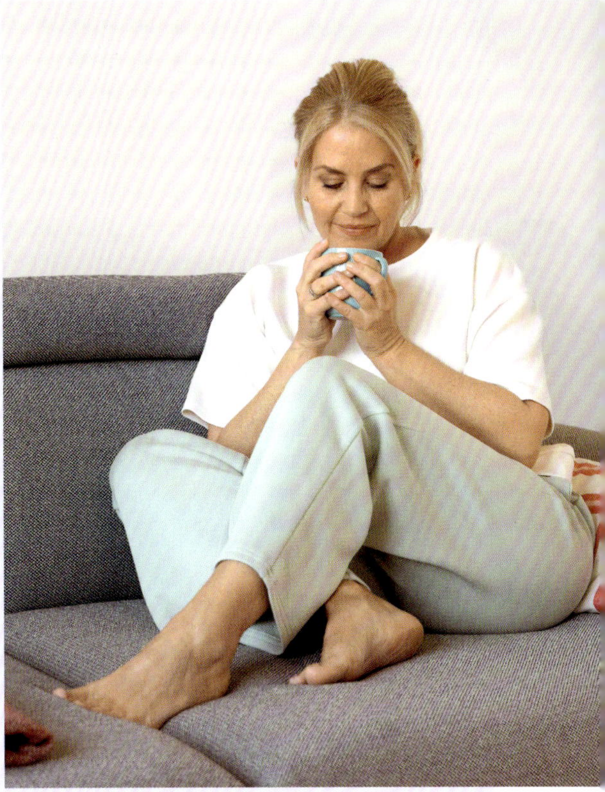

Tee zu trinken, sorgt für Entspannung.

dann bleib noch einen Moment auf der Toilette sitzen. Kippe dein Becken langsam nach vorn und wieder zurück. Der Druck auf deine Blase wird dadurch erhöht, was die Entleerung fördern kann. Wiederhole diese Bewegung einige Male und atme dabei tief ein und aus.

Auch das Aufstehen und erneute Hinsetzen kann helfen, Restharn zu verringern. Diese Technik verändert ebenfalls den Druck auf die Blase und kann unterstützend den Blasenhals und die Harnröhre entlasten. So kann verbliebener Urin besser abfließen.

Setze dich zunächst hin und versuche, deine Blase so gut wie möglich zu entleeren. Stehe danach auf und laufe ein paar Schritte im Bad herum, bevor du dich ein zweites Mal auf die auf die Toilette setzt und erneut versuchst, etwas Urin abzugeben.

Honeymoon-Zystitis

Frauen bekommen generell schneller eine Blasenentzündung als Männer, weil sie eine viel kürzere Harnröhre haben. Bakterien können diese wenigen Zentimeter einfacher überwinden und gelangen schneller in die Harnblase. Zudem liegt der Eingang unserer Harnröhre auch näher am After. Bakterien, genauer gesagt Darmbakterien, eine krank machende Spezies der Gattung *Escherichia coli,* lösen in den meisten Fällen eine Blasenentzündung aus. Im Darm ist das Vorkommen dieser Bakterien normal, doch in der Blase angekommen, können sie Entzündungen auslösen.

Eine weit verbreitete Form der Blasenentzündung ist aus diesem Grund die Honeymoon-Zystitis. Also wenn die Blasenentzündung durch Geschlechtsverkehr hervorgerufen wird: Durch die mechanische Reibung beim Geschlechtsverkehr werden die Bakterien regelrecht in die Harnblase »hineingeschoben«. Die Darmbakterien finden beim Geschlechtsverkehr leicht von der Vagina über die Harnröhre in die Blase.

Nach dem Geschlechtsverkehr solltest du darum so schnell wie möglich urinieren. Denn wird die Blase entleert, werden auch die Bakterien mit ausgespült. Aber Vorsicht! Auch beim Gang auf die Toilette kann ein weiterer Fehler gemacht werden. Du solltest bei deiner »Wischtechnik« immer darauf achten, von der Vulva Richtung After zu wischen. Also immer von vorne nach hinten, dann haben die Bakterien keine Chance, in deine Blase zu geraten.

Die angeschlagene Blase

Deine Blase kann sich auch »erkältet« haben. Kälte, etwa durch Sitzen auf kalten Oberflächen oder in nasser Kleidung, schwächt die lokale Durchblutung und begünstigt dadurch eine Infektion. Auch ein geschwächtes Immunsystem durch Stress, Schlafmangel oder andere Krankheiten kann die Abwehrkräfte der Blase senken und somit das Risiko einer Infektion erhöhen. Doch du kannst »natürlich« vorbeugen:

Ein blühendes Ökosystem, so kannst du dir deine Vagina vorstellen. Eine Blumenwiese, auf der Millionen von winzigen Lebewesen wachsen und leben. Sie sorgen dafür, dass deine Wiese im Gleichgewicht bleibt. Ist das Ökosystem gestört, ist es anfällig für Parasiten.

Antibiotika sind eine wunderbare Sache, keine Frage. Auf Dauer schädigt die regelmäßige Einnahme bei Blasenentzündungen allerdings dein mikrobielles Gleichgewicht. Denn Antibiotika wirken nicht nur gegen die schädlichen Bakterien, die die Blasenentzündung verursachen, sondern auch gegen die nützlichen Bakterien, insbesondere unterschiedliche Lactobazillen (Milchsäurebakterien), wichtige Bestandteile der vaginalen Flora. Diese »guten« Bakterien helfen dabei, das vaginale Milieu im Gleichgewicht zu halten und das Wachstum von Krankheitserregern zu verhindern. Bei einer Antibiotikaeinnahme ist das Risiko für Pilzinfektionen erhöht, da die »guten« Bakterien auch mit abgetötet werden. Der häufigste Hefepilz bei einer Zystitis ist der *Candida ablicans*. Er vermehrt sich leicht, was zu Infektionen führen kann.

BEBO-WISSEN

Musst du bei Kälte auch häufiger auf die Toilette? Dann ist es für dich bestimmt interessant zu wissen, dass der Körper bei Kälte mehr Urin produziert, um den Blutdruck zu regulieren und den Wärmehaushalt zu optimieren. Daher kommt das Gefühl, bei Kälte vermehrt auf die Toilette gehen zu müssen.

Diese Reaktion nennt man Kälte-Diurese und sie ist ein Teil der Körperstrategie, die Körpertemperatur stabil zu halten und folglich kein Grund zur Beunruhigung!

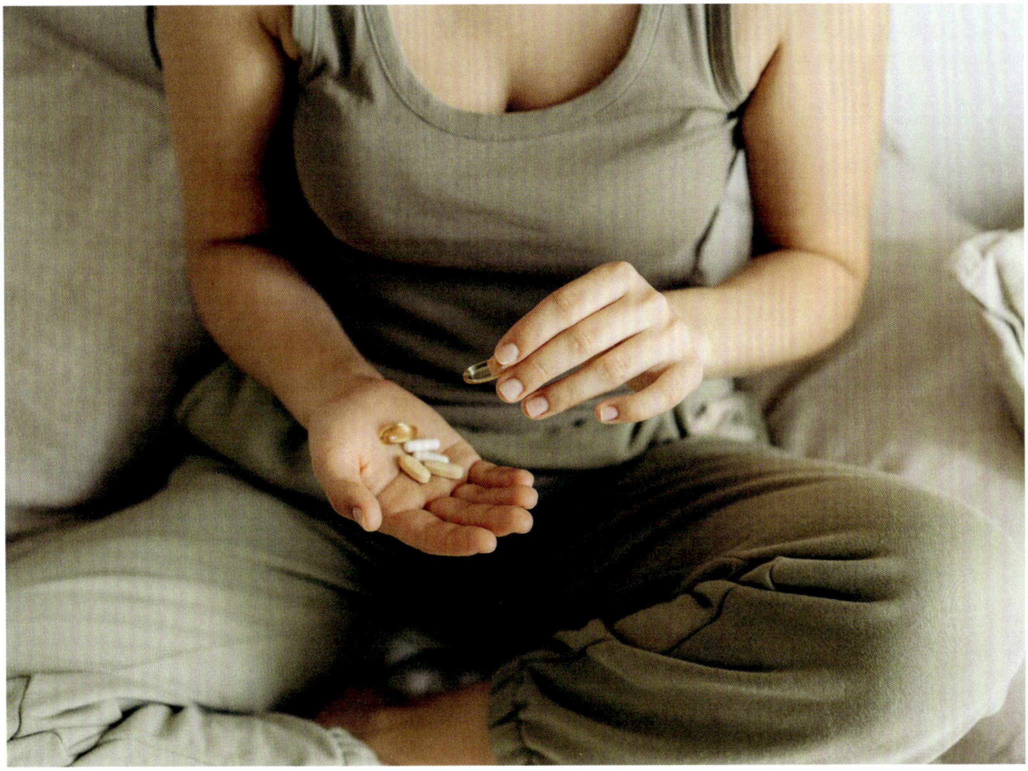

In manchen Fällen hilft bei Blasenentzündung die Einnahme von Probiotika oder Laktobazillen.

Aus diesem Grund leiden viele Frauen nach der Einnahme von Antibiotika an einer Pilzinfektion. Nicht zu unterschätzen ist auch die Resistenzentwicklung. Dauerhafte und wiederholte Antibiotikagaben können eine Antibiotikaresistenz fördern. Was bedeutet, dass künftige Infektionen immer schwieriger behandelbar sein werden.

Die folgenden Informationen ersetzen zwar keinen Arztbesuch, aber falls du häufig an Blasenentzündungen leiden solltest, kannst du ergänzend folgende Tipps einmal ausprobieren und schauen, ob du so vielleicht dauerhaft die Einnahme von Antibiotika vermeiden kannst.

- **Einnahme von Laktobazillen:** Grund für Blasenentzündungen kann eine gestörte Vaginalflora sein. Diese begünstigt dann wiederum eine Infektion durch Erreger. Laktobazillen können hier helfen, die Mikroorganismen, welche im Intimbereich leben und die Funktion des Abwehrsystems haben, zu stärken. Gibt es zu wenig Laktobazillen, ist das körpereigene Schutzsystem gestört. Der pH-Wert des vaginalen Milieus ist dann nicht mehr sauer genug. Laktobazillen sind ideale kleine Helfer, die du dir in der Apotheke deines Vertrauens besorgen kannst. Es gibt sie als Trinkpulver oder als Vaginalzäpfchen. Im Idealfall sind diesen auch noch zusätzlich D-Mannose zugesetzt.
- **D-Mannose:** Bei wiederkehrenden Blasenentzündungen wird mitunter auch der Wirkstoff D-Mannose zur Vorbeugung empfohlen. Es ist ein Einfachzucker aus der Familie der Glucose. Seine Stärke ist es, die Bakterien an den Zucker zu binden. So können die Bakterien

sich nicht an die Blasenschleimhaut anhaften und eine Blasenentzündung verursachen. Die Bakterien werden beim nächsten Toilettengang einfach mit ausgeschieden. Frauen, die an der Honeymoon-Zystitis leiden, nehmen nach dem Geschlechtsverkehr ein Trinkpulver zu sich und spülen die Bakterien beim nächsten Toilettengang mit aus.

Kondome

Können Kondome tatsächlich eine Blasenentzündung verursachen? Leider ja. Das Material, aus dem das Kondom besteht, erhöht die Reibung und somit das Risiko von kleinen Mikroläsionen, in denen sich die Bakterien wunderbar vermehren können. Zudem ist es mit Gleitgel benetzt, unter dem empfindliche Schleimhäute leiden können. Entzündete Schleimhäute sind wiederum eine Angriffsfläche für Bakterien. Kondome sind zusätzlich mit Spermizid ausgekleidet. Diese Substanz schädigt auch unsere empfindliche Schleimhaut und die Flora.

Wenn es dir also nur um die »Feuchtigkeit« beim Geschlechtsverkehr geht, empfehle ich dir, auf Kondome zu verzichten und stattdessen lieber auf ein gutes Gleitgel auf Wasserbasis zurückzugreifen. Oftmals tut es auch das gute Bio-Kokosöl. Es spendet nicht nur Feuchtigkeit, sondern besitzt auch noch antibakterielle Eigenschaften. Ähnlich wie Kokosöl bietet auch Olivenöl eine langanhaltente Gleitfähigkeit. Es ist zudem feuchtigkeitsspendend und hat pflegende Inhaltsstoffe, die die Haut beruhigen.

Hinweis: Beide Öle sind nicht latexkompatibel. Sie können Latex schwächen oder beschädigen.

Naturheilkundliche Therapieansätze bei Blasenentzündung

Eine naturheilkundliche Therapie bei Blasenentzündungen kann eine sanfte, unterstützende Alternative oder eine gute Ergänzung zur schulmedizinischen Behandlung sein. Hier sind einige bewährte Ansätze:

Pflanzliche Mittel

Bärentraubenblätter *(Arctostaphylos uva-ursi).* Enthalten antibakterielle Substanzen wie Arbutin, die helfen, die Harnwege zu desinfizieren. Bärentraubenblätter können als Tee oder in Form von Kapseln eingenommen werden. Wichtig ist, sie nur kurzzeitig zu verwenden, da sie den Körper belasten können.

Goldrute *(Solidago virgaurea).* Hat entzündungshemmende, harntreibende und krampflösende Eigenschaften. Sie wird oft als Tee oder in Trop-

MENO-WISSEN

Ist es sinnvoll, die Vulva einzucremen? Trockenheit im Intimbereich ist leider noch immer kein Thema, welches Frauen beim Käffchen oder Tee besprechen. Aber warum denn eigentlich nicht? Du kannst dir sicher sein, dass auch deine Freundinnen nicht davon verschont bleiben.

Es gibt Cremes, mit denen du dir deine Vulva eincremen kannst. Aus meiner Sicht ist auch das Eincremen wieder nur eine schnelle Lösung, die das ursächliche Problem nicht löst und aus diesem Grund immer wiederkehren wird.

Salben gegen Trockenheit im Intimbereich sind nur Symptombehandlung, denn hier liegt die Ursache im Inneren deines Körpers. Es macht Sinn, die Flora zu bestimmen, um sie auszubalancieren. Oft ist es zielführend, hier parallel auch die Darmflora über einen Stuhltest zu bestimmen, da der Darm den Hauptteil des Immunglobulins (IgA) produziert und auf die Schleimhäute des restlichen Körpers verteilt. Dazu musst du wissen, dass das IgA ein Antikörper ist, der eine zentrale Rolle im Immunsystem spielt, insbesondere beim Schutz der Schleimhäute.

fenform verwendet, um die Harnwege zu spülen und Entzündungen zu lindern.
Cranberry *(Vaccinium macrocarpon)*. Die Früchte enthalten Proanthocyanidine, die verhindern, dass Bakterien (insbesondere *Escherichia coli*) an den Wänden der Blase haften bleiben. Cranberry-Saft oder -Kapseln können vorbeugend wirken, sind aber bei akuten Infektionen weniger wirksam.

Homöopathische Produkte

Cantharis. Eines der häufigsten homöopathischen Mittel bei brennenden Schmerzen und häufigem Harndrang während einer Blasenentzündung.
Apis mellifica. Wird verwendet, wenn die Blasenentzündung mit brennenden und stechenden Schmerzen einhergeht.
Staphysagria. Besonders hilfreich bei Blasenentzündungen, die nach sexueller Aktivität auftreten, oder bei wiederkehrenden Infektionen.

Aromatherapie

Ätherische Öle wie Teebaumöl, Thymianöl oder Lavendelöl haben antimikrobielle Eigenschaften. Sie können zur äußeren Anwendung genutzt werden, zum Beispiel in Sitzbädern oder als Kompressen, um Schmerzen zu lindern und Entzündungen zu bekämpfen.

Hydrotherapie (Sitzbäder)

Warme Sitzbäder mit entzündungshemmenden Zusätzen wie Kamille oder Schafgarbe können helfen, Schmerzen zu lindern und die Heilung zu fördern. Kalte Sitzbäder oder Wechselsitzbäder (warm und kalt) fördern die Durchblutung im Beckenbereich und stärken das Immunsystem.

Ernährung

Viel Trinken: Eine erhöhte Flüssigkeitsaufnahme, vor allem von Wasser oder harntreibenden Tees (z. B. Brennnessel oder Birkenblätter), hilft, die Harnwege zu spülen und Bakterien auszuspülen.
Vermeidung von reizenden Lebensmitteln: Zitrusfrüchte, Alkohol, Kaffee, scharfe Speisen und Zucker reizen die Schleimhäute und belasten das Immunsystem. Eine basenreiche Ernährung unterstützt das Immunsystem.
Basische Ernährung: Kann über den pH-Wert im Urin das Wachstum von schädlichen Bakterien hemmen. Zudem hat die basenreiche Ernährung entzündungshemmende Eigenschaften.

Einnahme von Probiotika

Milchsäurebakterien: Probiotische Präparate oder fermentierte Lebensmittel wie Joghurt, Sauerkraut und Kefir unterstützen das Gleichgewicht der Vaginal- und Darmflora. Eine gesunde Darmflora kann das Risiko verringern, dass sich die schädlichen Bakterien in der Blase ansiedeln.

BLASE UND PSYCHE

Auch die Psyche spielt im Zusammenhang mit der Blase eine große Rolle. Die Blase reagiert sehr sensibel auf Stress, emotionale Belastungen und psychische Faktoren. Dies zeigt sich besonders an den folgenden Symptomen:
Reizblase oder überaktive Blase. Hier kommt es zu häufigem Harndrang, auch wenn die Blase nicht voll ist. Diese Formen der Blasenstörung können oft psychisch bedingt sein. Stress, Ängste oder emotionale Anspannung kann den Druck auf die Blasenmuskulatur beeinflussen und zu einer übermäßigen Aktivität führen.
Blasenentzündung ohne bakterielle Infektion (interstitielle Zystitis). Es gibt Menschen, die Symptome einer Blasenentzündung haben (Schmerzen, ständiger Harndrang), ohne dass eine bakterielle Infektion vorliegt. Diese Symptome können durch psychische Belastungen wie Angst oder Depression verstärkt oder ausgelöst werden.
Harnverhalt. In manchen Fällen kann psychischer Stress auch dazu führen, dass Betroffene Schwierigkeiten haben, die Blase zu entleeren. Hier spielen Stress oder psychologische Hemmungen eine Rolle.

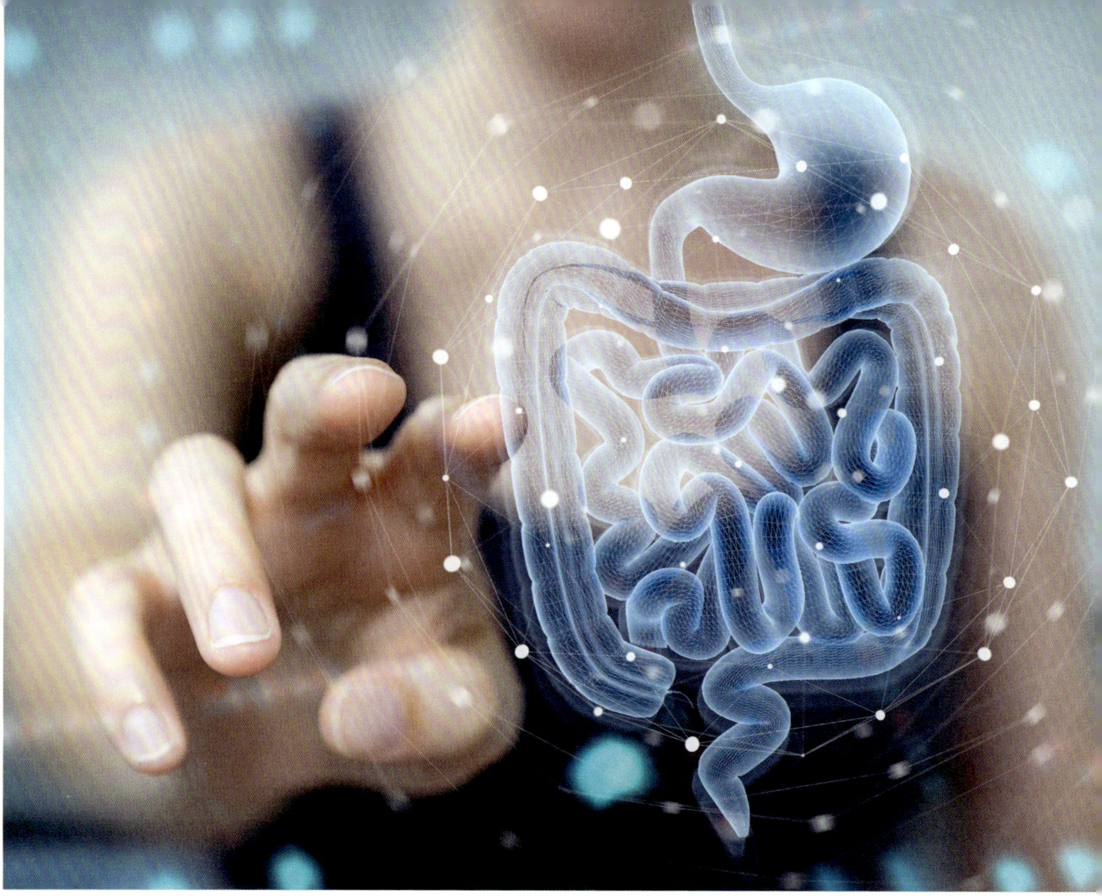

Schlechte Darmbakterien können eine Blasenentzündung auslösen.

Warum ist das so?
Die Blase wird über das vegetative Nervensystem gesteuert. Vielleicht hast du schon einmal etwas vom sympathischen und parasympathischen Nervensystem gehört. Diese beiden reagieren besonders stark auf emotionale Zustände. Bei Stress beispielsweise aktiviert der Körper den Sympathikus, was wiederum die Blasenfunktion beeinflussen kann. Blase und Psyche sind also eng miteinander verknüpft, und emotionale Belastungen können zu körperlichen Symptomen führen. Auch bei der Blase.

DEN DARM IM BLICK

Der Darm im Zusammenhang mit einer Blasenentzündung? Hast du dir schon einmal darüber Gedanken gemacht?

Wenn ich den Frauen in meiner Praxis bei wiederholten Blasenentzündungen empfehle, eine Darmsanierung zu machen, schauen sie mich groß an. Denn sie haben ja Probleme mit der Blase und nicht mit dem Darm. Doch warum ist die Darmflora wichtig bei Blasenentzündungen?

Immunsystem-Unterstützung. Der Darm enthält etwa 70 % der Immunzellen des Körpers. Eine intakte Darmflora unterstützt ein starkes Immunsystem, das Erreger besser abwehren und Infektionen wirksamer bekämpfen kann.

Verhindern von Überwucherung schädlicher Bakterien: Eine gesunde Darmflora verhindert, dass sich die Erreger von Blasenentzündungen nicht übermäßig vermehren.

Schutz der Vaginalflora: Eine ausgewogene Darmflora stärkt indirekt auch die Vaginalflora, die wiederum als Schutzbarriere gegen das Eindringen von Bakterien in die Harnwege dient.

Erste Hilfe für eine gesunde Darmflora

Probiotische Nahrungsergänzungsmittel einnehmen. Diese enthalten nützliche Bakterien wie Lactobazillen und Bifidobakterien, die helfen, das Gleichgewicht der Darmflora wiederherzustellen. Diese Bakterienstämme unterstützen nicht nur den Darm, sondern können auch die Vaginalflora stabilisieren.

Probiotische Lebensmittel aufnehmen. Zu den natürlichen Quellen gehören Joghurt mit lebenden Kulturen, Kefir, Sauerkraut (nicht pasteurisiert), fermentiertes Gemüse, Natursauerteigbrot, Kimchi, Miso, Kombucha. Diese Lebensmittel liefern nützliche Bakterien, die den Darm unterstützen.

Präbiotika einbauen. Präbiotika sind Ballaststoffe, die das Wachstum gesunder Darmbakterien fördern, indem sie als Nahrungsquelle dienen. Sie sind die «Nahrung« für Probiotika. Gute Quellen für Präbiotika sind zum Beispiel Chicorée, Hülsenfrüchte, Artischocken, Kohl, Leinsamen, Zwiebeln und Knoblauch, Lauch und Spargel, Bananen, Hafer, Vollkornprodukte, Leinsamen, Flohsamenschalen, Äpfel, Topinambur.

Die Kombination von Prä- und Probiotika (oft als «Synbiotika« bezeichnet) ist besonders effektiv beim Wiederaufbau der Darmflora.

Antibiotika reduzieren oder nur gezielt einsetzen. Antibiotika zerstören nicht nur krankheitserregende Bakterien, sondern auch nützliche Darmbakterien. Wenn die Einnahme eines Antibiotikums notwendig ist, kann die gleichzeitige Einnahme von Probiotika helfen, die negativen Auswirkungen auf die Darmflora zu minimieren. Wichtig ist, dass die Probiotika zeitlich versetzt zu den Antibiotika eingenommen werden (z. B. morgens das Antibiotikum und abends Probiotika). Je nach Dauer und Schwere der Antibiotikatherapie wird empfohlen, Probiotika mindestens 4–6 Wochen nach Abschluss der Behandlung einzunehmen, um das Gleichgewicht der Darmflora wiederherzustellen.

Ballaststoffreiche Ernährung. Ballaststoffe fördern die Darmgesundheit, indem sie die Verdauung unterstützen und die guten Bakterien nähren. Folgende ballaststoffreiche Lebensmittel sollten Teil der täglichen Ernährung sein: Vollkornprodukte (Hafer, Kleie, Quinoa, brauner Reis), Hülsenfrüchte (Linsen, Bohnen, Kichererbsen, grüne Erbsen), Gemüse (Brokkoli, Kohlsorten, Blattgemüse, Artischocken), Früchte (Äpfel, Beeren, Birnen, Avocado), Nüsse und Samen (Kürbiskerne, Chiasamen, Mandeln, Leinsamen).

Zucker und verarbeitete Lebensmittel meiden. Zucker und stark verarbeitete Lebensmittel fördern das Wachstum von schädlichen Bakterien und Hefen wie *Candida*, die das Gleichgewicht der Darmflora stören können. Dieses Ungleichgewicht kann wiederum das Risiko für Blasenentzündungen erhöhen.

Genügend Flüssigkeit aufnehmen. Ausreichendes Trinken (vor allem stilles Wasser oder ungesüßten Kräutertee) ist nicht nur wichtig, um die Blase zu spülen und Bakterien auszuschwemmen, sondern auch, um den Darm gesund zu erhalten und die Verdauung zu unterstützen.

Bewegung. Körperliche Aktivität fördert eine gesunde Verdauung und hilft dabei, das Mikrobiom im Gleichgewicht zu halten. Regelmäßige Bewegung wirkt sich positiv auf das Immunsystem aus und kann die Infektabwehr stärken.

Du merkst: Naturheilkundliche Ansätze zielen darauf ab, die Selbstheilungskräfte des Körpers zu fördern und Entzündungen zu lindern. Der Aufbau der Darm- und Vaginalflora bei Blasenentzündungen ist von zentraler Bedeutung, da eine gesunde Flora nicht nur das Immunsystem stärkt, sondern auch eine entscheidende Rolle dabei spielt, Harnwegsinfektionen zu verhindern.

Inkontinenzen

Inkontinenz – ob Blase oder Darm – betrifft viele Menschen, auch wenn die wenigsten darüber sprechen. Mit den Wechseljahre kann dieses Problem dringlicher werden. Umso wichtiger ist ein tägliches Beckenbodentraining.

Inkontinenz bezeichnet den ungewollten Verlust von Urin oder Stuhl. Betroffene können die Entleerung der Blase oder des Darms nicht mehr kontrollieren und es kommt zu einem unwillkürlichen Verlust. Scham und Unsicherheit führen oft dazu, dass sich Betroffene aus Angst vor peinlichen Situationen aus dem sozialen Leben zurückziehen. Die ständige Angst, es könnte ein »Unfall« passieren, erhöht den Stress. Durch die ständige Feuchtigkeit im Intimbereich kann es zu Hautirritationen oder Infektionen kommen. Wichtig ist, dass Inkontinenz aus der Tabuzone herauskommt – es gibt viele Möglichkeiten, die Lebensqualität zu verbessern. Eine der Möglichkeiten ist das Beckenbodentraining!

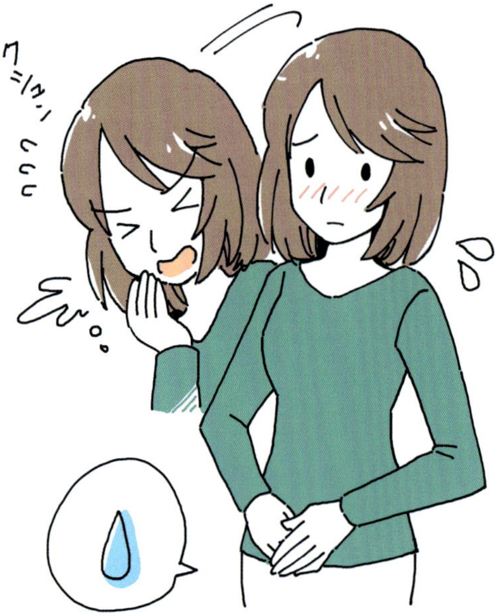

Nach einem Hustanfall ist die Unterhose nicht mehr trocken? Ein trainierter Beckenboden hilft!

Hinweis in eigener Sache:
Ich möchte in diesem Buch über Inkontinenz informieren. Mein Buch dient jedoch nicht dazu, Formen der Inkontinenz zu diagnostizieren. Dies bleibt den Ärztinnen und Ärzten vorbehalten.

BLASENINKONTINENZ

Es gibt verschiedene Arten von Inkontinenz, die jeweils unterschiedliche Ursachen haben und sich unterschiedlich äußern können. Die häufigsten Inkontinenzformen sind die folgenden:

Belastungsinkontinenz (Stressinkontinenz)

Definition: Unfreiwilliger Harnverlust bei körperlicher Belastung, wie z. B. beim Husten, Lachen, Niesen, Heben oder Sport.
Ursachen: Schwächung der Beckenbodenmuskulatur, oft nach Schwangerschaft, Geburt oder durch hormonelle Veränderungen in den Wechseljahren. Auch Übergewicht oder Operationen im Beckenbereich können die Ursache sein.

Dranginkontinenz (Urge-Inkontinenz)

Definition: Plötzlicher, starker Harndrang, der schwer oder gar nicht kontrolliert werden kann, was zu unwillkürlichem Harnverlust führt.
Ursachen: Überaktivität der Blasenmuskulatur (Reizblase), neurologische Erkrankungen wie Parkinson oder Multiple Sklerose, Blasenentzündungen oder Nervenschäden.

Reizblase (überaktive Blase) und Dranginkontinenz hängen eng zusammen, sind aber nicht genau das Gleiche. Die Reizblase ist ein Syndrom, das sich durch plötzlichen, häufigen und starken Harndrang auszeichnet, auch wenn die Blase nicht voll ist. Sie führt dazu, dass Betroffene häufiger als normal zur Toilette müssen (mehr als achtmal am Tag), oft auch nachts (Nykturie). Bei einer Reizblase kann der Harndrang auch ohne Urinverlust auftreten. Also nicht jeder mit einer Reizblase verliert auch unkontrolliert Urin.

Mischinkontinenz

Definition: Eine Kombination aus Belastungs- und Dranginkontinenz. Betroffene verlieren Harn sowohl bei körperlicher Belastung als auch durch plötzlichen Harndrang.
Ursachen: Meist eine Kombination aus schwachen Beckenbodenmuskeln und einer überaktiven Blase. Häufig bei Frauen, besonders nach den Wechseljahren.

Überlaufinkontinenz

Definition: Der unfreiwillige Harnverlust tritt auf, wenn die Blase überfüllt ist und sich nicht vollständig entleeren kann. Es kommt zu einem ständigen oder wiederkehrenden Tropfen von Urin.
Ursachen: Blockade der Harnröhre, Nervenschäden oder Muskelschwäche, die die Blase nicht effektiv entleeren lassen. Vor allem bei Menschen mit neurologischen Erkrankungen vorherrschend.

BEBO-WISSEN

Auch ein hypertoner Beckenboden, also ein Beckenboden, der nicht frei und synchron mit deinem Zwerchfell schwingt, sondern zu viel Spannung hat, kann Inkontinenzprobleme hervorrufen. Das Fatale dabei ist, dass viele denken, dass die Beckenbodenmuskulatur zu schwach ist und daher die Inkontinenzprobleme kommen. Doch für die Kontrolle der Blase ist es notwendig, dass sich die Muskeln richtig entspannen. Die Blasen- und Schließmuskelfunktion erfordert, dass die Beckenbodenmuskulatur in der Lage ist, sich sowohl anzuspannen als auch zu entspannen. In einigen Fällen kann der Muskeltonus zu einem erhöhten Dranggefühl und zu Schmerzen im Beckenbereich führen. Wie eingangs bereits geschrieben, kann sich ein Trauma im Beckenboden widerspiegeln. Inkontinenz aufgrund eines hypertonen Beckenbodens ist auch hier oftmals die Folge.

Reflexinkontinenz

Definition: Unwillkürlicher Harnverlust, ohne dass ein Harndrang wahrgenommen wird. Die Blase entleert sich reflexartig.
Ursachen: Schäden am Nervensystem, z. B. durch Rückenmarksverletzungen, Multiple Sklerose oder Schlaganfälle, die die Kommunikation zwischen Gehirn und Blase stören.

Stuhlinkontinenz

Definition: Unkontrollierter Verlust von Stuhl oder Darmgasen
Ursachen: Schwäche des Schließmuskels, Nervenschäden, Darmerkrankungen (wie Morbus Crohn oder Colitis ulcerosa), Durchfall, altersbedingte Beckenbodenschwäche oder eine Begleiterscheinung durch Reizdarm.

EXTRA: WAS SAGT DIE MEDIZIN DAZU?

Wie wichtig dieses Thema ist, zeigen auch die vielen Studien, die ich dir hier in einer kleinen Auswahl zusammengetragen habe. Du bist nicht allein – wir sind viele, und es wird Zeit, das Thema anzugehen.

- Die renommierte Boyle-Studie belegt, je intensiver du dein Beckenbodentraining absolvierst, desto weniger Risiko hast du, eine Inkontinenz zu bekommen.
- 92 % aller Frauen, die zwölf Monate nach der Geburt noch inkontinent sind, sind fünf Jahre später immer noch inkontinent.
- Urininkontinenz ist weit verbreitet und kann mit Beckenbodentraining gelindert werden. Beckenbodentraining führte sowohl bei Stressinkontinenz als auch bei Drang- und Mischinkontinenz häufiger zu Heilung und Symptomlinderung sowie zu verbesserter Lebensqualität und Zufriedenheit als ohne Training (Dumoulin, »Pelvic floor muscle training versus no treatment, or inactive control treatments, for urinary incontinence in women«, 4.10.2018).
- Nur zwei von fünf inkontinenten Frauen vertrauen sich ihrem Arzt an (Dr. Laura Taran-Munteanu, Vortrag 2018; Patientenforum, Deutsche Kontinenzgesellschaft).
- Fünf bis sieben Jahre nach der Entbindung haben 44,6 % der Frauen irgendeine Form von Inkontinenz.
- Im Alter von 41–64 Jahren sind 33 % der Frauen von Inkontinenz betroffen, bei Frauen über 65 Jahren sind es 55 %.

Zum Glück gibt es immer mehr Frauen, die Informationen und Empfehlungen rund um das Thema Wechseljahre und Beckenboden aktiv suchen. Denn durch gezieltes Beckenbodentraining kann vielen Problemen frühzeitig aktiv entgegengewirkt werden.

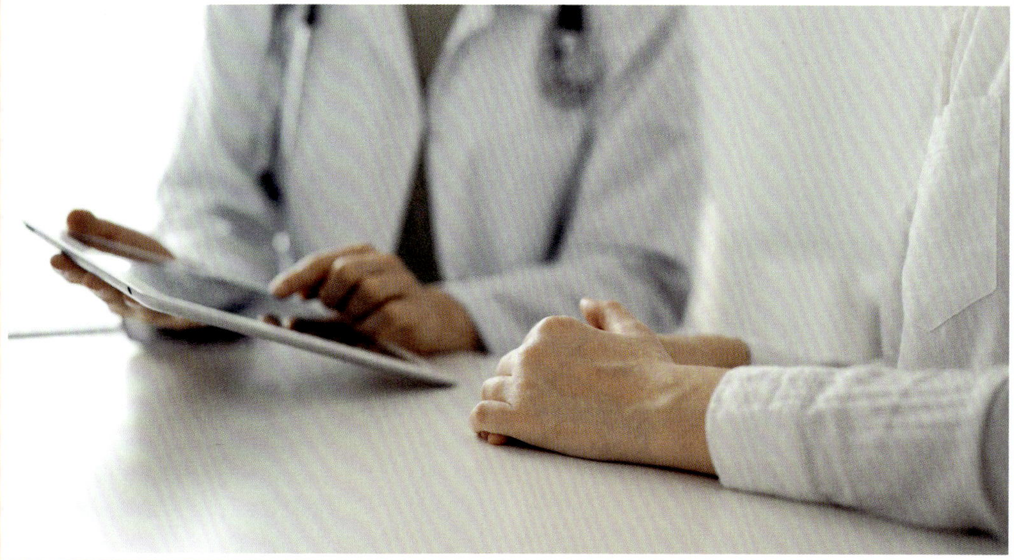

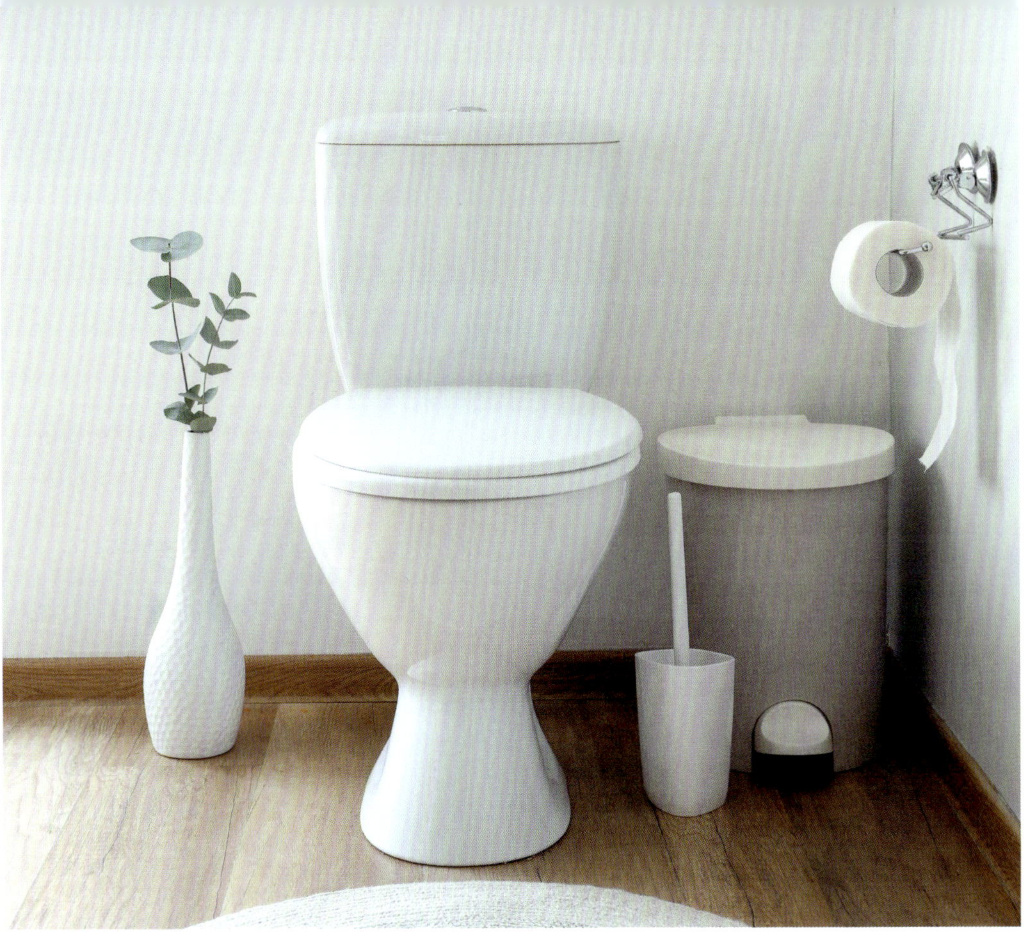

Das »stille Örtchen« sollte ein Ort der Ruhe, nicht des Stresses sein.

Jede Art von Inkontinenz hat spezifische Ursachen und erfordert eine individuell angepasste Behandlung. Therapien reichen von Beckenbodentraining über Medikamente bis hin zu operativen Eingriffen, abhängig von der Art und Schwere der Inkontinenz. Es ist wichtig, bei Inkontinenz ärztliche Hilfe zu suchen, um die richtige Diagnose und Therapie zu erhalten.

Der Vollständigkeit halber möchte ich an dieser Stelle noch erwähnen, dass verschiedene Medikamente als Nebenwirkung ebenfalls Inkontinenz verursachen oder bestehende Inkontinenz verschlimmern können. Suche hier unbedingt das Gespräch mit dem Arzt deines Vertrauens, um möglicherweise alternative Behandlungen zu finden oder die Dosierung anzupassen.

BEBO-WISSEN

Es ist bekannt, dass es einen engen Zusammenhang zwischen schlechter Darmentleerung und Problemen mit der Blasenfunktion gibt. Frauen, die unter chronischer Verstopfung leiden oder beim Stuhlgang zu stark pressen müssen, verursachen durch den Bauchraumdruck eine Abwärtsdehnung ihrer Organe. Hämorrhoiden und Analfissuren werden dadurch verstärkt. Aus diesem Grund ist es unerlässlich, das Toilettenverhalten zu optimieren und die Entleerung des Stuhls durch eine angepasste Ernährung zu erleichtern. Dann geht es nicht nur dem Beckenboden besser.

EXTRA: STUHLINKONTINENZ MANAGEN

Du kannst mit deiner Ernährung einen großen Einfluss auf die Stuhlinkontinenz nehmen. Ich habe ein paar Punkte zusammengestellt, die dir das Leben erleichtern werden.

Ballaststoffe in Maßen zuführen

Ziel: Ausgewogene Ballaststoffzufuhr zur Regulation des Stuhls

Empfehlung: Vollkornprodukte, Obst, Gemüse, Hülsenfrüchte ausgewogen und in Maßen zu sich nehmen

Vorsicht: Zu viel Ballaststoffe können bei manchen Menschen Blähungen oder Durchfall auslösen, was die Symptome der Inkontinenz verschlimmern kann. Es ist ratsam, die Ballaststoffzufuhr langsam zu erhöhen und den individuellen Bedarf zu ermitteln.

Flüssigkeitszufuhr anpassen

Ziel: Ausreichende Flüssigkeitszufuhr zur Vermeidung von Verstopfung, aber übermäßige Mengen könnten den Drang zu häufigem Stuhlgang verstärken.

Empfehlung: Etwa 1,5–2 Liter Wasser täglich trinken, abhängig von Körpergewicht und Aktivität. Es wird empfohlen, große Trinkmengen zu vermeiden. Es kann hilfreich sein, die Flüssigkeitsaufnahme über den Tag zu verteilen.

Regelmäßige Mahlzeiten einplanen

Ziel: Den Darm auf einen Rhythmus einstellen und den Stuhlgang kontrollierbarer machen.

Empfehlung: Feste Essenszeiten können dazu beitragen, die Verdauung zu regulieren und ungeplanten Stuhlgang zu minimieren.

»Trigger«-Lebensmittel vermeiden

Ziel: Nahrungsmittel, die die Symptome der Darminkontinenz verschlimmern, vermeiden.

Empfehlung: Blähende Lebensmittel (wie Kohl, Bohnen, Zwiebeln, Brokkoli) und fettreiche Lebensmittel (wie frittierte Speisen oder Fast Food) vermeiden, da sie den Stuhl beschleunigen können. Zuckeralkohole, wie sie häufig in zuckerfreien Lebensmitteln vorkommen, weglassen. Sie können Durchfall verursachen. Kaffee und Alkohol regen die Darmtätigkeit an und sollten in Maßen konsumiert oder gemieden werden.

Pro- und Präbiotika einnehmen

Probiotika (wie in Joghurt, Kefir oder fermentierten Lebensmitteln) stabilisieren die Darmflora und regulieren die Verdauung. Sie können bei der Wiederherstellung eines gesunden Gleichgewichts der Darmbakterien helfen.

Präbiotika (Ballaststoffe, die gesunde Darmbakterien fördern) aus Lebensmitteln wie Chicorée, Bananen und Hafer können ebenfalls hilfreich sein.

Stuhlkonsistenz steuern

Zu weicher Stuhl: Kann durch das Hinzufügen von leicht löslichen Ballaststoffen wie Flohsamen verbessert werden.

Zu harter Stuhl: Kann durch den Verzehr von mehr Ballaststoffen und ausreichender Flüssigkeit gelockert werden. Leinsamen, spezielle Abführmittel oder Magnesium als Nahrungsergänzungsmittel (bei Bedarf unter ärztlicher Aufsicht) helfen.

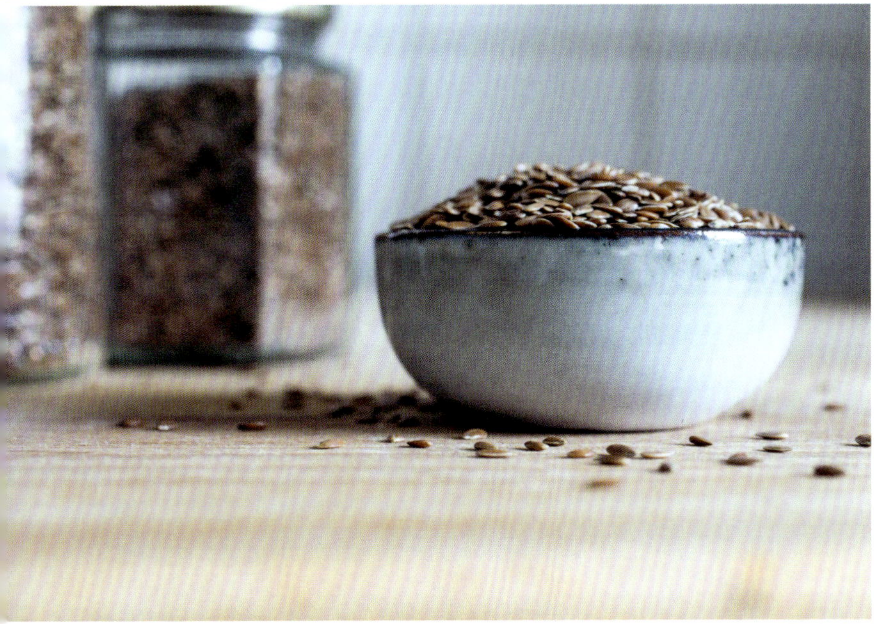

Leinsamen sind eine wunderbare Ballaststoffquelle.

Portionsgrößen anpassen

Größere Mahlzeiten stimulieren den Magen-Darm-Trakt stärker und fördern den Stuhlgang. Kleinere, häufigere Mahlzeiten helfen, die Darmtätigkeit zu kontrollieren.

Fettarme Ernährung

Fette regen den Darm an und führen bei manchen Menschen zu einem schnelleren Stuhlgang. Eine fettarme Ernährung kann daher helfen, die Stuhlkontrolle zu verbessern.

Individuelle Ernährungsberatung

Ziel: Da die Auswirkungen von Lebensmitteln auf die Darmgesundheit sehr individuell sind, kann es hilfreich sein, ein Ernährungstagebuch zu führen, um problematische Nahrungsmittel zu identifizieren.
Empfehlung: Sinnvoll ist die Zusammenarbeit mit einem Ernährungsberater oder einem Arzt, um eine individuelle Strategie zur Symptomkontrolle zu entwickeln.

Langsames Kauen und Essen

Schnell essen oder das Schlucken von Luft verschlimmern Blähungen und Beschwerden. Langsames Essen und gründliches Kauen reduzieren das Risiko. Eine individuell angepasste Ernährungsweise kann die Symptome der Darminkontinenz erheblich verbessern. Auch eine verstärkte Gasentwicklung, Blähungen und eine mangelnde Kontrolle der Winde können unangenehm und peinlich sein. Übermäßig viel Gas kann nämlich auch zur Entspannung des inneren Anal-Schließmuskels führen, welche dann wiederum zu unkontrolliertem Stuhlabgang führen kann. Bei der Behandlung von Blähungen, Bauchbeschwerden und um die nötige Unterstützung zur Erreichung einer guten Stuhlkonsistenz wendest du dich am besten an eine Ernährungsberatung deines Vertrauens.
Ich arbeite seit Jahren erfolgreich mit einer ganzheitlichen Ernährungsberaterin zusammen, die eine Online-Praxis betreibt. Sie ist zudem Darmtherapeutin und leitet Online-Basenfasten-Gruppen. Bei ihr erhältst du eine individuelle, kompetente und ganzheitliche Beratung und Therapie. Erreichen kannst du diese Online-Praxis unter www.madeleinemicke.de

STUHLINKONTINENZ

Eine Blaseninkontinenz kommt viel häufiger vor als eine Darminkontinenz. Während Blaseninkontinenz oft als »normales« Altersproblem angesehen wird, ist Darminkontinenz seltener und oft stärker stigmatisiert.

Darminkontinenz betrifft jedoch einen signifikanten Anteil der Bevölkerung. Etwa 1–10 % der Erwachsenen! Wobei die Häufigkeit mit dem Alter zunimmt. Bei Menschen über 65 Jahren liegt die Prävalenz je nach Studien zwischen 5–15 %, und auch sie kommt bei Frauen häufiger vor als bei Männern. Oft als Folge von Geburts- oder Beckenbodenverletzungen.

Eine Dammverletzung unter der Geburt kann ein bedeutender Risikofaktor für die Entwicklung einer Stuhlinkontinenz sein. Dieser Zusammenhang ergibt sich aus den Verletzungen, die die Muskulatur der Muskeln und Nerven im Beckenboden und Anus betreffen. Bei einer solchen Dammverletzung wird das Gewebe zwischen Vagina und After verletzt. Je nach Schweregrad bis in den äußeren und inneren Analschließmuskel. Auch die Darmschleimhäute können dabei verletzt werden. Diese Muskeln sind jedoch entscheidend für die Kontrolle des Darms, da sie für das Zurückhalten von Stuhl und von Winden verantwortlich sind. Eine unvollständige Heilung kann zu einer dauerhaften Schwäche führen, was das Risiko einer Inkontinenz erhöht. Auch Nerven, die den Schließmuskel und den Beckenboden steuern, können durch eine Dammverletzung geschädigt werden. Dadurch kann die Fähigkeit, den Anus zu schließen und den Stuhlgang zu kontrollieren, beeinträchtigt werden. Frauen berichten von Schwierigkeiten, den Stuhl oder die Winde zurückzuhalten, von plötzlichem und dringendem Stuhldrang, von unkontrolliertem Stuhlverlust bei Anstrengung oder Husten.

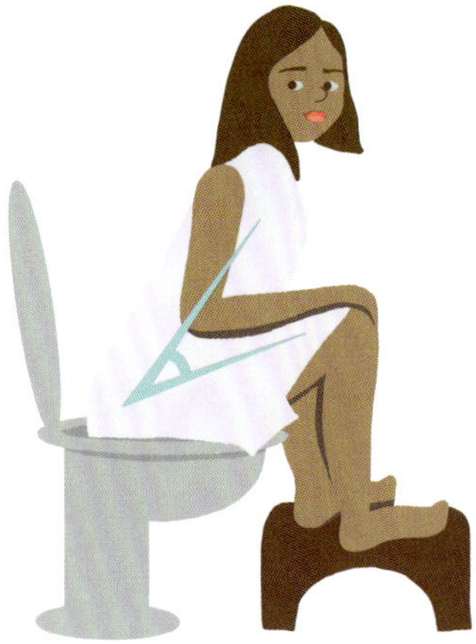

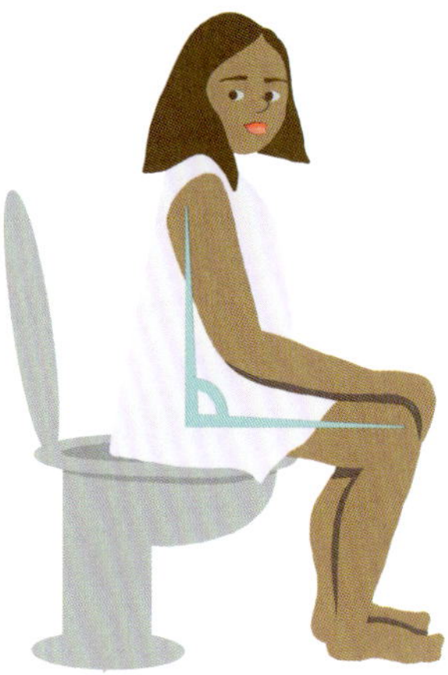

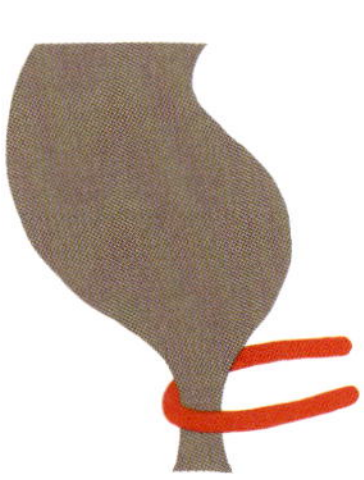

Let´s hock! Beim Hocken entspannt sich dein Schambein-Mastdarm-Muskel und der untere Teil des Darms ist gerade. Beim Sitzen in einer aufrechten Position ist der Muskel angespannt und der untere Teil des Darms gekrümmt, was zur Folge hat, dass du mehr pressen musst.

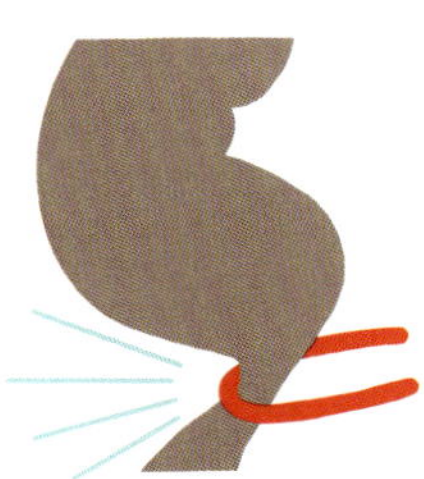

Der perfekte Stuhlgang

Wie sieht denn nun der perfekte Stuhlgang aus? Fragst du dich das auch?
Hierfür gibt es eine »Stuhlskala« von 1–7, an der du dich orientieren kannst, es ist die sogenannte Bristol-Stuhlkonsistenz-Skala.

- **Typ 1:** einzelne Klumpen oder feste Kügelchen, schwer auszuscheiden
- **Typ 2:** klumpige Wurstform
- **Typ 3:** Wurstform mit rissiger Oberfläche
- **Typ 4:** Wurstform mit glatter Oberfläche
- **Typ 5:** einzelne weiche glatte Klümpchen, glattrandig, leicht auszuscheiden
- **Typ 6:** einzelne lockere weiche Klümpchen, unregelmäßiger Rand
- **Typ 7:** flüssig-wässrig, keine Form, ohne feste Teile

Idealerweise solltest du Typ 3 bis 5 erreichen.

Wenn eine Verletzung des Damms den Analsphinkter betrifft, ist eine sorgfältige chirurgische Reparatur notwendig. Aber auch Beckenbodentraining kann gezielt dazu beitragen, die Muskulatur wieder zu stärken und die Kontinenz zu verbessern.

Bei Stuhlinkontinenz ist es wichtig, die Darmfunktion zu managen. Dies geschieht bei einem ganzheitlichen Ansatz wieder über die Ernährung. Denn auch hier kann sie dazu beitragen, die Symptome zu lindern oder aber zu verschlimmern. Eine angepasste Ernährung hilft dir dabei, die Konsistenz deines Stuhlgangs zu regulieren.

Tipps zur Darmentleerung

Am besten reagierst du immer auf den ersten Stuhldrang, wenn es dir möglich ist. Es kann auch hilfreich sein, wenn du dich 20–30 Minuten nach deiner Mahlzeit auf die Toilette setzt. Hier dann allerdings nicht länger als 5–10 Minuten verweilen. In diesem Zeitraum kannst du vom gastrologischen Reflex profitieren. Denn bereits beim Essen wird die Darmbewegung angeregt.

Setze dich immer in der richtigen Position auf die Toilette. Deinen Anal-Schließmuskel kannst du besser entspannen, wenn du tief in deinen Bauch atmest und versuchst, ihn bei der Einatmung auch vorzuwölben. Jedoch solltest du unbedingt das Pressen vermeiden. Solltest du das Gefühl haben, deinen Damm währenddessen schützen zu müssen, dann kannst du das mit Fingerdruck auf deinen Damm während der Entleerung tun. Eventuell kann dir ein Einlauf helfen, dich von deinem Stuhl zu befreien, wenn du verstopft bist. So kannst du auf sanfte Weise das Pressen umgehen. Oberste Priorität: Lasse dir immer genügend Zeit auf der Toilette. Und nicht vergessen: Parfümierte Feuchttücher tun deinen Analfissuren oder Hämorrhoiden nicht gut.

Präventiv handeln

Prävention ist hier das Schlüsselwort!

Den Beckenboden zu kennen und gezielt zu trainieren, ist die beste Vorsorge. Jede Frau sollte ihre weibliche Kraftzentrale kennen und nutzen. Denn eines ist klar, Beckenbodentraining ist für uns Frauen so unumgänglich wie die Wechseljahre. Mit gezielten Maßnahmen und einer individuellen Therapie kannst du auf jeden Fall einige Risiken senken. Therapeuten, die auf den Beckenboden spezialisiert sind, können dir eine genaue Anleitung und einen personalisierten Übungsplan an die Hand geben. Ebenso kannst du alle Übungen, die ab S. 87 folgen, trainieren und für einen starken Beckenboden sorgen.

Aber Achtung: Ein Therapeut, der deine Rücken- oder Knieprobleme wieder in den Griff bekommen hat, ist nicht automatisch auch der Richtige für deinen Beckenboden. Auch hier gibt es Spezialisten, wie du inzwischen weißt.

Diagnose Organsenkung

Vielleicht hast du die Diagnose einer Organsenkung erhalten und weißt nicht, was das ist. Oder du warst in diesem Moment so überrumpelt, dass du nicht nachgefragt hast. Aus diesem Grund schauen wir uns das Thema noch mal gemeinsam an.

Als Senkung bezeichnet man das Tiefertreten des Beckenbodens mit den darüber befindlichen Organen. Dies kann sich in den unterschiedlichsten Formen zeigen. Es ist das Absinken oder Heraustreten eines oder mehrerer Organe aus ihrer normalen anatomischen Position. Die Organe sinken ab oder verschieben sich.

Wie du sicher weißt, werden die Organe im menschlichen Körper durch verschiedene Strukturen und Mechanismen an Ort und Stelle gehalten. Faszien beispielsweise sind eine dünne Gewebsschicht, die diese Aufgabe erfüllen. Sie verbinden die Organe mit den umliegenden Strukturen und tragen so zur Stabilität bei. Auch Bänder, starke Bindegewebsstränge, befestigen Organe an benachbarten Strukturen. Blutgefäße und Nerven, die die Organe versorgen, tragen ebenfalls zur Stabilisierung bei und wirken als Verankerungspunkte.

Bei einer Organsenkung werden die Bänder und das Bindegewebe schwächer und geben nach. Sie können die Organe nicht mehr an ihrer ursprünglichen Position halten. Die Organe senken sich ab und üben nun Druck auf den Beckenboden aus. Ein gesunder und kräftiger Beckenboden kann die zusätzliche Last noch eine ganze Weile mittragen. Ist jedoch auch er geschwächt, ist er nicht in der Lage, den zusätzlichen Druck der abgesenkten Organe aufzufangen. Neben einem erhöhten Bauchraumdruck können beispielsweise eine angeborene Bindegewebsschwäche, Schwangerschaft, Geburt oder dauerhaft schwere Belastungen ebenfalls Risikofaktoren sein und eine Senkung begünstigen. Somit erklärt sich, warum auch Frauen, die niemals schwanger waren und Kinder geboren haben, eine Senkung bekommen können. Im Umkehrschluss können aber auch Frauen, die viele Kinder geboren haben, ohne Beschwerden sein.

Typische Symptome, an denen du eine Organsenkung erkennen kannst, sind:

- **Gefühl von Druck oder Schwere im Beckenbereich:** Dies kann sich verschlimmern, wenn du lange stehst oder gehst oder schwere Gegenstände hebst.

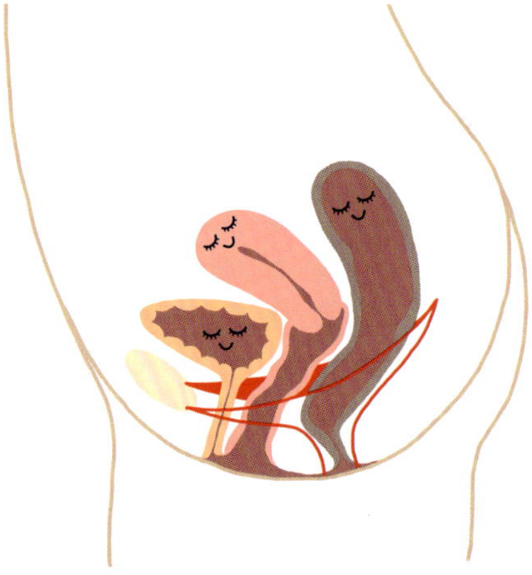

Hier siehst du die Organe an Ort und Stelle und wie sie von einem kräftigen Beckenboden zusätzlich gestützt werden.

- **Ein Fremdkörpergefühl:** Schmerzen im unteren Rücken, häufig begleitet von einem ziehenden Gefühl im Beckenbereich.
- **Schwierigkeiten beim Wasserlassen oder Stuhlgang:** Dazu gehören Schwierigkeiten beim Starten des Wasserlassens, unvollständige Blasenentleerung oder Harninkontinenz. Dadurch kann eine ständig wiederkehrende Blasenentzündung entstehen.
- **Darmprobleme:** Schwierigkeiten beim Absetzen des Stuhls oder Verstopfung oder ein Gefühl der unvollständigen Entleerung.
- **Unangenehmes Gefühl oder Schmerzen beim Geschlechtsverkehr:** Dies kann zu einem verringerten sexuellen Vergnügen oder Schmerzen führen.
- **Gefühl, dass etwas aus der Vagina fällt:** Insbesondere bei einer Senkung der Blase oder der Gebärmutter der Fall.
- **Hervortreten von Gewebe:** Manche Frauen bemerken eine Ausbuchtung oder ein hervorstehendes Gewebe in der Vagina.

Wichtig zu wissen ist, dass nicht jede Senkung automatisch auch Beschwerden verursacht. Wenn du jedoch eine der o. g. Symptome bei dir wahrgenommen hast, empfehle ich dir, eine genaue Diagnose von einer qualifizierten Fachperson einzuholen. Hier sind Mediziner oder Therapeuten, die im Stand deinen Beckenboden untersuchen, die beste Wahl.

Du fragst dich, warum im Stand?
Die meisten Untersuchungen finden leider noch immer in Rückenlage statt. Diese Art der Untersuchung ist oft nicht aussagekräftig genug, da die Schwerkraft fehlt. Der Zustand der Organe kann optimal im Stehen ertastet oder geschallt werden. Eine Untersuchung im Stand ist aus diesem Grund sehr viel aussagekräftiger als in Rückenlage.

Auf der Website *www.ag-ggup.de* findest du Beckenboden-Physiotherapeuten, die auf genau diese Untersuchung spezialisiert sind und bei denen du dir einen professionellen Beckenboden-Check buchen kannst. Achte darauf, dass in der Praxis zusätzlich auch eine Ultraschalldiagnose erstellt werden kann. Diese ist noch aussagekräftiger.

BLASENSENKUNG

Die Blase befindet sich hinter dem Schambein und ist in einem gefüllten Zustand sogar etwas oberhalb des Schambeins zu finden. Die Gebärmutter liegt auf der Blase und die Vagina zwischen Mastdarm und Blase. Sie schmiegen sich aneinander und gleiten bei Hüftbewegung mit. Die Blase gleitet leicht auf dem Schambein nach oben oder unten, die Gebärmutter auf ihren Nachbarorganen und der Darm ein wenig auf dem Kreuzbein.

Befindet sich die Senkung im vorderen Bereich der Vaginalwand, spricht man von einer Blasensenkung (Zystozele). Es fühlt sich an wie eine weiche Schwellung an der Vorderseite der Vagina. Dies kann zu Blasenentleerungsstörungen führen. Oft ist hier auch die Harnröhre betroffen, denn sie kann durch das Absenken der Blase abgeknickt werden. Die Blase kann sich in diesem Fall oft nicht komplett entleeren. Dadurch entsteht Rest-

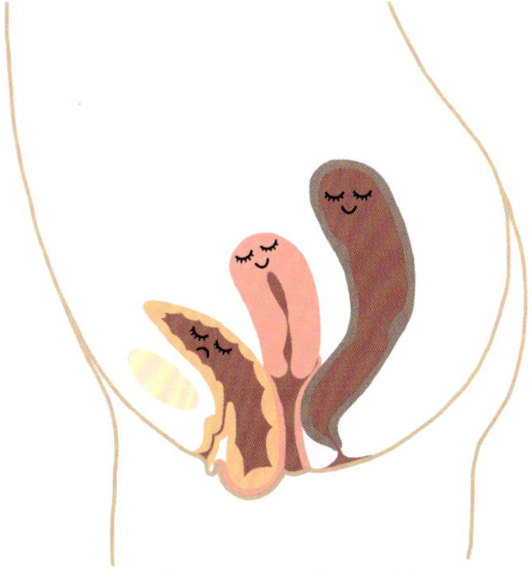

Blasenprolaps (Zystozele)

Stadien, Zahlen und Fakten

Senkungen werden in unterschiedliche Stadien eingeteilt. Messpunkt ist hier der Hymenalsaum, auch unter dem Begriff Jungfernhäutchen bekannt. Das ist ein dünner, dehnbarer Gewebesaum, der die Grenze zwischen dem inneren und dem äußeren Genital der Frau markiert.

Stadium 0 – keine Senkung
Stadium 1 – bis zu 1 cm über dem Hymenalsaum
Stadium 2 – bis zum Hymenalsaum
Stadium 3 – bis 1 cm unter dem Hymenalsaum
Stadium 4 – vollständiger Prolaps

Bei über 50 % der Frauen, die vaginal geboren haben, treten Senkungen auf. In einer Studie wurden über 1000 Frauen zwischen 18 und 83 Jahren untersucht, davon hatten:

Stadium 0: 24 %
Stadium 1: 38 %
Stadium 2: 35 %
Stadium 3: 5 %
Stadium 4: –

Eine von acht Frauen lässt sich vor dem 80sten Lebensjahr operieren. Davon müssen 30 % erneut operiert werden. Senkungen im Stadium 1 und 2 können laut Recherche durch korrektes Beckenbodentraining kuriert werden, schwere Senkungen sogar um ein Stadium verbessert und die Symptome gemindert werden.

harn, welcher wiederum zu Harnwegsinfektionen führen kann. Eine Blasensenkung kann auch zu unwillkürlichem Urinverlust beim Niesen oder Husten führen (Belastungsinkontinenz). In seltenen Fällen kann eine Senkung im Blasenbereich auch eine Dranginkontinenz auslösen. Hier leiden die Frauen unter ständigem Harndrang und der Weg zur Toilette wird oft zur Herausforderung.

GEBÄRMUTTERSENKUNG

Eine Gebärmuttersenkung (Uterusprolaps) tritt auf, wenn die Gebärmutter in die Vagina absinkt. Es können Schmerzen beim Geschlechtsverkehr entstehen, der sogenannte »Anstoßschmerz«. Wenn die Frau ihren Finger in die Vagina einführt, befindet sich der Gebärmutterhals, je nach Senkungsgrad, nahe der Öffnung und es fühlt sich ziemlich hart an. Die Frauen spüren ein Fremdkörpergefühl in der Vagina. Besonders im Stehen. Unterbauch- und Rückenschmerzen sind hier nicht selten. Auch können Probleme bei der Blasen- und Darmentleerung auftreten.

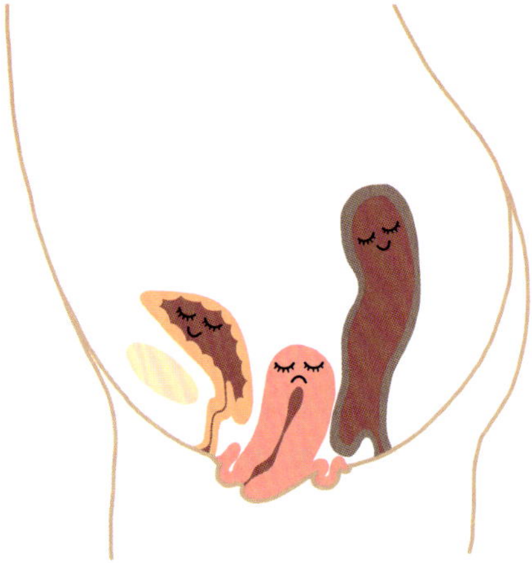

Gebärmuttersenkung
(Uterusprolaps)

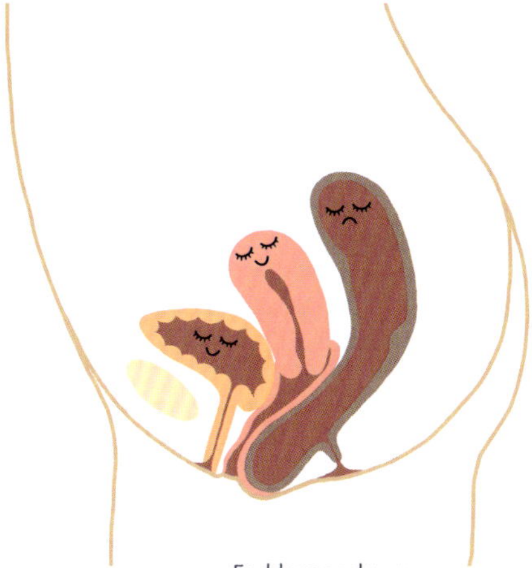
Enddarmsenkung
(Rektozele)

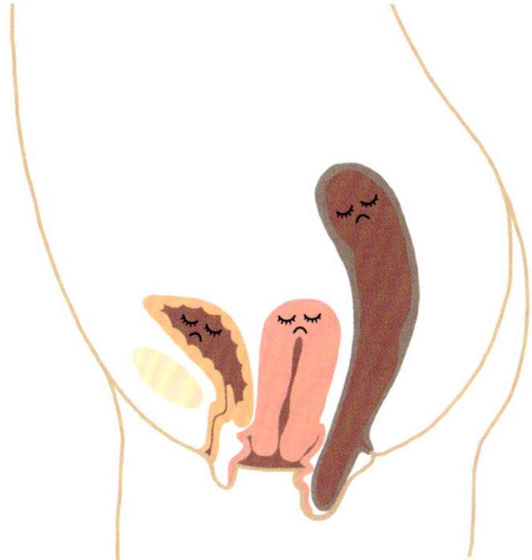
Totalprolaps

ENDDARMSENKUNG

Hinter der Vaginalwand liegt der Enddarm. Bei einer Enddarmsenkung (Rektozele) hat sich der Enddarm in die Vaginalwand gesenkt. Frauen haben dann oft Stuhlprobleme und zudem das Gefühl, dass der Stuhl nicht den richtigen Weg nimmt. Sie reponieren in diesem Fall oft, was bedeutet, dass sie mit dem Finger den Darm durch die Vaginalwand zurückschieben. Diese Senkung kann durch eine Schwäche der Beckenbodenmuskulatur oder des Bindegewebes zwischen Rektum und Vagina verursacht werden.

Hier gibt es noch den Unterschied zum Rektumprolaps. Bei einem Rektumprolaps hat sich die Darmschleimhaut durch den After hindurchgeschoben. Dies ist dann ein Fall für den Chirurgen.

TOTALPROLAPS

Bei einem Totalprolaps handelt sich um den vollständigen Vorfall eines oder mehrerer Organe aus ihrer normalen Körperhöhle. Bei einem leichten Verlauf kann hier oft noch konservativ behandelt werden. Beckenbodenübungen in Verbindung mit Pessaren sind wirksame Maßnahmen. Bei einer schweren Form erfordert es in der Regel chirurgische Interventionen.

WEITERE SENKUNGSFORMEN

Senkung des Scheidenstumpfes. Frauen denken oft, dass sie nach einer Gebärmutterentfernung keine Senkung mehr bekommen können. Dies ist jedoch ein Irrglaube. Das obere Ende der Scheide kann anfangen, nach unten zu sinken, da die Gebärmutter als wichtiger Haltepunkt fehlt. Dies wird als Scheidenstumpfprolaps bezeichnet.

Urethrozele. Eine Organsenkung (z. B. eine Zystozele (Blasensenkung)) kann die Harnröhre nach unten ziehen und so die Entstehung einer Urethrozele begünstigen. Häufig treten Urethrozele und Seidenstrumpfprolaps gemeinsam auf, insbesondere nach Schwangerschaften oder im höheren Lebensalter.

Eine Urethrozele ist keine direkte Senkung, kann aber als Folge oder Begleiterscheinung einer Beckenbodensenkung auftreten.

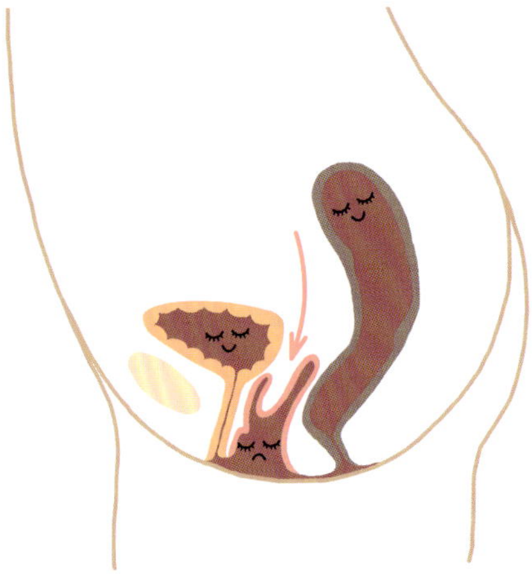

Senkung Scheidenstumpf

Geknickte bzw. geneigte Gebärmutter. Keine Senkung, jedoch eine anatomisch veränderte Form der Gebärmutter, ist die geneigte oder geknickte Gebärmutter. Trotz der Haltebänder ist die Position der Gebärmutter ein Stück weit flexibel. Sie besitzt die Fähigkeit, sich inneren und äußeren Einflüssen anzupassen – was während einer Schwangerschaft wichtig ist. Üblicherweise ist die Gebärmutter leicht nach vorne gebeugt und zeigt zu deinem Bauchnabel hin. Wenn die Gebärmutter jedoch zur Wirbelsäule hin zeigt, also umgekippt oder abgeknickt ist, spricht man von einem retroflektierenden Uterus. In manchen Fällen liegt der Uterus, also die Gebärmutter, dann auf dem Rektum, deinem Darm.

Dieses Phänomen betrifft etwa 10 % der Frauen und hat nicht unbedingt einen Krankheitswert. Viele Frauen leben damit, ohne jemals Beschwerden zu haben.

Enterozele. Die Enterozele ist ein Vorfall des Dünndarms, bei dem sich Teile des Dünndarms gegen die obere Vaginalwand drücken. Eine Enterozele bildet sich häufig zwischen Vagina und Rektum und ist oft mit anderen Prolapsen wie Rektozelen oder Zystozelen verbunden.

GESCHLECHTSVERKEHR BEI SENKUNG UND INKONTINENZ

Bei einer Organsenkung oder Inkontinenz kann Geschlechtsverkehr unangenehm oder emotional belastend sein. Dennoch gibt es Wege, um Intimität in dieser Situation angenehm und erfüllend zu gestalten. Hier einige Tipps, die dir dabei behilflich sein werden, dein Intimleben trotz dieser belastenden Umstände genießen zu können und dadurch hoffentlich die Qualität deines Liebeslebens zu verbessern.

Kommunikation und Vertrauen. Eine offene und vertrauensvolle Kommunikation mit deinem Partner oder deiner Partnerin ist entscheidend. Erkläre, welche Positionen oder Bewegungen dir unangenehm sind oder welche du vermeiden möchtest. Oft hilft ein Gespräch, Ängste und Unsicherheiten abzubauen.

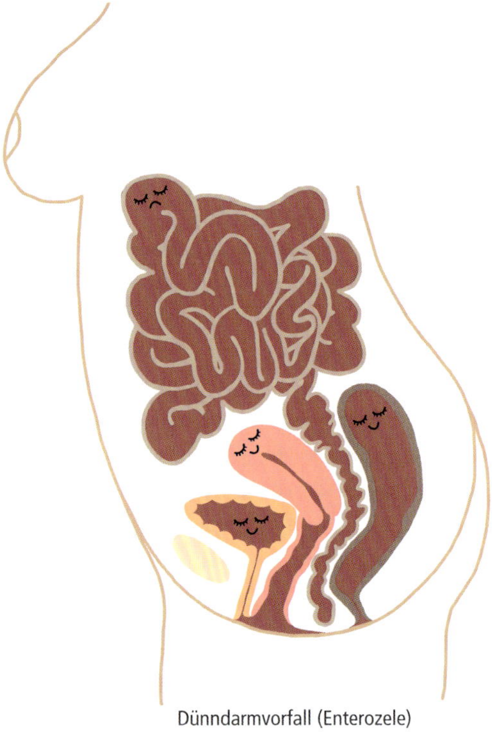

Dünndarmvorfall (Enterozele)

Vaginal Splinting

Vaginal Splinting ist das vaginale Schienen der hinteren Vaginalwand mit einem Finger, um die Defäkation zu erleichtern. Bis zu 30 % der Frauen wenden diese Technik gelegentlich oder regelmäßig an, um den Stuhlgang zu erleichtern.

Schritt-für-Schritt-Anleitung:
- Hände waschen und ggf. einen Einmalhandschuh tragen.
- Bequeme Position einnehmen (z. B. auf der Toilette oder in der Hocke).
- Einen Finger in die Vagina einführen und sanften Druck gegen die hintere Vaginalwand ausüben.
- Während des Stuhlgangs sanft gegen die Vorwölbung drücken, um die Entleerung zu erleichtern.

Geeignete Positionen. Wähle Positionen, die weniger Druck auf deinen Beckenboden ausüben und bei denen du dich entspannen kannst. Viele Frauen empfinden Positionen, bei denen sie selbst weniger das Gewicht tragen, als angenehmer, wie etwa seitliche Positionen oder Positionen, bei denen sie liegen.

Blase vorher entleeren. Das Entleeren der Blase vor dem Geschlechtsverkehr kann das Risiko eines ungewollten Harnverlustes verringern und das Gefühl von Kontrolle stärken.

Langsame und sanfte Bewegungen. Langsame, achtsame Bewegungen können helfen, Druck und Belastung auf den Beckenboden zu reduzieren. Vermeide ruckartige oder schnelle Bewegungen, die die Muskulatur überlasten könnten.

Verwendung von Gleitmitteln. Gleitmittel helfen, Reibung zu reduzieren, die durch Trockenheit oder Schmerzen aufgrund der Senkung entstehen kann.

Emotionale Unterstützung und Selbstwertgefühl. Die psychische Komponente spielt eine große Rolle. Wenn du dich unsicher fühlst oder Sorgen über mögliche Inkontinenz während des Geschlechtsverkehrs hast, kann dies dein Lustempfinden beeinflussen. Gespräche helfen, das Selbstwertgefühl zu stärken und Ängste abzubauen.

Professionelle Hilfe und Beratung. Bei ausgeprägten Problemen bietet eine Sexualtherapeutin oder ein -therapeut mit Spezialgebiet Beckenboden wertvolle Unterstützung.

Hygienische Maßnahmen. Vielleicht fühlst du dich auch wohler, wenn du eine saugfähige Unterlage verwendest. Dies kann das Risiko von Flecken minimieren und für mehr Entspannung sorgen.

Hilfsmittel. In manchen Fällen können Pessare dazu beitragen, die Blase und Gebärmutter zu stützen. Pessare können speziell für das Sexualleben angepasst werden und den Beckenboden entlasten.

Beckenbodentraining. Regelmäßige Beckenbodenübungen stärkt deine Muskulatur und somit auch das Empfinden sowie die Kontrolle über deinen Beckenboden. Durch das Training erhältst du auf jeden Fall eine Zunahme der Kontrolle und ein besseres Gefühl während des Geschlechtsverkehrs.

Mit den richtigen Maßnahmen und einer achtsamen Herangehensweise ist es möglich, eine erfüllte und entspannte Intimität trotz Beckenbodensenkung oder Inkontinenz zu erleben. Probiere es aus und trau dich.

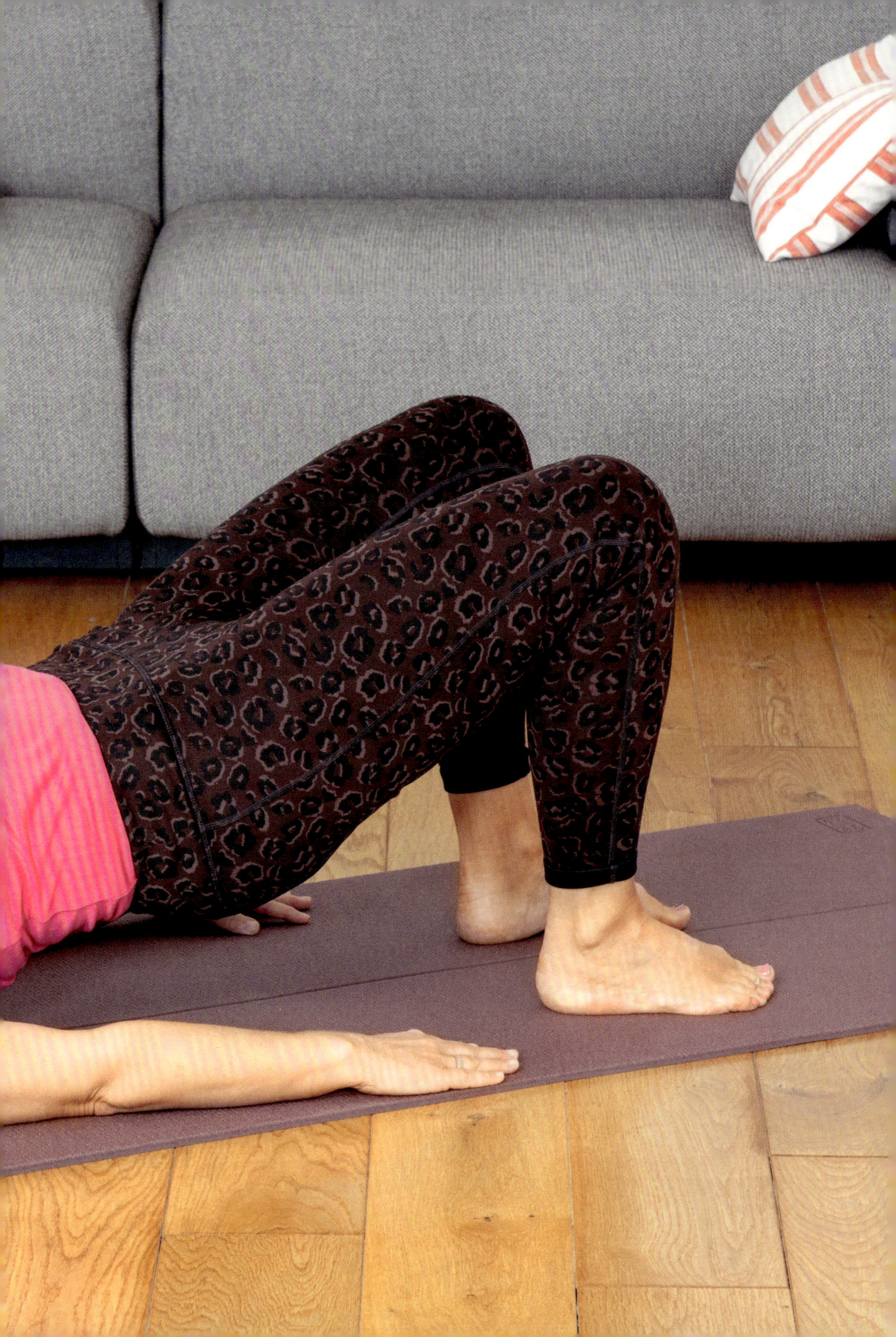

WENN NICHTS MEHR GEHT: ORGANENTFERNUNG

Es kann aus verschiedenen Gründen der Fall auftreten, dass aufgrund einer Senkung ein Organ bzw. mehrere Organe entfernt werden müssen. Dies ist eine große Operation, die nicht unerhebliche Nebenwirkungen haben kann und daher nur dann infrage kommen sollte, wenn andere Behandlungen nicht ausreichend sind.

Denn: Jede Operation birgt Risiken in sich. Es kann zu Verletzungen von Gefäßen, Nerven und Organen, zu Infektionen und zu Wundheilungsstörungen kommen. Etwa 5 von 100 Frauen müssen mit diesen Komplikationen rechnen. In den ersten Tagen kann es zu Verstopfungen und Blasenentleerungsstörungen kommen und später können Verwachsungen im Bauchraum zu Schmerzen und Darmbeschwerden führen. Wenn der Gebärmutterhals und die Eierstöcke erhalten bleiben konnten, kann es weiterhin vor der Menopause leichte Regelblutungen geben. Die Eierstöcke sind jedoch schlechter mit Blut versorgt und so kann auch hier möglicherweise verfrüht die Menopause eintreten. Bei einer Krebserkrankung kann eine Organentfernung unumgänglich sein, dennoch sollte bei einer Senkung immer zuerst über Behandlungsalternativen nachgedacht werden.

Bei der Entscheidung zu einer Operation musst du bedenken, dass eine Entfernung der Gebärmutter wiederum eine Senkung begünstigt. Denn ein Organ im Bauchraum fehlt und somit haben die anderen Organe anatomisch gesehen mehr Platz zur Verfügung als ihnen eigentlich zusteht. Nach einer Gebärmutterentfernung fehlt die natürliche Aufhängung der Vagina an den Bändern im Becken. Ist die Gebärmutter oberhalb des Gebärmutterhalses entfernt worden, kann sich bei nicht ausreichender Fixierung der Scheidenstumpf im kleinen Becken absenken. Du siehst, die Entfernung eines Organs trägt nicht immer unbedingt zur Erhaltung der Stabilität bei. Dies ist ein Irrglaube, der leider weiterhin nicht vollständig an die Frauen kommuniziert wird.

Da die Gebärmutter in der Nähe der Blase liegt, kann eine Entfernung ebenfalls die Blasenfunktion beeinflussen. Häufiger Harndrang, Inkontinenz und Schwierigkeiten beim Wasserlassen sind mögliche Probleme. Die Entfernung der Gebärmutter kann die Unterstützung der Beckenorgane verändern, was ebenfalls zu einer Senkung der Blase führen kann. Ähnlich wie bei der Blase, kann es nach der Entfernung der Gebärmutter auch zu einem Vorfall des Darms kommen.

Auf der Homepage der AGUB *www.AGUB.de* findest du ein Verzeichnis qualifizierter Ärzte, die diese Operationen durchführen.

Mehr Lebensqualität durch Organerhalt

Das Plädoyer für den Erhalt der Organe – insbesondere Eierstöcke und Gebärmutter – fußt auf ihrer wichtigen hormonellen Funktion. Die Eierstöcke produzieren Östrogen und Progesteron, die nicht nur für die Fruchtbarkeit, sondern auch für den Schutz von Knochen, Herz und Gehirn entscheidend sind. Ein vorzeitiger Entzug dieser Hormone durch eine Organentfernung kann das Risiko für Osteoporose, Herz-Kreislauf-Erkrankungen und psychische Beschwerden erhöhen. Auch die Gebärmutter beeinflusst indirekt hormonelle Abläufe. Daher sollte eine Entfernung nur erfolgen, wenn medizinisch unumgänglich – der Erhalt sichert Lebensqualität und hormonelles Gleichgewicht.

Für die Schulterbrücke brauchst du eine stabile Körpermitte.

EXTRA:
TIPPS FÜR DEN REST DEINES LEBENS

Solltest du dich für eine Operation entschieden haben, möchte ich dir sehr ans Herz legen, vorher und nachher deinen Beckenboden zu trainieren. Nach einer Meniskusoperation gehst du schließlich auch zur Physiotherapie und trainierst die umgebende Muskulatur so auf, dass sie die geschwächte Stelle unterstützen kann. Dies solltest du unbedingt auch mit deinem Beckenboden tun.
Wie du bereits weißt, spielt der Bauchraumdruck (intraabdominaler Druck) eine große Rolle. Diesen Druck kannst du nicht vermeiden, aber dein Körper kann lernen, damit umzugehen und den Druck zu kontrollieren. Wie das funktioniert, hast du im Kapitel »Die Kraft aus deiner Mitte« (s. S. 23 f.) bereits gelesen. Damit du nun nach einer Organentfernung so schnell wie möglich wieder zu einer stabilen Mitte und zu einem starken Beckenboden findest, im Folgenden einige Verhaltensweisen, die du sofort ändern bzw. umsetzen kannst. Das oberste Ziel ist zunächst, den Druck zu minimieren. Hier die wichtigsten Punkte auf einen Blick:

Atmung. Die 360°-Atmung habe ich bereits erklärt und du hast sie hoffentlich auch schon in deinen Alltag integriert. Packe deinen Bauch in eine gemütliche Hose und gib deinem Körper die Möglichkeit, »druckfrei« zu atmen. Trage zusätzlich auch keine zu enge Kleidung wie Gürtel, Miederhöschen oder Hosen, die deinen Bauch einengen. Atme tief und nicht zu flach. Stress und Schlafmangel fördern eher eine flache Atmung, was die Bewegung der Bauchdecke und des Beckenbodens ebenfalls einschränkt.

Heben und Tragen. Laufe lieber einmal mehr und verteile deine Lasten, beispielsweise beim Einkaufen, auf zwei Taschen. Eine für jede Hand. Oft ist schweres Heben nicht vermeidbar, aber es ist optimierbar, indem du mit der Kraft aus deiner Mitte die Lasten anhebst. Schließe dazu immer zuerst deine Körpermitte, bevor du schwere Gegenstände anhebst oder trägst. Auch über den Kniestand können schwere Gegenstände mit geringem Bauchrauminnendruck angehoben werden. Der Gegenstand wird hierbei auf dem Oberschenkel abgestellt und mit der Aufrichtung körpernah auf dem Oberschenkel mit nach oben genommen.

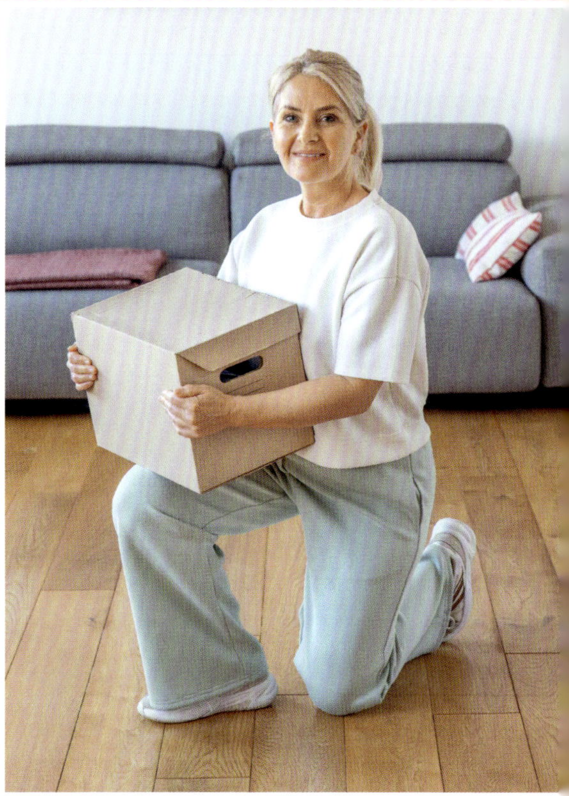

Trainiere das »geschlossene Aufstehen«!

Aufrichten. Richte dich niemals direkt aus der Rückenlage auf. Komme vielmehr über die Seite beim Aufstehen von Bett, Sofa oder deiner Übungsmatte nach oben. An den bereits angesprochenen »Sexy Side Slide« (s. S. 22) kannst du dich bestimmt noch erinnern.

Toilettenverhalten. Achte unbedingt bei deinem Toilettengang auf das richtige Verhalten. Der Beckenboden entspannt sich für den Entleerungsvorgang. Auf einen entspannten Beckenboden solltest du niemals Druck geben. Schon gar nicht auf der Toilette. Vermeide daher zu pressen und orientiere dich an folgenden Toiletten-Tipps:

Die richtige Position. Pinkeln wie eine Prinzessin und kacken wie ein Kutscher – so kannst du es dir vielleicht gut merken. Die Entleerung der Blase erfolgt in der Prinzessinnen-Haltung und die Entleerung des Darms in der des Kutschers.
Die Entleerung der Blase sollte in einer aufrechten Haltung erfolgen – die Haltung einer Prinzessin. Der Beckenboden ist dabei entspannt und der Urin wird nicht durch zusätzlichen Bauchraumdruck herausgepresst. Einfach locker laufenlassen.
Die Entleerung des Darms hingegen sollte in einer mit geradem Rücken nach vorn gebeugter Haltung stattfinden – in der Haltung eines Kutschers. Deine Füße stellst du dabei am besten auf einen kleinen Hocker, sodass die Knie auf der Höhe deines Bauchnabels sind. Durch diese Position wird zu starkes Pressen vermieden, denn du hast mit dieser Haltung zwischen Oberschenkel und Kreuzbein den perfekten Winkel, um dein großes Geschäft zu verrichten. Dein Enddarm kann sich in dieser Position weiter öffnen und leichter entleeren.

Naseputzen ist tabu. Zumindest auf dem Klo. Und auch wenn es wirklich dazu verleitet, auf der Toilette die Nase zu putzen, solltest du dies unbedingt vermeiden. Denn auch das gibt unnötigen Druck auf deinen Beckenboden.

Geschlossenes Aufstehen. Stehe nach dem Toilettengang immer mit der Ausatmung und einer leichten Grundspannung von der Toilette auf und denke immer an die goldene Toilettenregel: niemals pressen! Stattdessen aktiv entspannen. Nimm dir Zeit, lasse den Kiefer locker und atme ruhig. Durch deine Ernährungsanpassung, siehe im folgenden Kapitel ab S. 73, sollte sich das Problem mit zu hartem Stuhlgang rasch geklärt haben.

Umkehrhaltungen. Umkehrpositionen sind alle Positionen, die gegen die Schwerkraft wirken. Umkehrhaltungen werden bei Behandlungen von Organsenkungen empfohlen, weil sie helfen, die Organe wieder in ihre normale Position zu bringen und dadurch den Beckenboden zu entlasten. Denn durch das Umkehren des Körpers wirken die Schwerkräfte in die entgegengesetzte Richtung. Dies trägt dazu bei, dass die abgesenkten Organe wieder nach oben bewegt werden. Dies nimmt vorübergehend den Druck, entlastet den Beckenboden und lindert die Beschwerden. Auch Muskeln und Bänder erhalten eine Pause. Zudem wird die Durchblutung im Beckenbereich verbessert, was wiederum auch die Heilung des Gewebes fördert. Dazu gebe ich dir auf den folgenden Seiten ein paar Übungen an die Hand.

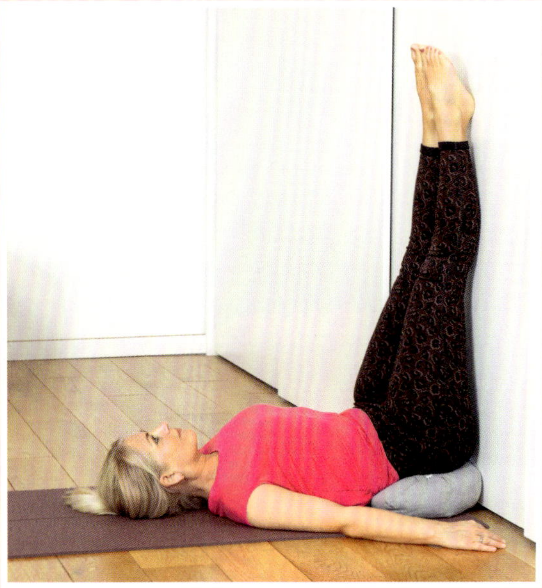

Halber Schulterstand mit Beinen an der Wand

Ausführung:

- Platziere ein Kissen vor die Wand, damit dein Becken erhöht liegen kann.
- Setze dich mit der Seite zur Wand auf deine Unterlage.
- Schwinge beide Beine nach oben an die Wand und lege gleichzeitig deinen Rücken auf dem Boden ab. Stelle sicher, dass dein Kreuzbein vollständig auf der Unterlage abgestützt ist.

Anzahl:

Bleibe 10–15 Minuten so liegen. Sollten deine Beine anfangen zu kribbeln, kannst du die Durchblutung mit der Venenpumpe (rhythmisches Strecken und Beugen der Füße) anregen.

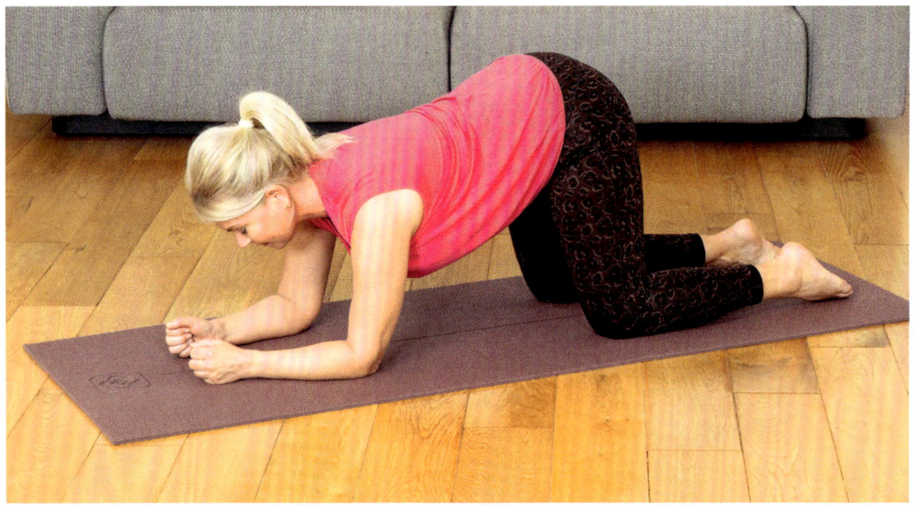

Vierfüßlerstand im Unterarmstütz

Ausführung:

- Begib dich in den Vierfüßlerstand und gehe von dort aus in den Unterarmstütz.
- Dadurch streckst du automatisch deinen Po in die Höhe und dein Becken ist erhöht.

Anzahl:

Entspanne hier 10–15 Minuten.

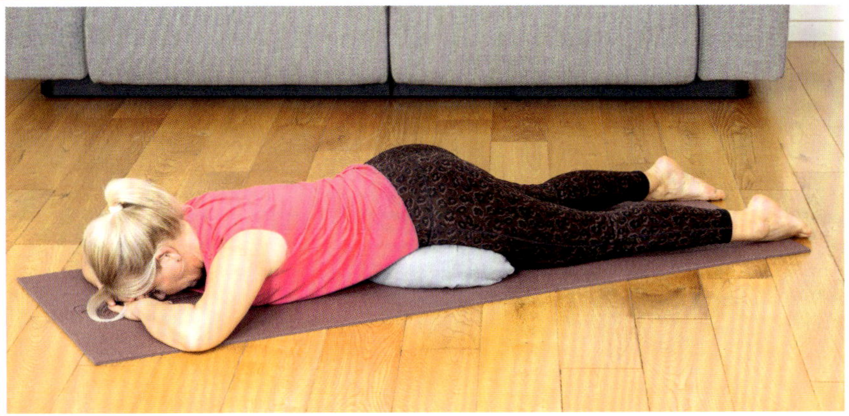

Bauchlage mit Kissen

Ausführung:

- Schiebe dir in Bauchlage ein oder zwei Kissen unter den Bauch und unter das Becken.
- Dein Becken ist erhöht und die Gebärmutter kann nach vorne hochrutschen.

Anzahl:

Bleib gerne 10–15 Minuten in dieser Position liegen.

Unterstützte Schulterbrücke

Ausführung:

- Lege dich mit dem Sexy Side Slide (s. S. 22) auf den Rücken.
- Hebe mit der Ausatmung und einer aktiven Körpermitte dein Becken an und unterfüttere es mit einem oder mehreren Kissen. Achte darauf, dass du dich nicht im Hohlkreuz befindest.

Anzahl:

Bleibe in dieser Position 10–15 Minuten liegen.

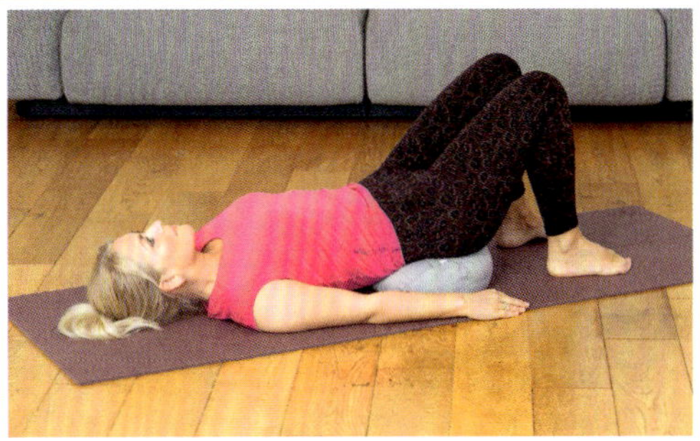

Behalte dein Gewicht im Blick! Zusätzliche Kilos erhöhen den Druck auf deinen Beckenboden. Dies führt zu zusätzlichem Stress deines Beckenbodens und der umliegenden Organe. Der erhöhte Druck schwächt die Bänder und Muskeln und begünstigt dadurch wiederum eine Senkung, da die geschwächten Muskeln weniger in der Lage sind, die Beckenorgane in ihrer eigentlichen Position zu halten.

Ein gesundes Körpergewicht kann den intraabdominalen Druck reduzieren und den Beckenboden entlasten. Ich schreibe hier ausdrücklich von einem gesunden Körpergewicht. Denn der weibliche Körper benötigt auch ausreichend Fettgewebe. In diesem Fettgewebe wird nämlich Östrogen produziert, welches die Elastizität und die Festigkeit des Bindegewebes im Beckenboden beeinflusst.

Die Kraft der Ernährung

Die Wechseljahre sind eine Phase im Leben einer Frau, die durch hormonelle Veränderungen gekennzeichnet ist. Symptome wie Hitzewallungen, Stimmungsschwankungen, Gewichtszunahme und ein erhöhtes Risiko für Osteoporose und Herz-Kreislauf-Erkrankungen können auftreten, aber mit einer wohlüberlegten Ernährung verringert werden.

Gönn dir eine meno-freundliche Kost

Bei einer ganzheitlichen Therapie – wie ich sie vertrete – spielt die Ernährung eine große Rolle, denn eine ausgewogene und angepasste Ernährung kann dir helfen, einige der Wechseljahresbeschwerden zu lindern und dein Wohlbefinden zu fördern.

Eine große Rolle für das eigene Wohlbefinden spielt ein ausgeglichener Säure-Basen-Haushalt, denn dieser unterstützt viele Körpersysteme, die der hormonellen Veränderung unterliegen. Er sorgt für ein komplexes und lebenswichtiges Gleichgewicht zwischen sauren und basischen Substanzen im Körper, welches durch verschiedene Mechanismen (sogenannte Puffersysteme im Blut) im Körper aufrechterhalten wird. Dazu musst du wissen, dass der pH-Wert des Blutes und der verschiedenen Gewebearten in einem optimalen Bereich gehalten werden müssen, damit alle Organe gut arbeiten können.

ENTSCHEIDEND: DER SÄURE-BASEN-HAUSHALT

Tatsächlich kann es ziemlich schnell passieren, dass es im Säure-Basen-Haushalt zu einem Ungleichgewicht kommt. Einer der wesentlichen Gründe ist die Ernährung. Die westliche Ernährung beinhaltet immer mehr industriell verarbeitete Nahrung, sprich, viel (versteckten) Zucker, schlechte Fette, viel Salz, unterschiedliche Zusatz- und Konservierungsstoffe. Hinzu kommen Süßigkeiten, Fast Food, gesüßte Getränke, mangelnde Qualität von Fleisch, Fisch, Eiern und Brot usw. Meist finden sich zu wenig Obst, Gemüse und Ballaststoffe auf den Teller. So entsteht eine

MENO-WISSEN

Unser Körper bewegt sich in seinen verschiedenen Organen und Körperflüssigkeiten in einem Bereich von ganz sauer (pH-Wert 1) bis ganz basisch (pH-Wert 14), um unterschiedliche Prozesse und Funktionen zu ermöglichen; die Mitte, also ein pH-Wert von 7, nennt man neutral. Spannend ist, wie unser Körper in sich alle pH-Werte »versammelt« und es schafft, in der Summe ausgeglichen zu sein. Hier ein paar Beispiele, welche Bereiche unseres Körpers welchen pH-Wert haben.

Blut – leicht basisch
Speichel – leicht sauer bis neutral
Magen – sauer
Dünndarm – neutral bis leicht basisch
Dickdarm – sauer
Vagina – sauer
Sperma – leicht basisch

Mit einer Ernährung, die für ein ausgewogenes Verhältnis der Säuren und Basen im Körper sorgt, bleibst du gesund und leistungsfähig, auch in den Wechseljahren. Du kannst dabei sukzessive deine Ernährung umstellen und dich mit der Zeit immer wohler fühlen.

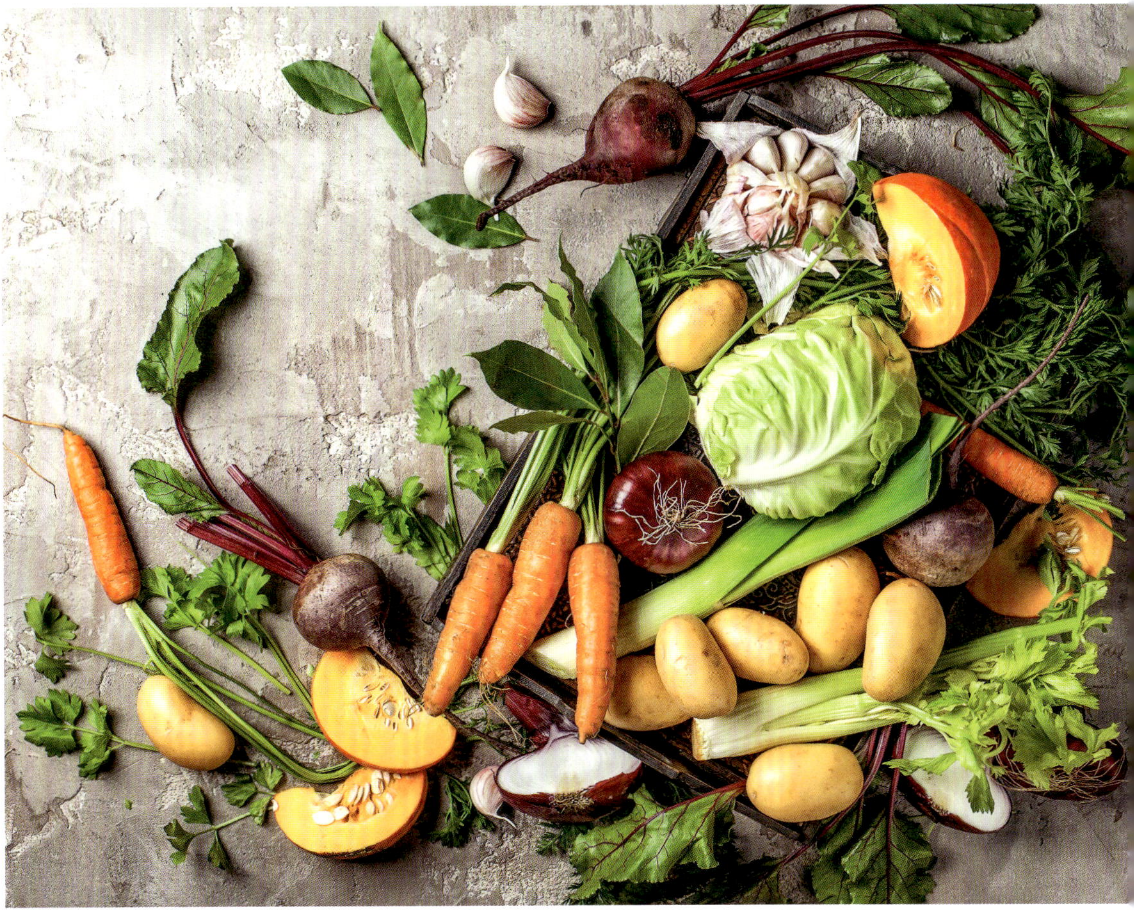

Integriere viel frisches Gemüse in deinen Speiseplan.

Säurelast im Organismus, die der Körper immer wieder versucht auszugleichen. Ein Ausgleich kann gelingen, wenn du für genügend Mineralstoffe sorgst. Wichtige basische Mineralstoffe sind Kalium, Kalzium, Magnesium, Natrium und Eisen.

In der ersten Lebenshälfte kann der Körper noch gut mit einem Säure-Basen-Ungleichgewicht umgehen. In der zweiten Lebenshälfte wird es weitaus schwieriger und ist abhängig davon, wie gut er mit den notwendigen Mineralstoffen versorgt ist. Wichtig ist auch, dass die körpereigenen Ausleitungssysteme im Körper, z. B. Niere und Lunge, gute Arbeit leisten können.

WODURCH MACHT SICH EIN UNGLEICHGEWICHT BEMERKBAR?

Knochengesundheit. Ein Säure-Basen-Ungleichgewicht veranlasst den Körper dazu, Kalzium aus den Knochen zu mobilisieren, um das Gleichgewicht auszubalancieren. Das schwächt die Knochengesundheit und fördert das Risiko, an Osteoporose zu erkranken.

Muskulatur. Ein Ungleichgewicht kann den Muskelabbau und eine Muskelschwäche verstärken. Denn in der Muskulatur sind basische Nährstoffe

Was trägt zu einem Ungleichgewicht bei?

Nicht nur eine säurelastige Ernährung bringt den Säure-Basen-Haushalt ins Ungleichgewicht. Folgende Faktoren, meist in Kombination, tragen ebenso dazu bei:

- Bewegungsmangel
- Tageslichtmangel
- Schlafmangel
- Traumata
- chronischer Stress
- Entspannungsmangel
- Mangel an zwischenmenschlicher Harmonie
- flache Brustatmung
- Belastungen durch Umweltgifte
- Chemikalienbelastung aus konventionellen Körperpflegeprodukte, Kosmetika und Lebensmitteln
- Medikamenteneinnahme

Wenn du für mehr Ausgewogenheit sorgen möchtest, kannst du schauen, was sich bei dir peu à peu an den oben aufgelisteten Punkten ändern ließe.

gespeichert, welche der Körper benutzt, um sein Gleichgewicht zu erreichen bzw. zu halten.

Hormonelle Gesundheit. Ein Ungleichgewicht beeinflusst die Funktionen von bestimmten Enzymen und Hormonen. Es kann hormonelle Schwankungen und somit Symptome wie Hitzewallungen, Schlafstörungen und Stimmungsschwankungen verstärken.

Gesunde Verdauung. Ein Ungleichgewicht spielt eine beachtliche Rolle bei Verdauungsproblemen wie Sodbrennen, Blähungen, Völlegefühl, Durchfall und Verstopfung.

Haut- und Schleimhautgesundheit. Die Wechseljahre verändern die Haut. Sie wird oft trockener und weniger elastisch. Ein Ungleichgewicht im Säure-Basen-Haushalt begünstigt Haut- und Schleimhautprobleme.

Energie. Auch Müdigkeit, Abgeschlagenheit und allgemeines Unwohlsein können ein Zeichen für einen nicht ausgeglichenen Säure-Basen-Haushalt sein.

IN BALANCE KOMMEN

Eine basenreiche Ernährung kann der Schlüssel zu mehr Wohlbefinden sein. Gemüse in allen Variationen und Farben sind die Hauptzutat. In Kombination mit guten Fetten, qualitativ hochwertigen Proteinen und vollwertigen Kohlenhydraten sowie Obst und einer ausreichenden Trinkmenge wird der Körper mit wichtigen basischen Nährstoffen versorgt. Da die basenüberschüssige Ernährung viele Ballaststoffe beinhaltet, trägt sie zu einer gesunden Verdauung bei.

Ich empfehle dir den Weg zu einer basenreichen Ernährung über eine Basen-Fasten-Kur. Hier erhältst du ausführliche Informationen, wie du deinen Säure-Basen-Haushalt ausgleichen kannst. Es gibt Ernährungsberater, die sich auf diesem Gebiet spezialisiert haben. Bestimmt findest du im Internet einen Berater in deiner Nähe. Die Art der Ernährung unterstützt auch das Abnehmen – falls du das möchtest –, welches mit zunehmendem Alter immer schwieriger wird. Bereits ab dem 30. Lebensjahr können die Hormone anfangen, sich zu verändern. Ab dem 50. Lebensjahr verstärkt sich dieser Effekt zunehmend. Schuld daran ist der sinkende Östrogenspiegel, denn Östrogen sorgt auch für Sättigung. Und wer genügend Östrogene hat, hat weniger Appetit. Durch den Abfall

Tipps für eine ausgewogene Ernährung

Regelmäßige Mahlzeiten einhalten. Die richtigen Lebensmittel können dir helfen, den Blutzuckerspiegel stabil zu halten und Heißhungerattacken zu vermeiden.
Gewichtsmanagement durchführen. Eine ausgewogene Ernährung und regelmäßige Bewegung sind entscheidend, um ein gesundes Gewicht zu halten.
Stressbewältigung üben. Methoden wie Yoga, Meditation und tiefes Atmen können dir dabei helfen, deinen Stress abzubauen und dein Wohlbefinden zu verbessern.
Süße Gewohnheiten verabschieden. Es ist sinnvoll, Zucker und raffinierte Kohlenhydrate zu reduzieren, da diese zu starken Blutzuckerschwankungen führen und eine Gewichtszunahme fördern.
Koffein und Alkohol meiden. Hitzewallungen und Schlafstörungen werden durch den Konsum von reichlich Kaffee und Alkohol nachweislich begünstigt.
Wasser trinken. Eine ausreichende Flüssigkeitszufuhr ist wichtig, um Hitzewallungen, trockener Haut und Schleimhäute vorzubeugen.
Proteine zuführen. Eine täglich ausreichende Proteinzufuhr über pflanzliche und tierische Nahrungsmittel ist wichtig für den Erhalt der Muskelmasse, die im Alter abnimmt.

des Progesterons während des Klimakteriums ist Frau außerdem weniger stressresilient, schläft schlechter und schüttet dadurch mehr Stresshormone (Cortisol) aus. Das führt wiederum dazu, dass sie mehr Appetit empfindet und de facto mehr isst.

Auch hier kann eine individuelle Ernährungsberatung sehr hilfreich sein, um einen personalisierten Ernährungsplan zu erstellen. Einer, der den spezifischen Bedürfnissen deiner Wechseljahre entspricht. Denn das Problem ist oft, dass eine einfache Reduktion von Kalorien den Stoffwechsel auf lange Sicht herunterfahren lässt. Verantwortlich dafür ist ein Mechanismus aus unserer Urzeit. Wenn unser Körper bemerkt, dass er weniger Nahrung bekommt, fährt er den Stoffwechselprozess herunter, um so länger überleben zu können. Das Gegenteil dessen strebst du natürlich an, denn dein Körper lebt in keiner Mangelversorgung, du möchtest ja die Stoffwechselprozesse hoch halten. Was ich dir damit sagen möchte: Während der Wechseljahre benötigst du keine spezielle Diät, vielmehr eine dauerhafte und angepasste Ernährungsweise.

ALLE JETZT WICHTIGEN VITAMINE AUF EINEN BLICK

Eine ausgewogene, nährstoffreiche Ernährung reicht normalerweise auch in den Wechseljahren aus, um die erforderlichen Vitamine aufzunehmen. Falls du jedoch einen Mangel vermutest, solltest du mit deinem Arzt/Heilpraktiker darüber sprechen und dich gegebenenfalls testen lassen, damit die Ernährungsanpassung mit Aufnahme der essenziellen Nährstoffe individuell auf dich abgestimmt werden kann.

Vitamin A. Vitamin A und sein Einfluss während der Wechseljahre ist sehr von Bedeutung. Es ist essenziell für die Gesundheit der Schleimhäute im

Körper. Aus der Nahrung erhalten wir Vitamin A z. B. durch Fischöle, Eier, Leber, Karotten, Süßkartoffeln, Spinat oder Kürbis.

Vitamin B_6. Vitamin B_6 ist hilfreich für eine stabile Psyche. Eine gute Versorgung kann Stimmungsschwankungen und depressive Symptome während der Wechseljahre lindern. Hühnerfleisch, Fisch, Kartoffeln, Bananen und Hülsenfrüchte sind gute Quellen für Vitamin B_6.

Vitamin B_{12}. Vitamin B_{12} ist wichtig für die Energieproduktion, die Aufrechterhaltung eines gesunden Nervensystems und die Bildung roter Blutkörperchen. Der Bedarf an Vitamin B_{12} kann während der Wechseljahre steigen. Das Vitamin ist vor allem in tierischen Produkten wie Fleisch, Fisch, Milchprodukten und Eiern enthalten, auch in Sauerkraut, fermentierten Sojaprodukten, Shiitake-Pilzen sowie Meeresalgen stecken geringe Mengen an Vitamin B_{12}.

Vitamin C. Vitamin C ist ebenfalls ein starkes Antioxidans, das die Immunfunktion unterstützt und zur Produktion von Kollagen beiträgt, das wichtig für die Hautgesundheit ist. Es kann auch helfen, die Aufnahme von Eisen aus pflanzlichen Quellen zu verbessern. Zitrusfrüchte, Hagebutte, (Aronia-)Beeren, Ananas, Paprika und Brokkoli sind gute Vitamin-C-Quellen.

Vitamin D. Vitamin D ist für die Östrogenproduktion sowie für die Aufnahme von Kalzium aus der Nahrung und die Knochengesundheit unerlässlich. Ebenso trägt es zur Funktion und Stärke der Muskulatur bei. Ein Mangel kann zu Muskelschwäche führen. Die wichtigste Quelle ist das Sonnenlicht. Ergänzt werden kann die Vitamin-D-Aufnahme über die Ernährung, wie z. B. durch fettreiche Fischarten wie Hering, Wildlachs oder Makrele. Hier empfehle ich dir, deinen Vitamin-D-Spiegel im Blut (genannt 25-Hydroxyvitamin D) messen zu lassen und gegebenenfalls

Produkte aus Bio-Haltung solltest du jederzeit bevorzugen.

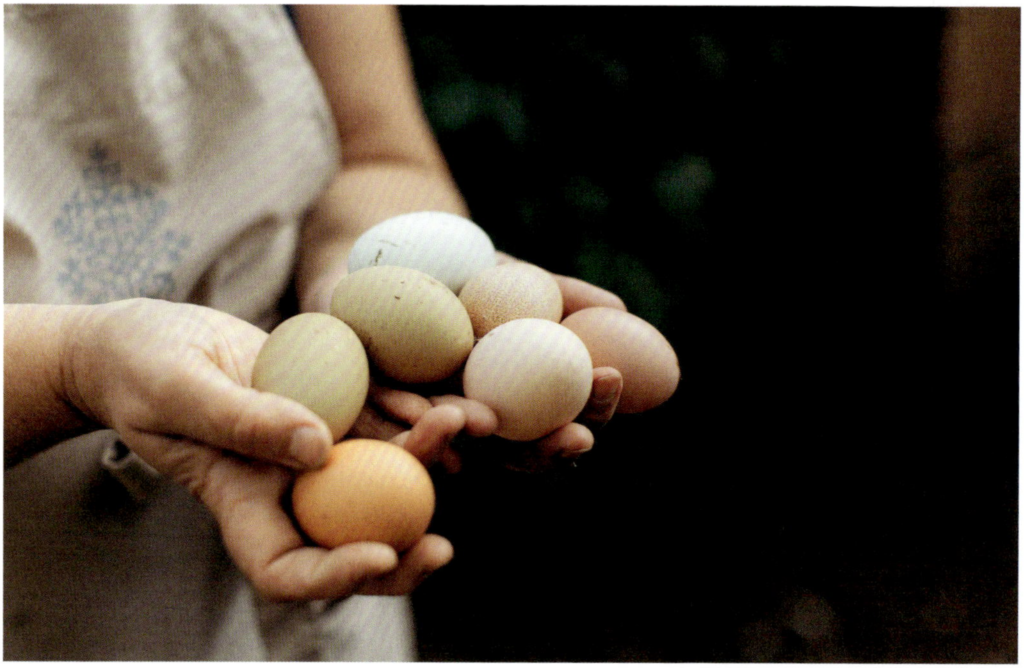

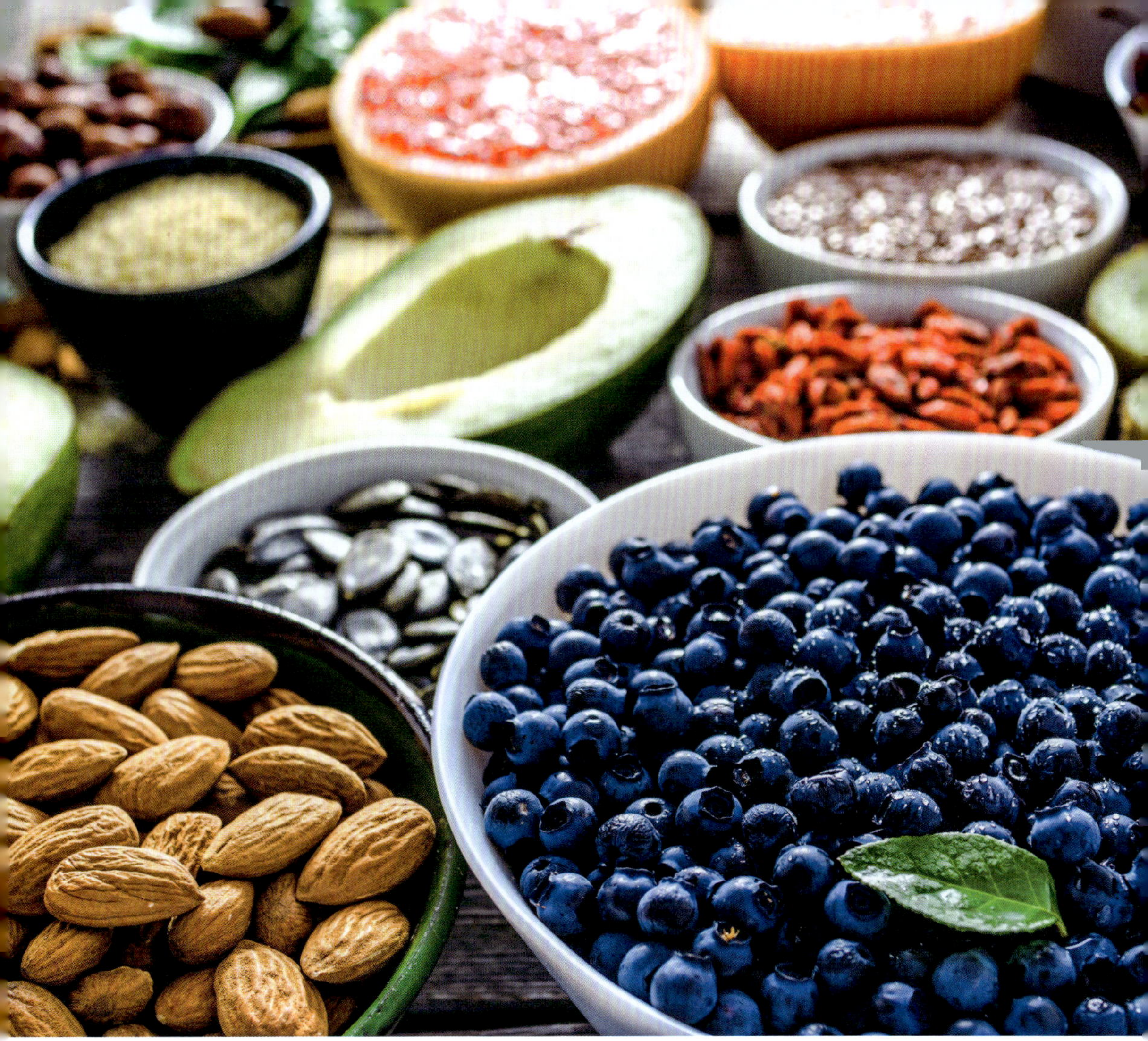
Heidelbeeren und Nüsse enthalten reichlich Antioxidantien.

zu supplementieren. Dies kannst du entweder bei deinem Hausarzt, Heilpraktiker, bei einem Labor oder in ausgewählten Apotheken veranlassen.

Vitamin E. Vitamin E ist ein Antioxidans, das dazu beitragen kann, Zellschäden durch freie Radikale zu reduzieren. Es kann auch bei Hitzewallungen und vaginaler Trockenheit hilfreich sein. Nüsse, Samen, pflanzliche Öle, grünes Blattgemüse und Avocado sind reich an Vitamin E.

Vitamin K. Vitamin K ist ein weiteres Vitamin, das für die Knochengesundheit von Bedeutung ist, da es bei der Regulation des Kalziumstoffwechsels im Körper hilft. Es kann dazu beitragen, die Knochendichte zu erhalten und das Risiko von Frakturen zu verringern. Grünes Blattgemüse wie Spinat, Grünkohl und Brokkoli ist reich an Vitamin K.

KOLLAGEN FÜRS BINDEGEWEBE

Das Schwinden der Hormone während der Wechseljahre wirkt sich auch auf unser Bindegewebe aus. Da unser Beckenboden ein Geflecht aus Bin-

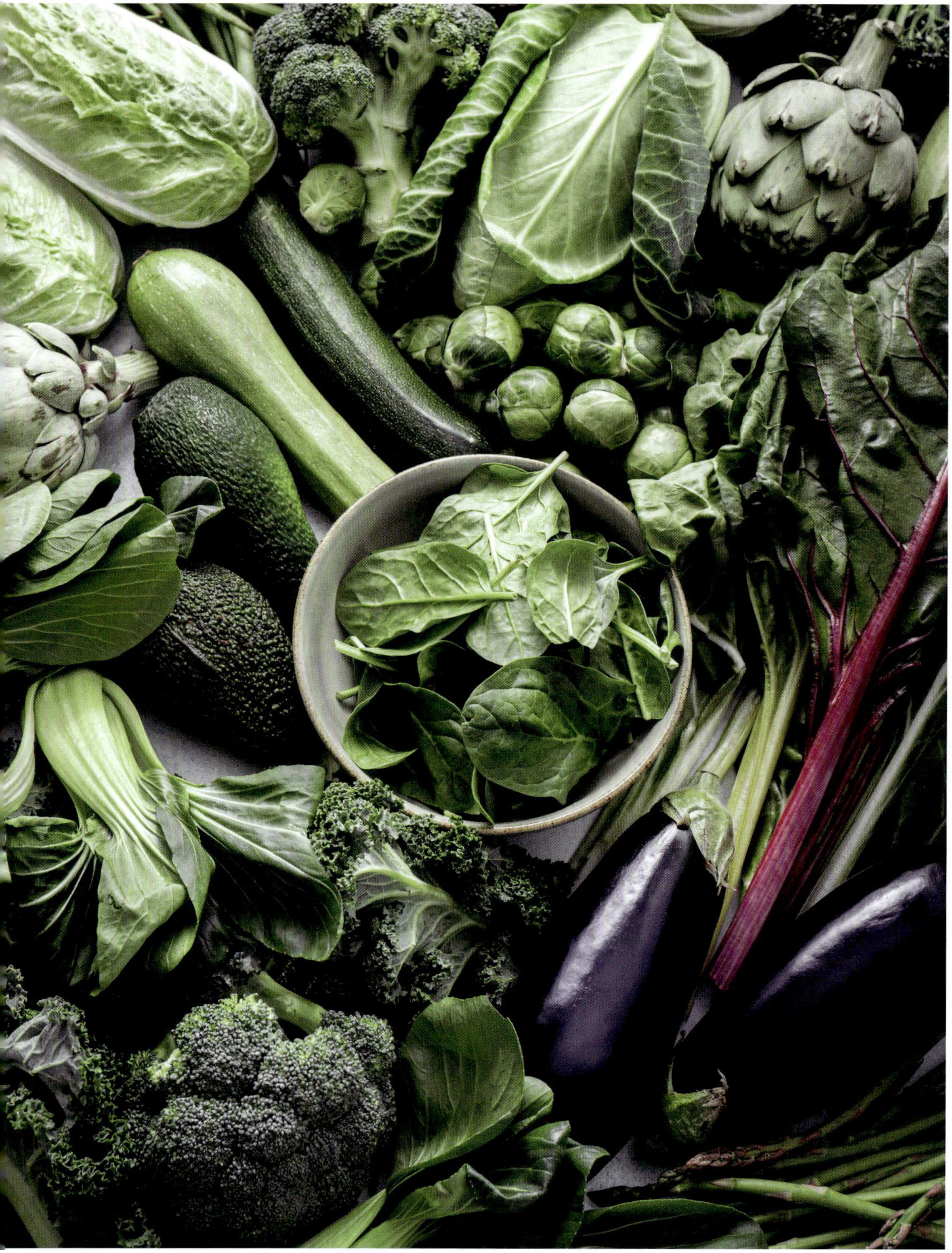

degewebe- und Muskelplatten ist, benötigt auch er Kollagen. Kollagen ist Hauptbestandteil unseres Bindegewebes.

Kollagen ist ein sogenanntes Strukturprotein. Das heißt, es hat eine faserartige Beschaffenheit und dient unserem Gewebe als stützender Gerüststoff. Es ist das am häufigsten vorkommende Eiweiß im menschlichen Körper und wird auch selbst von ihm gebildet. Kollagen spielt eine entscheidende Rolle bei der Aufrechterhaltung der Festigkeit und Elastizität dieser Gewebe. Auch im Beckenboden ist Kollagen vorhanden und trägt zur Stabilität und Funktion der Beckenbodenmuskulatur und -bänder bei. Es wird von unserem Körper selbst gebildet. Die Kollagenproduktion nimmt ab dem 25. Lebensjahr jährlich um ein bis zwei Prozent ab. Ab dem 40. Lebensjahr hat der Mensch somit bereits bis zu 20 % seines Kollagens verloren.

Glücklicherweise kann man dieses Kollagen dem Körper zuführen.

Die Funktion des Kollagens

Stärkung des Bindegewebes. Kollagen trägt dazu bei, die Festigkeit und Elastizität der Bindegewebsstrukturen im Beckenboden zu verbessern. Dies ist besonders wichtig bei der Prävention oder Behandlung von Organsenkungen.

Förderung der Gewebereparatur. Kollagen unterstützt die Regeneration und Heilung von geschädigtem Gewebe, was auch nach Verletzungen oder Operationen im Beckenbereich hilfreich ist.

Frische Produkte liefern viele wichtige Vitamine.

Verbesserung der Elastizität. Durch die allgemeine Verbesserung der Haut- und Gewebeelastizität trägt Kollagen auch dazu bei, die Integrität der Beckenbodenstrukturen zu erhalten.

Welche Kollagenquellen gibt es?

Nahrung. Kollagenreiche Lebensmittel sind Knochenbrühe, Hühnerbrühe, Fleisch mit hohem Kollagenanteil (wie Hühnerhaut), Fisch und Eiweiß.

Ergänzungen. Kollagenpräparate sind in Form von Pulvern, Kapseln oder Flüssigkeiten im Handel erhältlich. Diese enthalten oft hydrolysiertes Kollagen, das leichter vom Körper aufgenommen werden kann. Hier ist eine sehr gute Qualität äußerst wichtig.

Gelatine. Gelatine ist eine weitere Quelle für Kollagen und kann in der Küche vielseitig verwendet werden.

Förderung der Kollagenproduktion

Bestimmte Nährstoffe sind wichtig für die körpereigene Produktion von Kollagen. Zu diesen Vitaminen zählt Vitamin C. Es ist essenziell für die Kollagenbildung und findet sich in Zitrusfrüchten, Hagebutte, Beeren, Paprika und grünem Blattgemüse wieder.

Glycin, Prolin und Lysin sind Aminosäuren und bilden die Hauptbestandteile von Kollagen. Mit einer Zufuhr an essenziellen Aminosäuren kannst du hier einem Mangel begegnen.

Wie du siehst, kannst du allein mit deiner Ernährung so einiges in deinem Körper bewirken. Stress dich hier an dieser Stelle jedoch bitte nicht. Du musst nicht von heute auf morgen dein komplettes Essverhalten umstellen. Versuche jede Woche, ein paar dieser Tipps zu beherzigen, und integriere sie dann nach und nach dauerhaft in deine Ernährung.

INTERVIEW: WIE EINE GUTE ERNÄHRUNG IN DEN WECHSELJAHREN GELINGT

Rabea Kieß ist zertifizierter Hormone Health Coach, Expertin für ganzheitliche Frauengesundheit, Buchautorin und Host des „Hormon Reset Podcast". In ihren Onlineprogrammen unterstützt sie Frauen mit Hormon-, Zyklus- und Wechseljahresbeschwerden, ihren Hormonhaushalt aus eigener Kraft und auf natürlichem Weg wieder ins Gleichgewicht zu bringen.
Zu finden auch unter www.rabea-kiess.de

Nadja Dörner: Liebe Frau Kieß, welche Rolle spielt in Ihren Augen Ernährung in den Wechseljahren?
Rabea Kieß: Viele Frauen führen ihre Beschwerden in den Wechseljahren auf die sinkenden Sexualhormone zurück. Doch häufig ist es nicht allein der Rückgang von Östrogen und Progesteron, sondern das Ungleichgewicht im gesamten Hormonsystem, das Beschwerden verstärkt. Denn auch Cortisol, Insulin, Melatonin und Schilddrüsenhormone reagieren in dieser Lebensphase besonders sensibel auf innere und äußere Belastungen – und genau hier entfaltet Ernährung ihr volles Potenzial, um das Hormonsystem auszugleichen: Sie stabilisiert den Blutzucker, beeinflusst entzündliche Prozesse, stellt Mikronährstoffe für Hormonbildung, -umwandlung und -abbau bereit und entlastet Leber und Darm.
Ernährung wirkt damit direkt auf die fünf entscheidenden Regulationssysteme der Hormonbalance: Nebennieren, Blutzucker, Darm, Leber und zirkadianer Rhythmus. Werden diese Systeme durch nährstoffarme Ernährung, Diäten, verarbeitete Lebensmittel oder chronische Belastung aus dem Gleichgewicht gebracht, verschärfen sich Beschwerden. Eine hormonfreundliche Ernährung hingegen schafft die Grundlage für Stabilität, Resilienz und ein gesünderes hormonelles Gleichgewicht.

Gibt es bestimmte Nährstoffe, die Frauen in den Wechseljahren besonders im Blick behalten sollten?
Ja – denn viele Prozesse, die in den Wechseljahren aus dem Gleichgewicht geraten, sind direkt abhängig von einer ausreichenden Versorgung mit Mikronährstoffen. Der Körper braucht sie nicht nur für die Hormonbildung selbst, sondern auch für Umwandlung, Abbau, Entgiftung und den Schutz vor oxidativem Stress.
Besonders wichtig sind:

- Magnesium – wirkt entspannend auf das Nervensystem, unterstützt die Progesteronwirkung und ist an der Regulierung von Blutzucker, Cortisol und Schlaf beteiligt.
- B-Vitamine, insbesondere B_6, B_{12} und Folat – zentral für die Leberentgiftung, den Neurotransmitterstoffwechsel und die Hormonbalance.
- Vitamin D – wichtig für Stimmung, Immunfunktion, Knochengesundheit und die Funktion der Eierstöcke.
- Omega-3-Fettsäuren (EPA/DHA) – wirken entzündungshemmend, unterstützen die Zellmembranstabilität, das Gehirn und die Hormonrezeptoren.
- Zink – essenziell für Haut, Schleimhäute, Immunsystem, Schilddrüsenfunktion und Hormonproduktion.
- Eisen – besonders bei vegetarischer Ernährung, starker Menstruation oder häufigen Infekten relevant.

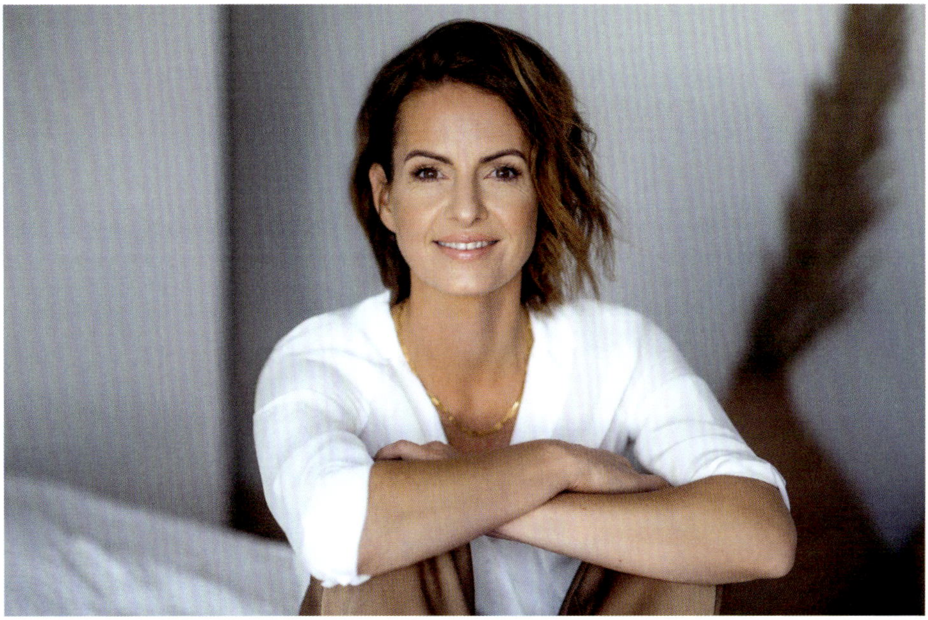

- Aminosäuren aus hochwertigen Proteinquellen – benötigt der Körper für die Bildung von Hormonen, Enzymen und Neurotransmittern.
- Phytoöstrogene – z. B. aus Leinsamen oder fermentierten Sojaprodukten können helfen, Östrogenschwankungen sanft auszugleichen.

Ein gut versorgter Körper kann hormonelle Veränderungen besser kompensieren. Deshalb lohnt es sich, regelmäßig auf eine ausreichende Mikronährstoffzufuhr zu achten – am besten aus frischen, vollwertigen Lebensmitteln und bei Bedarf gezielt ergänzt.

Wie verändert sich der Stoffwechsel in den Wechseljahren – und was bedeutet das für die tägliche Ernährung?

In den Wechseljahren verändert sich der Stoffwechsel grundlegend: Sinkende Östrogenspiegel verringern die Insulinsensitivität der Zellen, was zu höheren Blutzucker- und Insulinwerten führt. Die Muskelmasse nimmt ab, der Grundumsatz sinkt, während der Körper vermehrt Viszeralfett – also Bauchfett – einlagert. Dieselbe Kalorienmenge, die früher problemlos verbrannt wurde, kann nun zu Gewichtszunahme führen. Kommt chronischer Stress hinzu, steigt der Cortisolspiegel – ein Hormon, das zusätzlich die Fetteinlagerung im Bauchbereich begünstigt.

Für die tägliche Ernährung bedeutet das: Herkömmliche Diäten verschärfen das Problem, weil sie den Körper in Stress versetzen und hormonelle Dysbalancen weiter verstärken. Stattdessen braucht es eine Ernährung, die den Blutzucker stabil hält, entzündungshemmend wirkt und die Hormonverarbeitung über Leber und Darm unterstützt. Ideal sind regelmäßige, nährstoffreiche Mahlzeiten mit Proteinen, gesunden Fetten, ballaststoffreichen Kohlenhydraten und Bitterstoffen – besonders ein proteinreiches Frühstück hilft, Heißhunger vorzubeugen und den Stoffwechsel in Balance zu bringen.

Viele Frauen nehmen in den Wechseljahren zu. Liegt das wirklich nur an Hormonen – oder spielen auch andere Faktoren eine Rolle?

Die hormonellen Veränderungen können eine Gewichtszunahme begünstigen – aber sie sind nur ein Teil des Gesamtbilds. Ebenso entscheidend sind Faktoren wie chronischer Stress, Blutzuckerschwankungen, Schlafmangel, Mikronährstoffmängel oder häufige Diäten. Diese Einflüsse belasten die hormonelle Steuerung zusätzlich und fördern eine Art Dauerstress im Körper.

Viele Frauen nehmen in dieser Phase zu, obwohl sie das Gefühl haben, „nichts verändert zu haben". Tatsächlich aber verändert sich der Körper – und er reagiert sensibler auf gewohnte Belastungen. Die gute Nachricht: Gewichtszunahme ist kein unausweichliches Schicksal. Wer versteht, welche Rolle Ernährung, Schlaf, Stressverarbeitung und Mikronährstoffe spielen, kann bewusst gegensteuern – und dem Körper helfen, wieder in seine Balance zu finden, ganz ohne Diäten oder Selbstkasteiung.

Wie wichtig ist Bewegung in Kombination mit der Ernährung für das Wohlbefinden in den Wechseljahren?

Bewegung ist in Kombination mit angepasster Ernährung absolut entscheidend für das Wohlbefinden in den Wechseljahren – sie wirkt auf mehreren Ebenen synergistisch:

Bewegung erhöht die Insulinsensitivität der Zellen, wodurch weniger Insulin ausgeschüttet werden muss und die Fetteinlagerung reduziert wird. Bereits ein kurzer Spaziergang nach dem Essen lässt Muskeln überschüssige Glukose aufnehmen und senkt Blutzuckerspitzen.

Gezieltes Krafttraining 2–3 Mal pro Woche erhält die Muskelmasse, die sonst jährlich um etwa 1 % abnimmt. Mehr Muskeln bedeuten einen höheren Grundumsatz – selbst in Ruhe verbrennt der Körper mehr Kalorien.

Regelmäßige Bewegung reduziert nachweislich Hitzewallungen, verbessert die Schlafqualität und lindert Stimmungsschwankungen – drei häufige Beschwerden in den Wechseljahren.

Die richtige Kombination aus Bewegung und blutzuckerfreundlicher Ernährung verstärkt sich gegenseitig: Während eine ausgewogene Ernährung Energie für effektives Training liefert, verbessert Bewegung die Nährstoffverwertung und hormonelle Balance.

Wichtig ist, dass die Bewegung Freude macht und nicht als zusätzlicher Stressfaktor empfunden wird. Moderate Aktivitäten wie Walken, Schwimmen oder Yoga sind oft wirksamer als hochintensives Training, das die Stresshormone zusätzlich erhöhen kann.

Gibt es Lebensmittel, die Frauen in den Wechseljahren lieber meiden sollten?

In den Wechseljahren reagiert der Stoffwechsel sensibler auf bestimmte Lebensmittel, die Beschwerden verstärken können:

- Zucker und raffinierte Kohlenhydrate (Weißmehl, Süßigkeiten, verarbeitete Snacks) lösen Blutzuckerspitzen und hohe Insulinausschüttungen aus, die Fetteinlagerung fördern und Hitzewallungen verstärken können, aber auch Energie- und Konzentrationtiefs nach dem initialen Blutzuckerhoch verursachen.
- Alkohol belastet die Leber, die ohnehin mit dem Hormonabbau beschäftigt ist, verschlechtert die Schlafqualität und kann Hitzewallungen intensivieren.
- Koffein wirkt in den Wechseljahren oft stärker, da es durch hormonelle Veränderungen langsamer in der Leber abgebaut wird und deshalb länger im Körper verbleibt. Dies kann bei vielen Frauen Hitzewallungen, Herzrasen und Schlafprobleme auslösen – besonders am Nachmittag und Abend.
- Glutenhaltige Lebensmittel können in den Wechseljahren problematischer werden, da hormonelle Veränderungen die Darmbarriere beeinflussen und Entzündungsreaktionen begünstigen können. Viele Frauen bemerken erst in dieser Lebensphase eine Gluten-Sensitivität.
- Histaminreiche Lebensmittel wie fermentierte Produkte, reifer Käse oder Rotwein werden oft schlechter vertragen, weil ein erhöhter Östrogenspiegel in der Perimenopause das Enzym DAO hemmt, das Histamin abbaut. Dies kann zu verstärkten Hitzewallungen, Kopfschmerzen und Hautreaktionen führen.

Ich empfehle Frauen mit ausgeprägten Symptomen daher, ein Ernährungstagebuch zu führen, in dem sie neben Mahlzeiten auch Beschwerden notieren.

So lassen sich persönliche Trigger identifizieren und die Ernährung individuell anpassen – denn jede Frau reagiert in den Wechseljahren unterschiedlich.

Was empfehlen Sie Frauen, die sich vegan oder vegetarisch ernähren und dennoch alle wichtigen Nährstoffe abdecken möchten?

Für vegetarisch und vegan lebende Frauen in den Wechseljahren ist eine sorgfältige Nährstoffplanung besonders wichtig. Aus meiner Erfahrung verstärkt eine rein vegane Ernährung über längere Zeit häufig Wechseljahresbeschwerden, weil bestimmte kritische Nährstoffe für die Hormonregulation schwerer abzudecken sind.

Besonders wichtig sind:

- Protein: Ausreichend pflanzliches Protein (Hülsenfrüchte, Tofu, Quinoa) ist entscheidend – nicht nur für die Muskulatur, sondern auch für die Bildung von Neurotransmittern wie Serotonin und GABA, die Schlaf, Stimmung und psychisches Wohlbefinden regulieren. Gereiztheit und Schlafstörungen können bei Proteinmangel zunehmen.
- Omega-3-Fettsäuren: Die pflanzliche ALA aus Leinsamen und Walnüssen wird nur begrenzt in wirksames EPA/DHA umgewandelt, weshalb Algenölsupplemente sinnvoll sind.
- Vitamin B_{12}, Eisen, Zink und Jod: Diese Mikronährstoffe sind für die Energieproduktion, Schilddrüsenfunktion und Hormonbildung unerlässlich und in pflanzlicher Kost schwerer zu bekommen.

Vegetarierinnen, die Eier und Milchprodukte integrieren, können diese Lücken leichter schließen. Bei veganer Ernährung ist eine gezielte Supplementierung und regelmäßige Blutbildkontrolle empfehlenswert, um die hormonelle Balance in dieser sensiblen Phase optimal zu unterstützen.

Haben Sie eine einfache Faustregel oder einen Tipp für Frauen, die ihre Ernährung umstellen möchten, ohne sich überfordert zu fühlen?

Für Frauen, die ihre Ernährung in den Wechseljahren umstellen möchten, ohne sich überfordert zu fühlen, gibt es eine wirksame Faustregel: Protein-Fett-Ballaststoffe bei jeder Mahlzeit. Diese Kombination stabilisiert den Blutzucker, was nahezu alle Wechseljahresbeschwerden positiv beeinflusst. Konkret bedeutet das:

- Protein (Eier, Fisch, Geflügel, mageres Fleisch, Tempeh, Hülsenfrüchte)
- Gesundes Fett (Avocado, Nüsse, Samen, Olivenöl)
- Ballaststoffe (Gemüse, Obst, Samen, glutenfreies Vollkorn, Hülsenfrüchte)

Diese Dreierkombination sorgt für eine langsame Glukosefreisetzung, langanhaltende Sättigung und versorgt den Körper mit wichtigen Nährstoffen. Am besten mit dem Frühstück beginnen – hier ist die Umsetzung am einfachsten. Beispiele wären ein Rührei mit Gemüse und Avocado, ein Smoothie mit Beeren und Mandeln oder ein Porridge aus Haferflocken mit Nüssen und Joghurt.

Was würden Sie Frauen mit auf den Weg geben, die sich gerade mitten im Umbruch der Wechseljahre befinden?

Die Wechseljahre sind eine sensible hormonelle Übergangszeit, in der dein Körper beginnt, sich neu auszubalancieren. Auch wenn vieles in Bewegung ist: Du hast mehr Einfluss, als du vielleicht denkst. Was und wie du isst, wie du dich bewegst, schläfst, denkst und mit Stress umgehst – all das beeinflusst unmittelbar, wie du deine Wechseljahre erlebst.

Nimm dir die Zeit, die Veränderungen in deinem Körper einzuordnen – und übernimm bewusst Verantwortung für das, was du steuern kannst. Fang an, gut für dich zu sorgen – liebevoll und Schritt für Schritt. Je besser du deinen Körper jetzt unterstützt, desto stabiler wird er dich nicht nur durch diese Phase tragen, sondern dir auch eine gesunde, kraftvolle Basis für deine zweite Lebenshälfte schenken.

Liebe Frau Kieß, herzlichen Dank für das Gespräch.

Erfolgreich trainieren – setze dein Wissen um

In diesem Kapitel findest du detaillierte Beschreibungen aller Übungen für deinen Beckenboden in den Wechseljahren mit vielen Tipps aus der Praxis. Ich zeige dir auch, wie sich einzelne Übungen variieren und/oder intensivieren lassen.

Das Übungs-Einmaleins für einen starken Beckenboden

Um erfolgreich zu trainieren, braucht es nicht viel: Mit einer überschaubaren Grundausstattung, dem Basiswissen aus den vorangegangenen Kapiteln im Hinterkopf und einer ausreichend hohen Motivation bist du auf jeden Fall gut vorbereitet, deine Körpermitte wieder in Spannung zu bringen – und das lang anhaltend.

Am besten ist es, du beginnst immer mit den Einsteigerübungen. Sobald du mehr Sicherheit gewonnen hast und dich die Übungen nicht mehr fordern, nimmst du das nächste Level in Angriff. Mein Ziel ist es, dir einen leichten und auch für Untrainierte machbaren Einstieg zu ermöglichen und dir dabei gleichzeitig Wege aufzuzeigen, wie du Schritt für Schritt dein Training intensivieren und damit abwechslungsreicher machen kannst. Der Trainingsplan ist so konzipiert, dass neben deiner Beckenbodengesundheit auch deine mentale und emotionale Stabilität angesprochen und gefördert wird. So bekommst du Instrumente und Routinen an die Hand, die dir helfen, die Symptome der Wechseljahre wirksam zu bewältigen, deine allgemeine Gesundheit zu verbessern und ein Gefühl der Selbstbestimmung und Vitalität zu erhalten.

Das sind die Big Five, aus denen dein funktionales Beckenbodentraining bestehen wird.

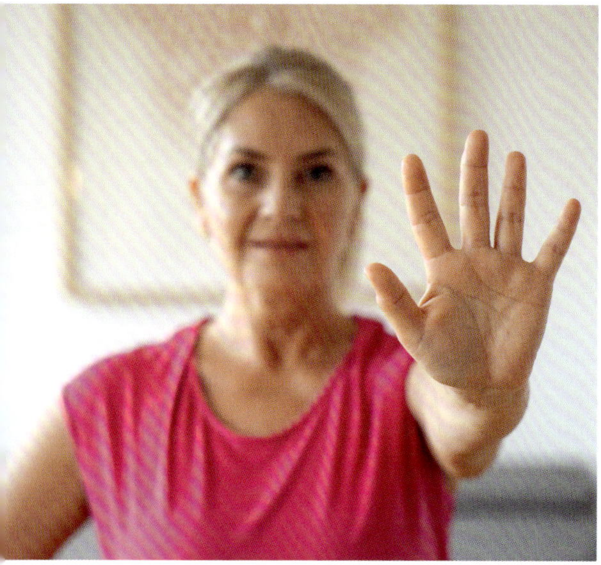

DIE BIG FIVE

Dein Trainingsplan setzt sich zusammen aus:

1. Übungen zur Wahrnehmung
2. Übungen zur Kräftigung und Ausdauer
3. Übungen, die die reflektorische Muskulatur ansprechen
4. Übungen für Hüftmobilisation
5. Übungen zur Entspannung

Ich empfehle dir, bei den Kraft- und Ausdauerübungen immer zuerst mit den leichten Übungen zu starten und dich dann über mittel bis anspruchsvoll in deinem Tempo hochzuarbeiten. Schau dir alle Übungen genau an, probiere sie aus und picke dir dann von jeder Kategorie deine

Lieblingsübungen heraus. Deinen Trainingsplan stellst du dir so individuell zusammen. Um Erfolge zu erzielen, solltest du aus jeder der Big-Five-Kategorien Übungen in deinen Plan einbauen. Anfangs jeweils eine Übung und nach einigen Wochen oder Monaten dürfen es dann auch zwei bis drei Übungen sein. In der Intensität steigend. Um einen nachhaltigen Trainingseffekt zu erzielen, braucht deine (Beckenboden-)Muskulatur Anreize. Die unterschiedlichen Schweregrade ermöglichen es dir, dein Training immer wieder anzupassen und ins nächste Level zu wechseln. Steigere dich, sobald du die leichten Übungen sicher, korrekt und in der angegebenen Intensität ausführen kannst. Damit gibst du deinem Körper die Zeit, die er braucht, um sich anzupassen, und du wirst mehr Spaß haben, weil Misserfolge ausbleiben und deine Motivation erhalten bleibt.

Dehnen und entspannen nicht vergessen!

Ganz wichtig nach jedem Training, egal in welcher Intensität und egal wie lange du trainierst, sind Dehn- und Entspannungsübungen, um deine Muskulatur wieder zu regenerieren. Cool-downs am Ende des Trainings sind wichtig für die Erholung. Sie senken die Herzfrequenz und fördern den Abbau von Stoffwechselprodukten, außerdem hilft Regeneration dir dabei, das volle Potenzial auszuschöpfen. An Tagen, an denen du dich nicht gut fühlst oder dir das Training einfach schwerfällt, kannst du einzelne Dehnübungen als Beweglichkeitsprogramm für zwischendurch nutzen, wenn du dich verspannt und erschöpft fühlst.

SO TRAINIERST DU AM BESTEN

Um deine Beckenbodenmuskulatur nicht zu überfordern, trainierst du nicht täglich. Es ist wichtig, immer einen Regenerationstag zwischen den Trainingstagen einzubauen. Dreimal wöchentlich ist vollkommen ausreichend. Ich schlage dir vor, montags, mittwochs und freitags dein Workout durchzuführen. Das Wochenende hast du dann frei.

Die Intensität der Beckenbodenkontraktion während der Übung sollte niemals 100 % betragen. Dein Beckenboden benötigt keine maximale Spannung, um gut trainiert zu werden. Zuviel Kontraktion kann den Bauchraumdruck erhöhen und dadurch wird der Blasenhals nicht angehoben, wie es beim Training erwünscht ist. Weniger ist hier mehr!

Ziel bei den Kraft- und Ausdauerübungen ist es, dass deine Muskeln funktional arbeiten. Das heißt, dass die Muskeln, die deine Körpermitte aktivieren, automatisch genau das tun, was sie sollen. In meinen Kursen kontrolliere ich das immer bei meinen Kursteilnehmerinnen. Da ich leider nicht persönlich an deiner Seite sein kann, weise ich dich in jeder Übung ausdrücklich darauf hin. Nach einer gewissen Zeit wirst du ein Gefühl dafür bekommen und spüren, wie deine Körpermitte bei der Ausführung von selbst aktiv ist.

DAS MÖCHTE ICH DIR MIT AUF DEN WEG GEBEN

Im Beckenbodentraining arbeitet man gerne mit sogenannten Sprechlauten. Sie stimulieren die Zusammenarbeit zwischen Beckenboden, Bauchmuskulatur und Gehirn. Mit den verschiedenen Lauten fällt es auch leichter, die entsprechenden Muskelgruppen anzusteuern. Meist ist es nämlich so, dass ein sogenannter »Disconnect« vorliegt. Das heißt, die Verbindung zwischen dem Muskel

Trainings-Wissen

- Hüftschmal bedeutet, dass du eine Querfaust zwischen deine Knie bekommst.
- Hüftbreit bedeutet, dass die Füße etwa so weit auseinanderstehen, wie die Hüfte breit ist.
- Denke immer beim Einatmen an die 360°-Atmung.
- Kiefer, Schultern und Pomuskulatur bleiben entspannt.
- Nach jeder Ausführung der Übung lockerst und entspannst du deine Muskulatur wieder mit einer Einatmung.
- Bei Bedarf kannst du einen Atemzug lang Pause einlegen, um nachzuspüren, ob deine Muskulatur auch wirklich entspannt ist.
- Komme immer über den Sexy Side Slide in die Rückenlage.
- Steht bei einer der Übungen »Aktiviere deine Körpermitte«, dann aktivierst du den Beckenboden in Verbindung mit den Bauchmuskeln. Nachlesen kannst du bei Bedarf im Kapitel »Die Kraft aus deiner Mitte«, S. 25 f.
- Bei einer Zystozele trainierst du vorzugsweise im Vierfüßler-Stand oder in Bauchlage. Bei einer Rektozele in Rückenlage.
- Wenn deine Handgelenke bei den Stützübungen zu sehr belastet sind, gehe hier gerne auf deine Fäuste oder hole dir zwei Yogablöcke zur Entlastung als Hilfsmittel.
- Die Belastungsintensität passt du immer deinem momentanen körperlichen Zustand an. → Qualität vor Intensität!
- Bist du Einsteigerin? Dann starte mit statischen Übungen und erhöhe allmählich die Belastungssteigerung bis hin zu dynamischen Übungen.

und dem Gehirn ist unterbrochen. Denn wenn der Muskel vom Gehirn nicht angesteuert und wahrgenommen wird, kappt er irgendwann die Verbindung und wird inaktiv. Wir müssen den Muskel und das Muskeltraining im Gehirn aktivieren. Durch das Tönen erleichtern wir dem Gehirn, sich auf bereits vergessene Muskeln zu konzentrieren und diese zu trainieren. Auch wenn du dir dabei ein wenig lächerlich vorkommst, wenn du mit Geräuschen arbeitest, so ist es doch enorm wichtig.

Ich arbeite bei der Aktivierung der Körpermitte mit den Lauten »ichhhh« oder »schhhh«. Sie werden lange gesprochen, über die Zeit der Ausatmung und der Aktivierung. Du darfst entscheiden, welcher Laut dir lieber ist und ob und wenn ja, welchen du für dein Training nutzen möchtest. »Ahhh« und »ohhh« sind zur Unterstützung der Beckenbodenentspannung geeignet.

Laute unterstützen die Verbindung zwischen Gehirn und Beckenbodenmuskulatur, weil sie:

1. Aufmerksamkeit steigern: Durch das bewusste Aussprechen von Lauten wird die Konzentration auf die Bewegung und den Muskel erhöht.
2. Atmung und Aktivierung koppeln: Laute fördern eine bewusste Atmung, was wiederum hilft, die Beckenbodenmuskeln gezielt anzuspannen oder zu entspannen.
3. Sensorische Rückmeldung geben: Die Vibration und der Klang beim Lautbilden bieten eine zusätzliche Rückmeldung für das Nervensystem – das Gehirn »merkt« besser, was im Körper passiert.

Kurz: Laute fördern die Körperwahrnehmung und verbessern die neuronale Ansteuerung des Beckenbodens.

1 ÜBUNGEN ZUR WAHRNEHMUNG

Wahrnehmungsübungen für den Beckenboden sind wichtig, da sie helfen, die Muskulatur bewusst zu spüren und zu kontrollieren. Ein gutes Körperbewusstsein stärkt die Verbindung zwischen Gehirn und Beckenboden und verbessert die Fähigkeit zur gezielten An- und Entspannung. Beginne dein Workout immer mit mindestens einer Wahrnehmungsübung, um in deinem Körper und bei deinem Beckenboden anzukommen.

Wahrnehmung auf einem Handtuch

Ausgangsposition:

- Forme aus einem Gästehandtuch eine Rolle, lege diese längs auf einen Stuhl und setze dich darauf.
- Deine Füße berühren den Boden, dein Oberkörper ist gerade und die Krone deines Kopfes zieht nach oben.
- Schließe gerne die Augen und nimm gedanklich Kontakt zu deinen drei Körperöffnungen auf.

Ausführung:

- Atme tief ein und schnüre mit der Ausatmung deine drei Körperöffnungen über die gesamte Ausatemlänge zu. Mit der nächsten Einatmung lässt du alles wieder locker. Im zweiten Schritt verschließt du mit der Ausatmung nicht nur deine Körperöffnungen, sondern versuchst zusätzlich, die Handtuchrolle mit deinen Sitzbeinhöckern zu greifen. Mit der Einatmung wieder lockerlassen.
- Bei der nächsten Ausatmung stellst du dir vor, dass du die Handtuchrolle nicht nur mit den Sitzbeinhöckern greifst, sondern zusätzlich auch noch anhebst.
- Erinnere dich an das »Lifting«. Mit der Zeit solltest du es schaffen, deine Handtuchrolle in einem zu greifen und anzuheben. Dies ist eine weitere Form der Grundaktivierung deines Beckenbodens.

Anzahl:

6- bis 8-mal, 3 Durchgänge

Übungserweiterung:

Führe die Übung mit aktiver Körpermitte durch.

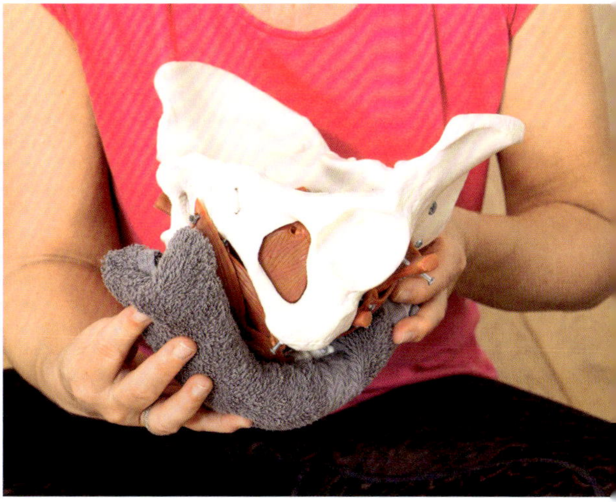

Einwiegen über die Beckenschaukel

Ausführung:

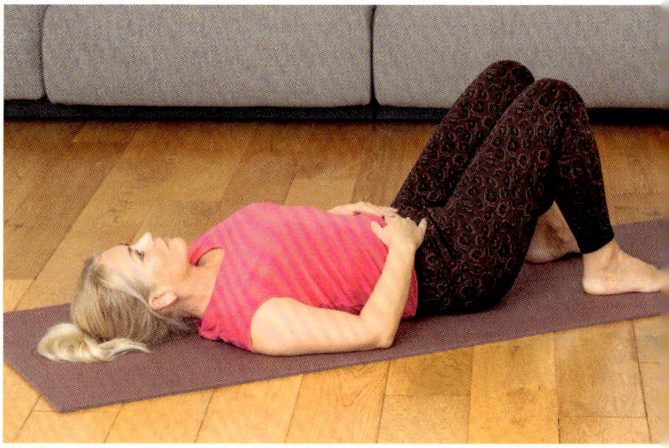

- Begib dich in Rückenlage, stelle deine Beine hüftschmal auf und visualisiere deinen Beckenboden.
- Entspanne deinen Beckenboden und komme mit einigen Atemzügen in deinem Körper an.
- Lege dabei die Hände auf deinen Bauch und spüre die Wölbung deines Bauchs während der Atmung.
- Atme tief ein und aktiviere mit der Ausatmung deinen Beckenboden.
- Lockere die Aktivierung mit der Einatmung wieder. Wenn es dir hilft, denke auch bei dieser Übung an die imaginäre Handtuchrolle, die du greifen und anheben möchtest.

Hinweis:

Bei Senkungsbeschwerden wird das Becken mit einem Kissen unterpolstert.

Anzahl:

6- bis 8-mal, 3 Durchgänge

Übungserweiterung:

Führe die Übung mit aktiver Körpermitte durch und wiege dein Becken im Atemrhythmus.

Beckenschaukel in Seitenlage

Ausführung:

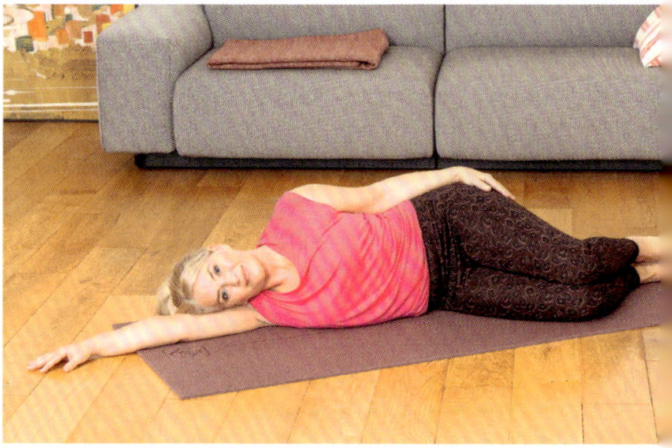

- Du bist in Seitenlage mit angewinkelten Beinen. Becken, Schultern und Kopf liegen in einer Linie.
- Atme tief ein und komme in deinem Körper an.
- Mit der Ausatmung aktivierst du deine Beckenbodenmuskulatur und ziehst dein Steißbein in Richtung Schambein und dieses in Richtung Nabel. Das Becken richtet sich aktiv auf.
- Mit der Einatmung löst du die Anspannung wieder.

Anzahl:

6- bis 8-mal, 3 Durchgänge

Übungserweiterung:

Führe die Übung mit aktiver Körpermitte durch.

Wahrnehmung im Vierfüßler-Unterarmstütz

Ausführung:

- Begib dich in den Vierfüßlerstand und komme dann in den Unterarmstütz.
- Atme einige Atemzüge tief ein und entspanne deinen Beckenboden.
- Mit der nächsten Ausatmung schiebst du mit Schienbein und Spann in die Matte.
- Spüre, wie deine Körpermitte sich aktiviert.
- Mit der nächsten Einatmung löst du die Spannung wieder auf.

Anzahl:

6- bis 8-mal, 3 Durchgänge

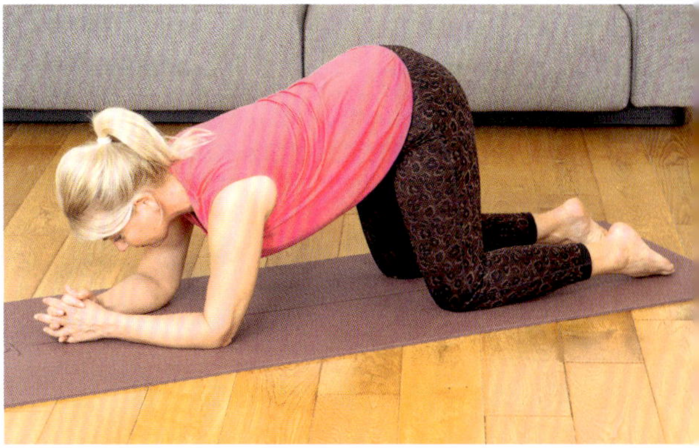

Beckenbodenaktivierung im Schmetterling

Ausführung:

- Komme in Rückenlage.
- Die Beine legst du seitlich geöffnet ab. Ist die Dehnung in den Innenseiten deiner Oberschenkel zu stark, unterpolstere deine Knie mit einem Kissen.
- Nimm dir ein paar Atemzüge Zeit, die Wölbung deines Bauchs während der Atmung wahrzunehmen.
- Aktiviere mit der Ausatmung deine Körpermitte und dehne deine Knie Richtung Boden. Deine Fußsohlen schieben dabei leicht ineinander.
- Spüre deine Beckenaufrichtung. Löse mit der Einatmung die gesamte Anspannung wieder.

Anzahl:

6- bis 8-mal, 3 Durchgänge

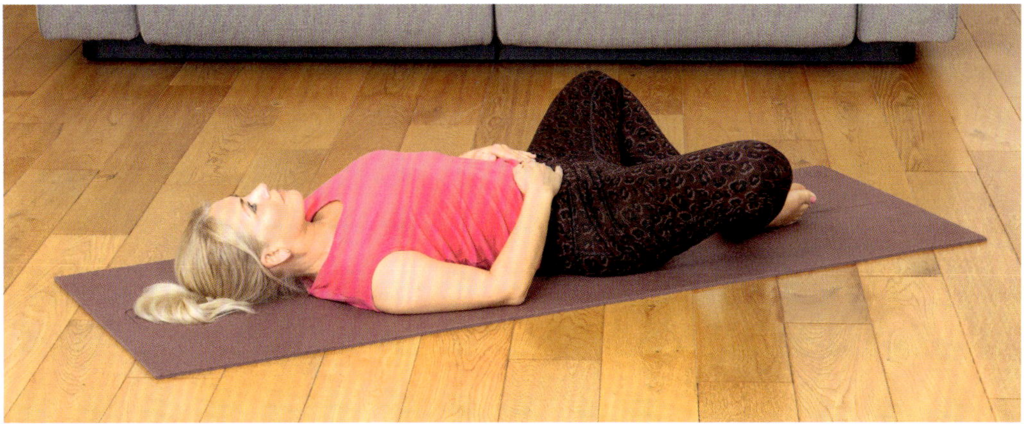

Wahrnehmung an der Wand (alternativ an einer Stuhllehne)

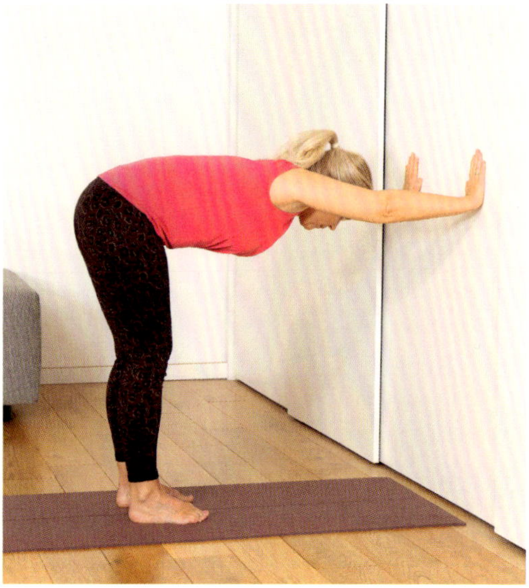

Ausführung:

- Stehe hüftschmal und beuge deinen Oberkörper im rechten Winkel zu den Beinen. Die Knie und die Zehen zeigen nach vorne. Die Hände stützen sich in Verlängerung des Rückens auf Hüfthöhe an der Wand ab. Vermeide ein Hohlkreuz.
- Halte deinen Rücken in dieser Position und aktiviere mit der Ausatmung deine Körpermitte. Spüre die dadurch entstehende Streckung des Rückens. Mit der Einatmung die Anspannung lösen.

Anzahl:

6- bis 8-mal, 3 Durchgänge

Wahrnehmung in Rückenlage, Beine an der Wand

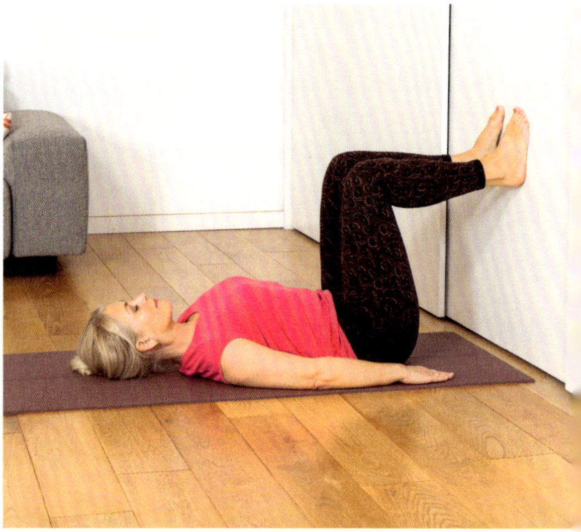

Ausführung:

- Begib dich in Rückenlage, die Beine sind hüftschmal aufgestellt an der Wand. Oberschenkel und Unterschenkel sind dabei im rechten Winkel. Die Arme liegen neben dem Körper.
- Spüre mit der Einatmung die Wölbung deines Bauches und aktiviere über die Ausatmung deine Körpermitte.
- Spüre, wie deine Fußsohlen während der Aktivierung leicht in die Wand schieben.
- Löse mit der Einatmung die Spannung wieder.

Hinweis:

Bei Senkungsbeschwerden wird das Becken mit einem Kissen unterpolstert.

Anzahl:

6- bis 8-mal, 3 Durchgänge

2 ÜBUNGEN ZUR KRÄFTIGUNG UND AUSDAUER

Um die Stabilität und Funktion des Beckenbodens zu erhalten oder wiederherzustellen, sind Ausdauer- und Kraftübungen nötig, um die Muskulatur widerstandsfähiger für Belastungen und kräftig für längere Anstrengungen zu machen. Nachdem du mit Wahrnehmungsübungen in deinem Körper angekommen bis, fährst du mit Übungen zu Kräftigung und Ausdauer fort.

Kraft durch den Zahlenstrahl

SCHWIERIGKEITSGRAD: LEICHT

Ausführung:

- Lege dich entspannt auf deinen Rücken, deine Beine sind aufgestellt und deine Arme liegen neben deinem Körper.
- Entspanne nun deinen Beckenboden, sodass du keine Anspannung mehr wahrnimmst.
- Atme dafür ein paarmal tief ein und aus und versuche dadurch, deinen Beckenboden immer weiter in die Entspannung zu bringen. Die Anspannung deines Beckenbodens auf einem gedachten Zahlenstrahl wäre bei 0. Stelle dir nun einen Zahlenstrahl vor, der von 0 bis auf eine 5 hochgeht.
- Atme tief ein (360°-Atmung) und aktiviere deinen Beckenboden mit der Ausatmung so wenig wie möglich. Du befindest dich auf deiner Skala nun bei der 1. Mit etwas mehr Aktivität kommst du zur 2, über die 3 mit noch etwas mehr Anspannung bist du nun bei der 4 angekommen und mit noch etwas mehr Kraft auf der 5.
- Vergiss nicht, ein gutes »Lifting« zu spüren. Versuche, in so kleinen Schritten wie möglich zu aktivieren.
- Mit der Einatmung löst du die Anspannung auf. Nach einem Zwischenatemzug, bei dem du auch die restliche vorhandene Anspannung löst, beginnst du von Neuem.

Hinweis:

Bei dieser Übung darfst du deine gesamte Kraft ausschöpfen und mit deiner maximalen Kraft anspannen.

Anzahl:

Mache 4–6 Durchgänge. Du wirst spüren, wie es von Mal zu Mal besser geht.

Übungserweiterung:

Im zweiten Schritt dieser Übung machen wir das Ganze zusätzlich auch noch rückwärts. Das heißt, du löst schrittweise auf dem Zahlenstrahl nach unten die Anspannung wieder. Also von der 5 runter zur 0. Es ist normal, dass du abwärts deine Kraft schneller verlierst. Du wirst jedoch schon nach wenigen Durchgängen eine Verbesserung deiner Kraft spüren.

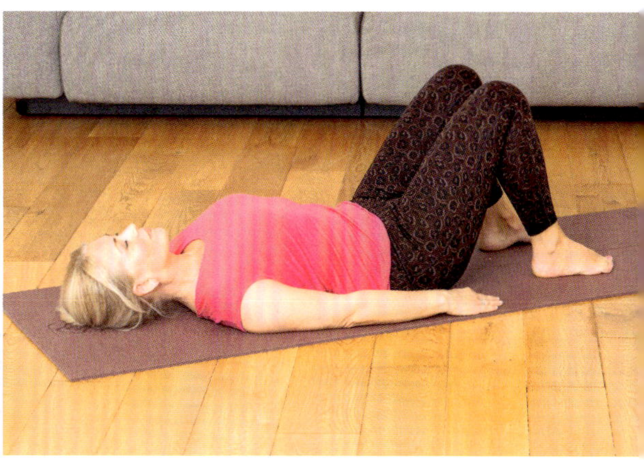

Beckenbodenkraft an der Wand

SCHWIERIGKEITSGRAD: LEICHT

Ausführung:

- Schlüpfe mit den Beinen in ein Fitnessband und ziehe es leicht gespannt nach oben, sodass es oberhalb deiner Knie ist.
- Lege dich in Rückenlage mit hüftschmal aufgestellten Beinen an der Wand. Unter- und Oberschenkel sind im rechten Winkel. Die Arme liegen neben dem Körper.
- Atme tief ein und aktiviere über die gesamte Ausatemlänge deine Körpermitte. Gleichzeitig spannst du leicht das Fitnessband mit deinen Beinen nach außen.
- Spüre, wie deine Sitzbeinhöcker zueinanderziehen und deine Fußsohlen den Druck gegen die Wand verstärken. Mit der Einatmung die gesamte Spannung lösen.

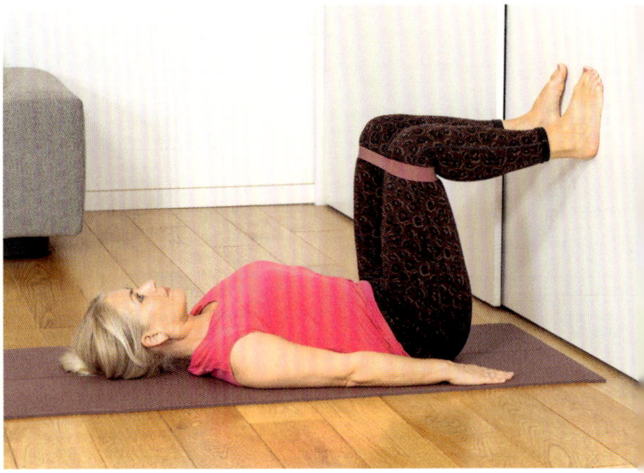

Hinweis:

Bei Senkungsbeschwerden wird das Becken mit einem Kissen unterpolstert.

Anzahl:

8- bis 10-mal, 3 Durchgänge

Beckenbodenkraft in Rückenlage mit Pilatesball

SCHWIERIGKEITSGRAD: LEICHT

Ausführung:

- Begib dich in Rückenlage mit aufgestellten Beinen, ein Pilatesball klemmt zwischen deinen Knien.
- Aktiviere deine Körpermitte mit der Ausatmung und gib mit der Kraft der Oberschenkelinnenseiten leichten Druck auf den Pilatesball.
- Gleichzeitig verstärkst du den Druck auf deine Zehenballen.
- Mit der Einatmung die Anspannung wieder lösen. Das Becken hebt sich nicht vom Boden ab. Die Füße bleiben auf dem Boden.

Hinweis:

Durch den Druck auf die Zehenballen werden die vorderen Anteile des Beckenbodens aktiviert. Diese unterstützen die Anspannung im Bereich der Schließmuskeln.

Bei Senkungsbeschwerden wird das Becken mit einem Kissen unterpolstert.

Anzahl:

8- bis 10-mal, 3 Durchgänge

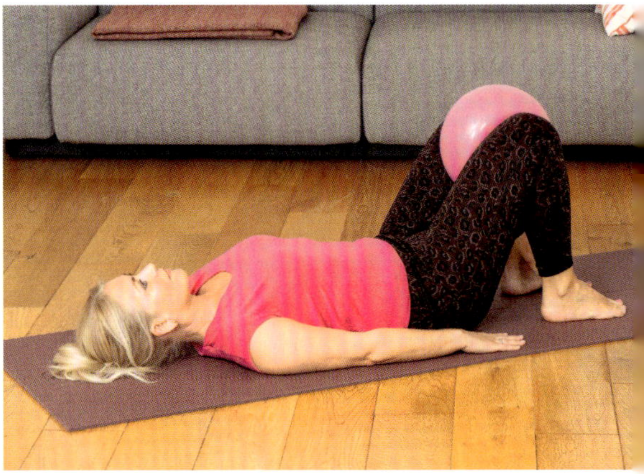

Beckenbodenkraft in Rückenlage mit Fitnessband

SCHWIERIGKEITSGRAD: LEICHT

Ausführung:

- Schlüpfe in dein Fitnessband, platziere es oberhalb der Knie und begib dich in Rückenlage. Die Beine sind hüftschmal aufgestellt, die Arme liegen neben dem Körper.
- Atme tief ein und aktiviere mit der Ausatmung deine Körpermitte.
- Gleichzeitig beugst du deine Füße im Sprunggelenk und verstärkst den Druck auf die Fersen, während du dabei mit deinen Beinen leicht Spannung auf das Fitnessband gibst.
- Mit der Einatmung löst du die gesamte Anspannung.

Hinweis:

Bei Senkungsbeschwerden wird das Becken mit einem Kissen unterpolstert. Diese Übung stärkt den Beckenboden besonders um den Anus herum und ist daher für Frauen mit einer Stuhlinkontinenz und abgehenden Winden empfehlenswert.

Anzahl:

8- bis 10-mal, 3 Durchgänge

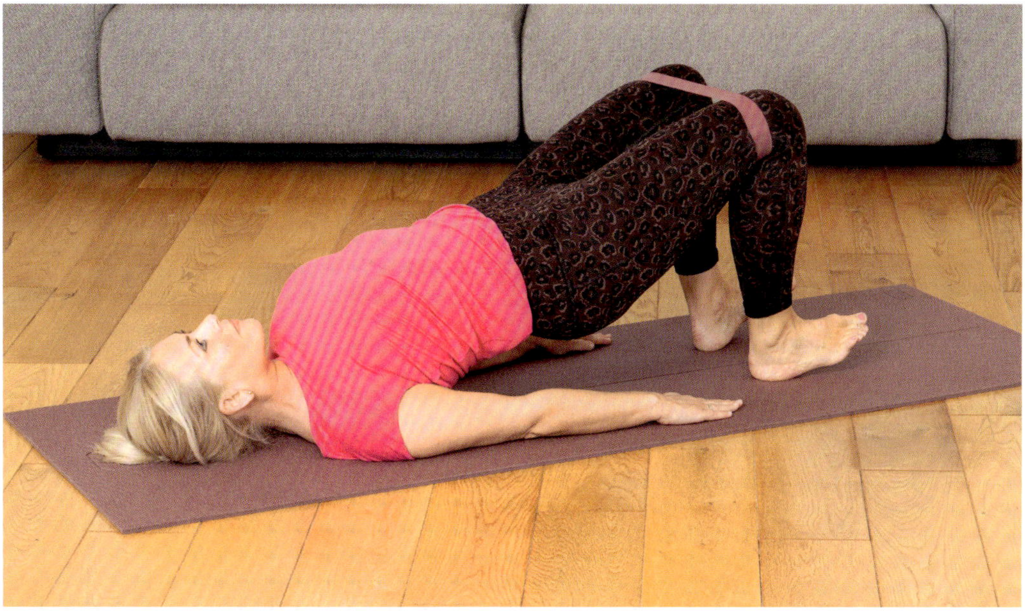

1

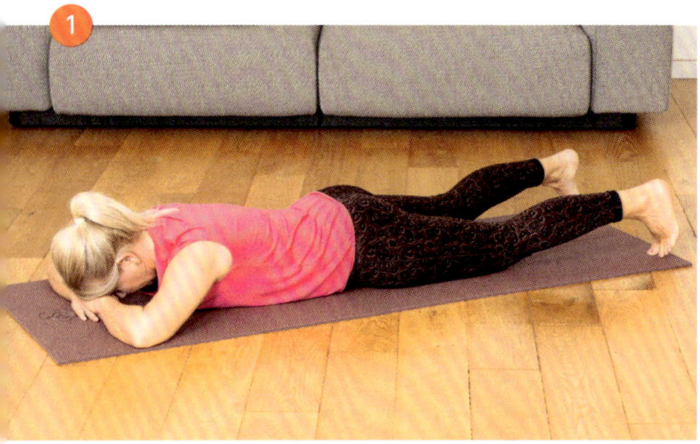

2

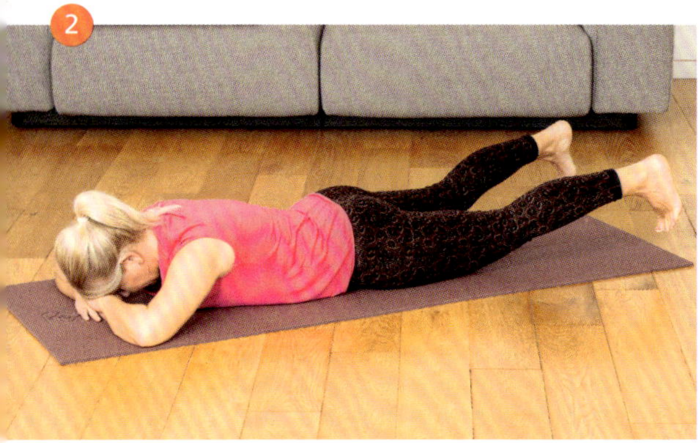

3

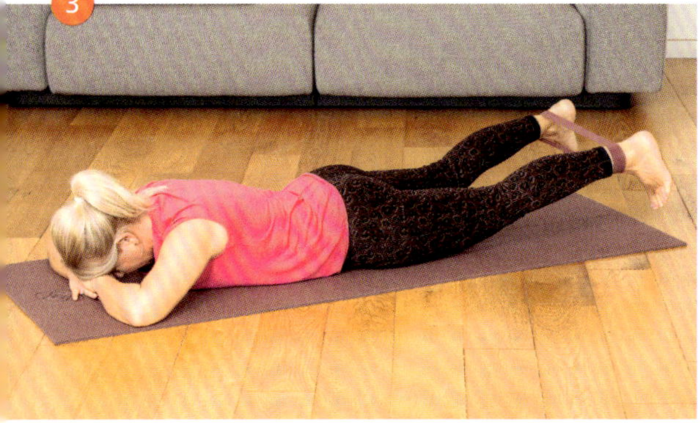

Beckenbodenkraft in Bauchlage

SCHWIERIGKEITSGRAD: LEICHT

Ausführung:

- Du bist in Bauchlage mit gegrätschten ausgestreckten Beinen. Die Fußballen sind aufgestellt. Die Stirn ruht auf dem Handrücken. Atme tief ein und aktiviere mit der Ausatmung deine Körpermitte. →1
- Schiebe dein Schambein in die Unterlage und strecke deine Beine, während du sie leicht anhebst. Vermeide ein Hohlkreuz. Lege bei Bedarf ein Kissen unter deinen Bauch. →2

Hinweis:

Bei Rückenproblemen eignen sich andere Übungen.

Anzahl:

8- bis 10-mal, 3 Durchgänge

Übungserweiterung:

Spanne ein Fitnessband über die Fußknöchel. Wenn du die Beine abhebst, baust du zusätzlich noch Spannung aufs Band auf, indem du die Beine etwas weiter öffnest. →3

Gut zu wissen

Kniebeugen – oder auch Squats genannt – sind der Klassiker für Beckenboden, Beine und Po. Bei Kniebeugen ist der Beckenboden 82 % aktiver als im Stand. Du kannst die Kniebeuge mit einer bewussten Beckenbodenanspannung kombinieren, dann hast du 30 % mehr Aktivierung als bei isolierten sogenannten Kegelübungen.
Wenn du dich während der Kniebeuge zusätzlich auf die Zehenspitzen stellst, ist der Trainingseffekt sogar noch intensiver. Beim Hochkommen immer schön die Hüfte stecken, das optimiert ebenfalls die Kontraktion. Starte anfangs nicht zu tief und nicht zu breitbeinig.

Beckenboden- und Bauchkraft in Rückenlage

SCHWIERIGKEITSGRAD: LEICHT

Ausführung:

- Begib dich in Rückenlage mit aufgestellten hüftschmalen Beinen.
- Atme tief ein und aktiviere mit der Ausatmung deine Körpermitte.
- Hebe ein Bein ab und schiebe mit der gegenüberliegenden Hand in dein Knie und gleichzeitig mit dem Knie in die Hand. Zwischen Ober- und Unterschenkel hast du einen 90°-Winkel.
- Mit der Einatmung die Position auflösen, Bein und Arm in Ausgangsposition. Mit der nächsten Ausatmung wechselst du die Körperseite. Die Schultern, der Kopf und die Hüften bleiben am Boden.

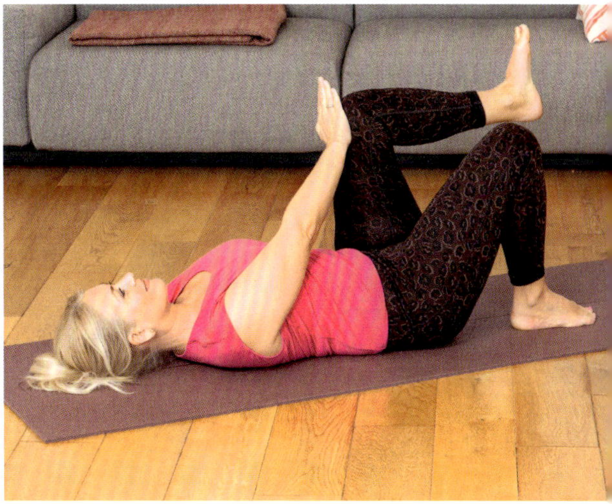

Hinweis:

Bei Senkungsbeschwerden wird das Becken mit einem Kissen unterpolstert.

Anzahl:

8- bis 10-mal, 3 Durchgänge

Squat vom Stuhl

SCHWIERIGKEITSGRAD: LEICHT

Ausführung:

- Setze dich hüftbreit auf einen Hocker oder Stuhl.
- Atme tief ein und nimm beide Arme vor deinen Oberkörper.
- Mit der Ausatmung aktivierst du deine Körpermitte und schiebst dich aus den Fußsohlen in den Stand. Deine Arme schwingen dabei nach hinten.
- Mit der Einatmung löst du leicht die Anspannung deiner Mitte und setzt dich zurück auf deinen Hocker bzw. Stuhl und führst deine Arme wieder vor deinen Oberkörper.

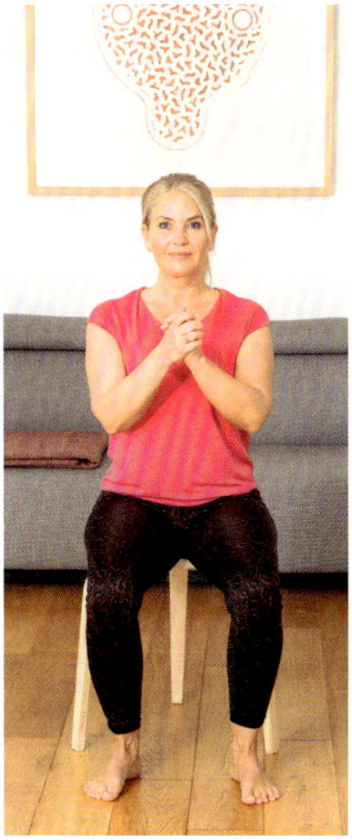

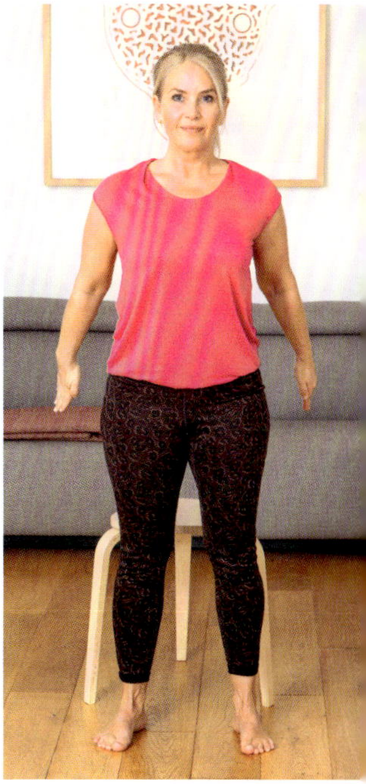

Anzahl:

8-mal, 3 Durchgänge

Tisch

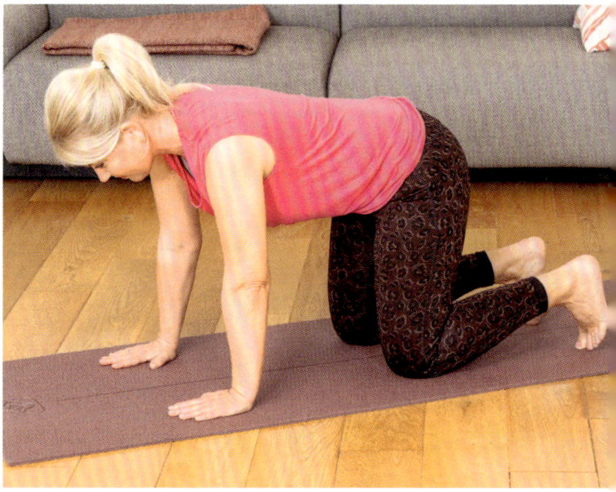

SCHWIERIGKEITSGRAD: LEICHT

Ausführung:

- Du bist im Vierfüßlerstand mit aufgestellten Zehen. Rücken gerade, Kopf in Verlängerung zum Rücken.
- Mit der Ausatmung die Körpermitte aktivieren und dabei das linke Knie und die rechte Hand aufeinanderzuziehen. Dabei bewegen sich weder Hand noch Knie! Stelle dir vor, Hände und Knie sind auf der Matte festgeklebt.
- Mit der Einatmung den Zug lösen und tief in den Bauch atmen.
- Mit der nächsten Ausatmung die Seiten wechseln.

Hinweis:

Bei Senkungsbeschwerden kannst du die Übung im Unterarmstütz durchführen.

Anzahl:

8- bis 10-mal, 3 Durchgänge

Schulterbrücke

Schwierigkeitsgrad: LEICHT

Ausführung:

- Begib dich in Rückenlage. Die Beine sind etwas breiter als hüftschmal aufgestellt. Atme tief ein und aktiviere mit der Ausatmung deine Körpermitte. Lasse dich von deinem Schambein kontrolliert nach oben ziehen.
- Hebe dein Becken so hoch an, wie es dir möglich ist. Nun löst du mit der Einatmung langsam die Spannung, während du Wirbel für Wirbel wieder abrollst.

Anzahl:

6- bis 8-mal, 3 Durchgänge

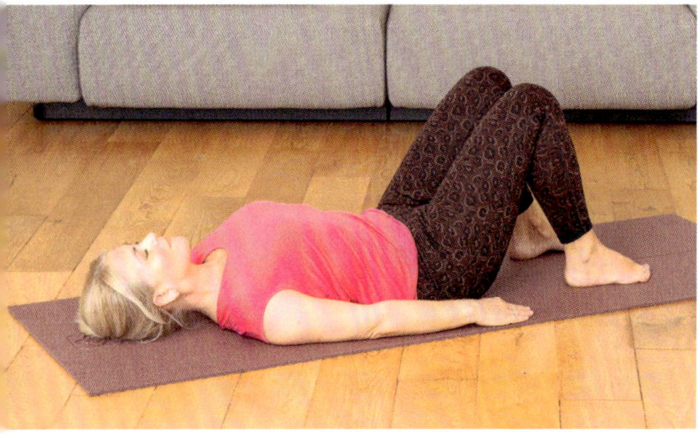

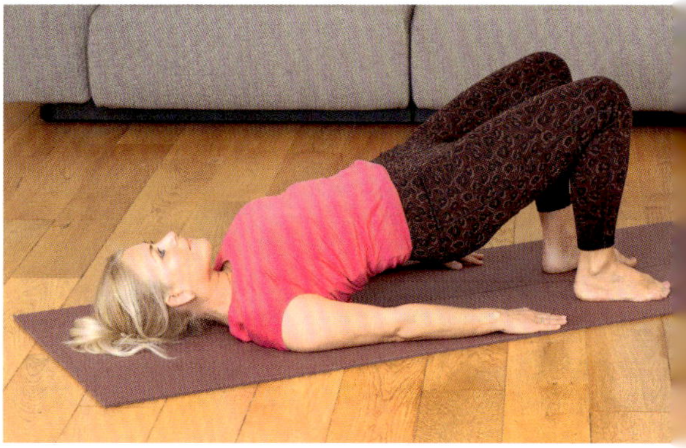

Vierfüßlerstand mit Pilatesball

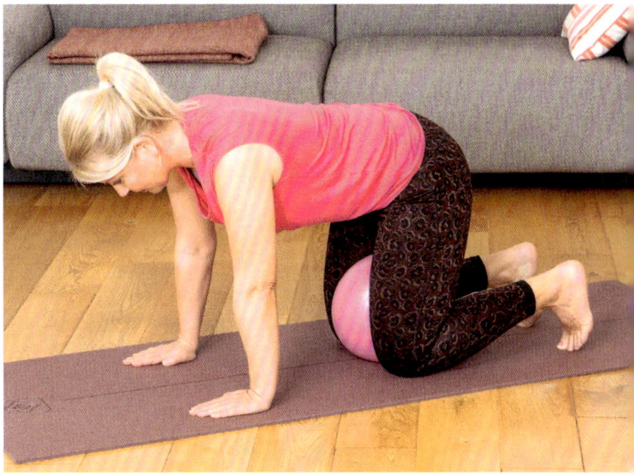

SCHWIERIGKEITSGRAD: MITTELSCHWER

Ausführung:

- Begib dich in den Vierfüßlerstand mit einem Pilatesball zwischen den Knien. Zehen sind aufgestellt.
- Atme tief ein und aktiviere mit der Ausatmung die Körpermitte. Rücken bleibt gerade und der Kopf in Verlängerung des Rückens mit dem Gesicht zur Matte.
- Übe gleichzeitig mit den Oberschenkelinnenseiten sanften Druck auf den Ball aus.
- Löse beim Einatmen die Spannung wieder.

Anzahl:

6- bis 8-mal, 3 Durchgänge

Übungserweiterung:

Während der Übung die Knie minimal vom Boden abheben.

Beckenbodenstärkung mit angehockten Beinen

SCHWIERIGKEITSGRAD: MITTELSCHWER

Ausführung:

- Begib dich in Rückenlage mit angehockten Beinen. Die Ober- und Unterschenkel sind im rechten Winkel und ein Pilatesball liegt zwischen deinen Knien. Halte mit der Einatmung die Beine fest, die Körpermitte ist leicht aktiv.
- Während der Ausatmung intensivierst du die Spannung und drückst mit den Knien den Ball leicht zusammen.
- Löse danach mit der Einatmung den Druck auf den Ball, und gib der Grundspannung nach. Die Beine bleiben angehockt.

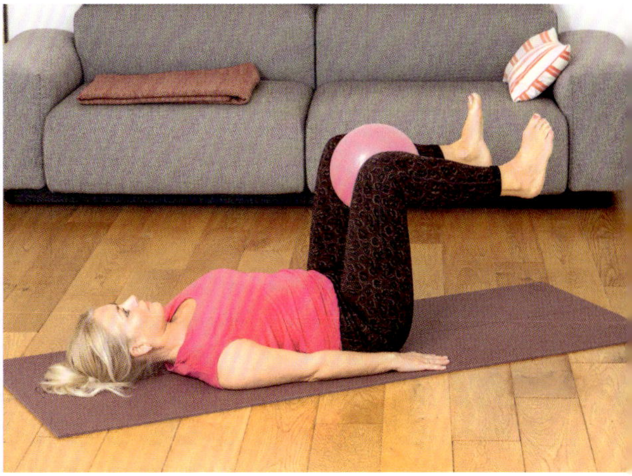

Hinweis:

Durch die Spannung der Innenadduktoren erhöht sich der Muskeltonus im Beckenboden und die Verschlussmuskeln werden gestärkt. Bei Senkungsbeschwerden wird das Becken mit einem Kissen unterpolstert.

Anzahl:

6- bis 8-mal, 3 Durchgänge

Bein abspreizen in Seitenlage

SCHWIERIGKEITSGRAD: MITTELSCHWER

Ausführung:

- Du bist in Seitenlage mit ausgestreckten Beinen und einem Fitnessband über den Knien. Der Kopf ruht auf dem Arm. Der andere Arm stabilisiert den Oberkörper.
- Halte mit der Einatmung die Position, während deine Körpermitte in einer leichten Grundspannung ist.
- Über die Ausatmung verstärkst du die Spannung in der Körpermitte und hebst das obere Bein an. Das Fitnessband wird dabei gedehnt.
- Senke das Bein mit der Einatmung wieder ab und verringere deine Anspannung in deiner Körpermitte. Dein Körper bleibt dabei in einer geraden Linie.

Hinweis:

Diese Übung dient der Kräftigung des Beckenbodenmuskels um den Anus herum.

Anzahl:

6- bis 8-mal, 3 Durchgänge, mit Seitenwechsel

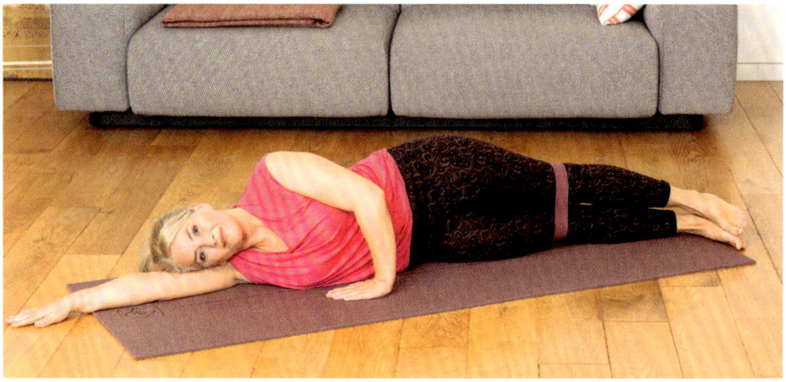

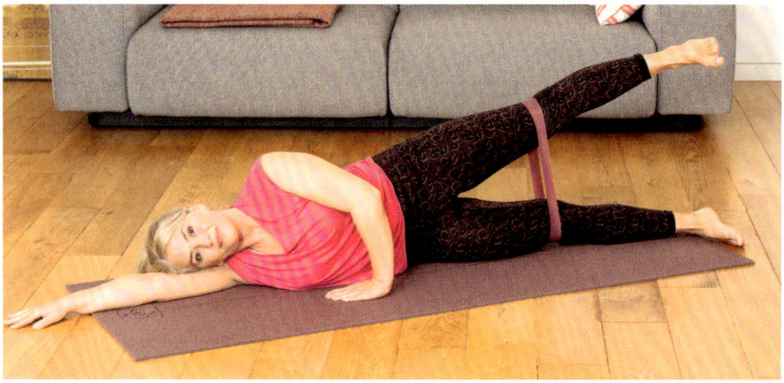

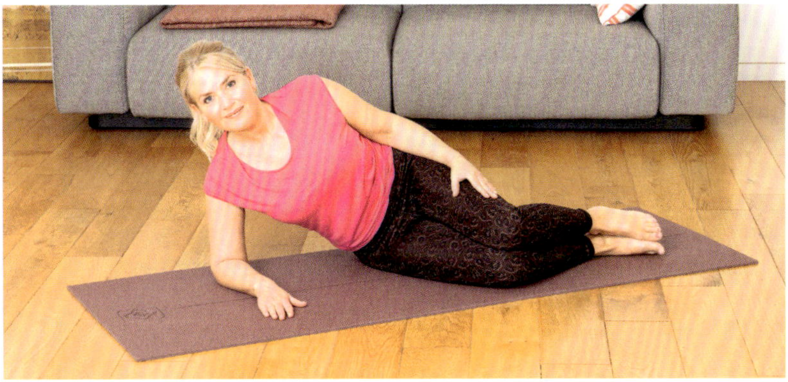

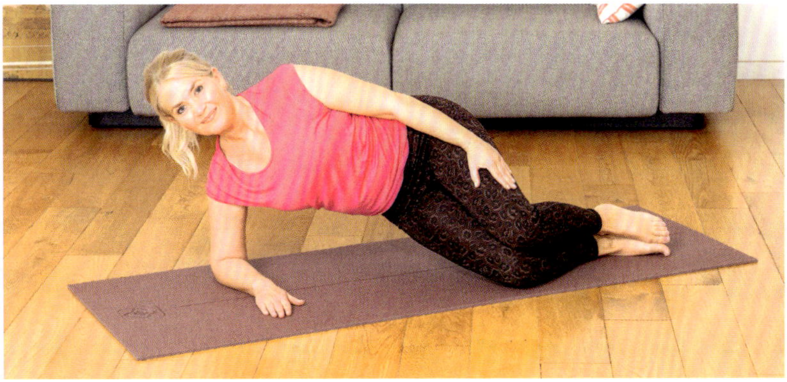

Rumpfkräftigung im seitlichen Unterarmstütz

SCHWIERIGKEITSGRAD: MITTELSCHWER

Ausführung:

- Begib dich in den seitlichen Unterarmstütz mit angewinkelten und aufeinanderliegenden Beinen. Ober- und Unterschenkel sind im rechten Winkel. Becken, Schultern und Kopf bilden eine Linie. Der Stützarm ist angewinkelt unter der Schulter, der andere Arm liegt auf dem Oberschenkel.
- Mit der Einatmung ist die Körpermitte leicht aktiv, mit der Ausatmung intensiviert sich die Spannung und das Becken hebt sich aus der Kraft der Körpermitte von der Unterlage ab.
- Absenken mit der nächsten Einatmung.

Hinweis:

Das Becken bleibt in einer neutralen Position und kippt während der Ausübung nicht nach vorne oder hinten ab. Unter den Arm und unter den Knien kann ein weiches Kissen gelegt werden.

Anzahl:

6- bis 8-mal, 3 Durchgänge, mit Seitenwechsel

Beckenaufrichtung auf dem Pezziball

SCHWIERIGKEITSGRAD: MITTELSCHWER

Ausführung:

- Begib dich in Rückenlage mit hüftschmal angewinkelten Beinen, die auf dem Pezziball liegen.
- Nimm eine tiefe Einatmung, mit der Ausatmung aktiviere die Körpermitte und drücke mit den Unterschenkeln auf den Ball, während sich das Becken bewusst aufrichtet. Nicht abheben, höchstens leicht anheben.
- Die Füße sind dabei nach oben gebeugt. Während der Einatmung die Spannung lösen.

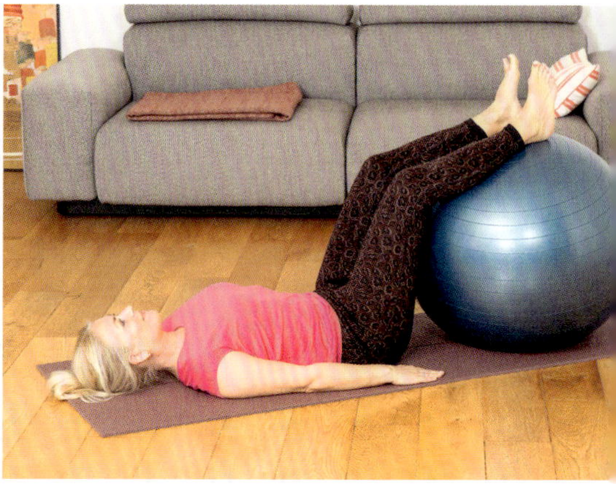

Hinweis:

Dies dient der Kräftigung der hüftstabilisierenden Muskulatur. Bei Senkungsbeschwerden wird das Becken mit einem Kissen unterpolstert.

Anzahl:

6- bis 8-mal, 3 Durchgänge

Lean-back mit Pilatesball

SCHWIERIGKEITSGRAD: MITTELSCHWER

Ausführung:

- Komme auf die Knie und nimm einen Pilatesball zwischen die Handflächen. Die Arme sind ausgestreckt und deine Zehen sind aufgestellt.
- Aktiviere über die Ausatemlänge sanft deine Körpermitte und neige deinen Oberkörper leicht zurück.
- Rotiere dabei über die gestreckte Wirbelsäule abwechselnd zu den Seiten.
- Dein Becken bleibt stabil.
- Mit der Einatmung löst du die Spannung und kommst wieder in die Ausgangsposition.

Anzahl:

6- bis 8-mal pro Seite, 3 Durchgänge

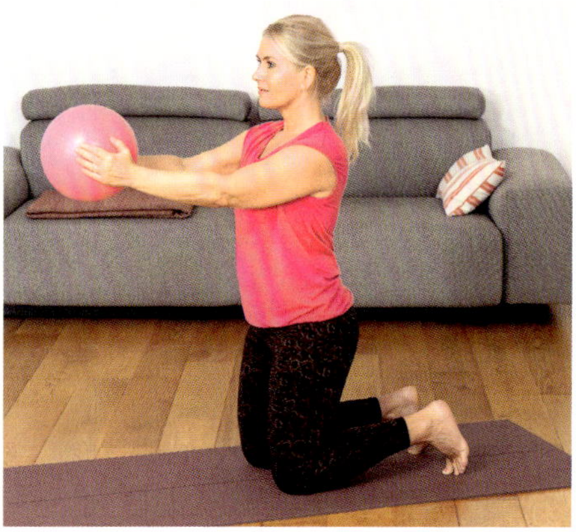

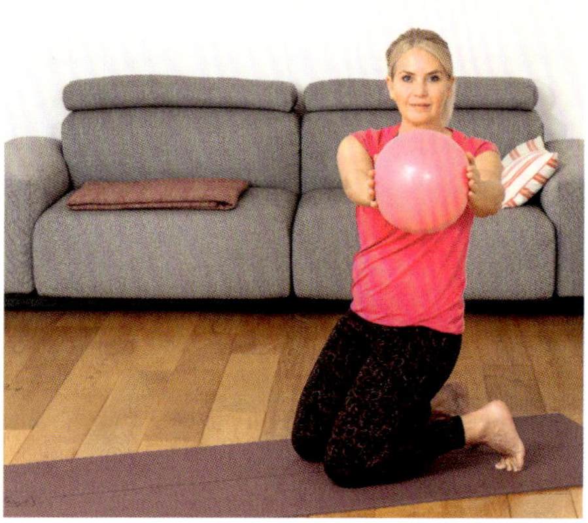

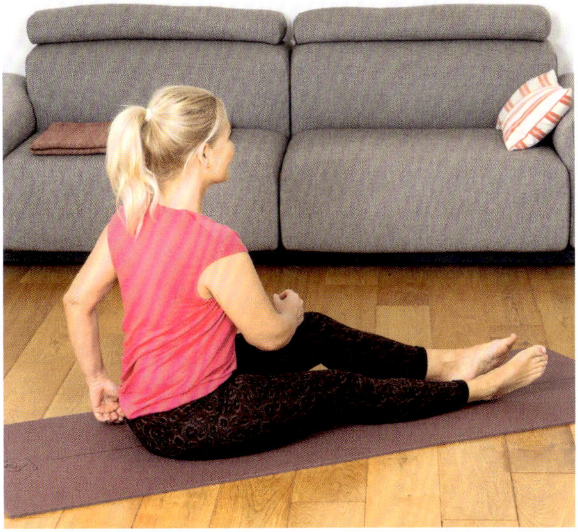

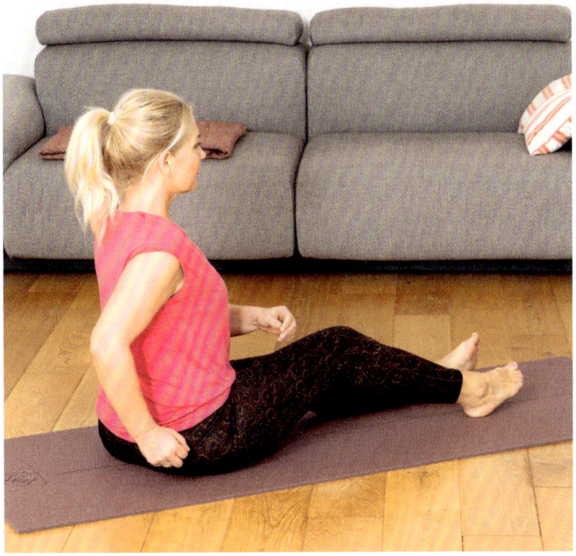

Sitzbeinmarsch

SCHWIERIGKEITSGRAD: MITTELSCHWER

Ausführung:

- Setze dich mit ausgestreckten Beinen an den Anfang deiner Matte. Die Krone deines Kopfes zieht nach oben und du hast einen geraden Rücken.
- Halte mit der Einatmung die Position und intensiviere mit der Ausatmung die Anspannung deiner Körpermitte.
- Jetzt »läufst« du mit deinen Sitzbeinhöckern die Matte entlang. Dabei schiebst du abwechselnd mit deiner Beckenbodenkraft die Beine aus der Hüfte nach vorn. Die Arme schwingen dabei mit.
- Nach einigen »Schritten« ziehen die Beine nach hinten und du »läufst« die Strecke wieder zurück.

Hinweis:

Der Oberkörper bleibt möglichst unbewegt. Vergiss nicht zu atmen während des »Laufens«.

Anzahl:

6 Schritte vor und 6 zurück, 3 Durchgänge

Schulterbrücke mit Pilatesball

SCHWIERIGKEITSGRAD: MITTELSCHWER

Ausführung:

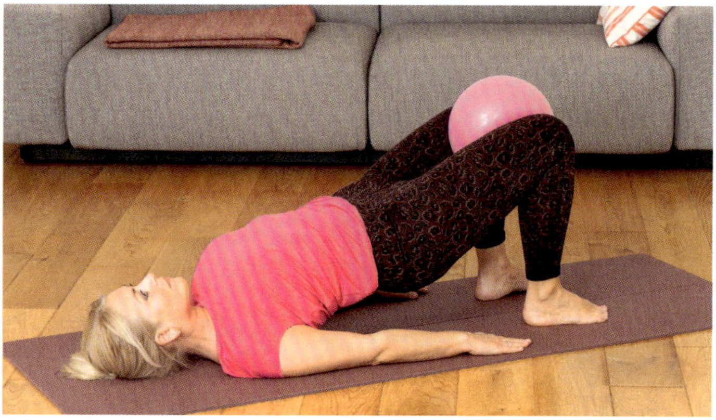

- Du bist in Rückenlage in der Schulterbrücke. Die Beine sind etwas breiter als hüftschmal aufgestellt. Ein Pilatesball befindet sich zwischen deinen Knien.
- Atme tief ein und aktiviere mit der Ausatmung deine Körpermitte.
- Lasse dich von deinem Schambein kontrolliert nach oben ziehen und gib gleichzeitig sanften Druck mit den Knien auf den Ball.
- Hebe dein Becken so hoch an, wie es dir angenehm ist.
- Nun löst du mit der Einatmung langsam die Spannung, während du Wirbel für Wirbel wieder abrollst.

Anzahl:

6- bis 8-mal, 3 Durchgänge

Übungserweiterung:

Gib zusätzlich Druck auf die Ballen und hebe die Fersen an. Durch den Druck auf die Zehenballen werden die vorderen Anteile des Beckenbodens aktiviert. Diese unterstützen die Anspannung im Bereich der Schließmuskeln. Bei Senkungsbeschwerden wird das Becken mit einem Kissen unterpolstert.

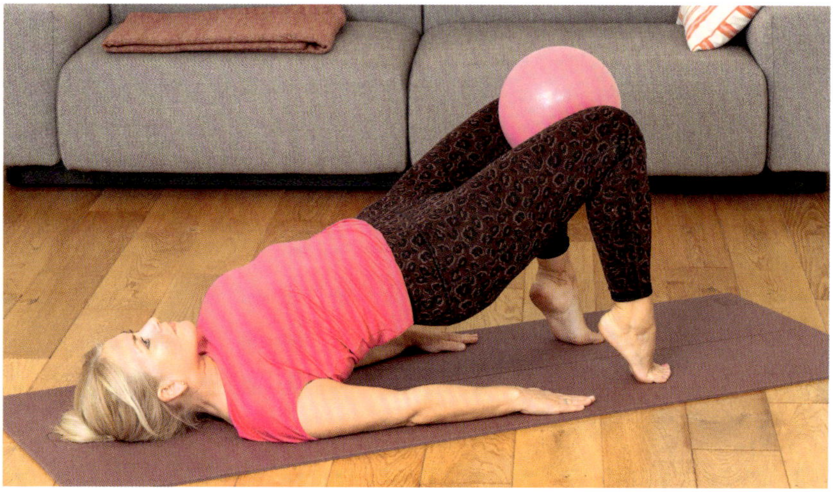

Schulterbrücke mit Fitnessband

SCHWIERIGKEITSGRAD: MITTELSCHWER

Ausführung:

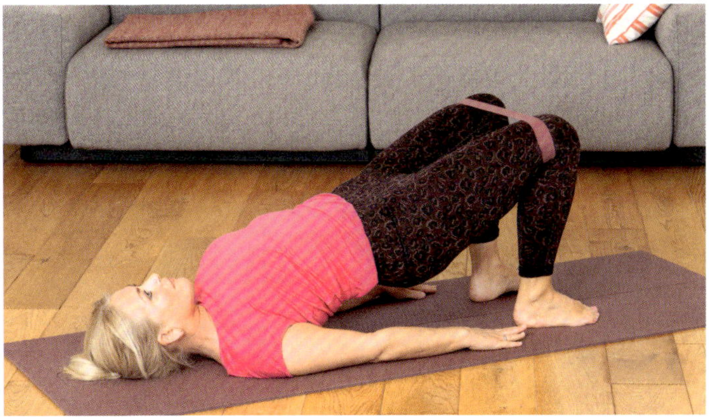

- Begib dich in Rückenlage. Die Beine sind etwas breiter als hüftschmal aufgestellt. Ein Fitnessband befindet sich oberhalb deiner Knie.
- Atme tief ein und aktiviere mit der Ausatmung deine Körpermitte.
- Lasse dich von deinem Schambein kontrolliert nach oben ziehen und gib gleichzeitig sanft Spannung mit den Knien nach außen auf das Band. Hebe dein Becken so hoch an, wie es dir angenehm ist.
- Nun löst du mit der Einatmung langsam die Spannung, während du Wirbel für Wirbel wieder abrollst.

Hinweis:

Diese Übung ist für Frauen mit einer Stuhlinkontinenz und abgehenden Winden empfehlenswert.

Anzahl:

6- bis 8-mal, 3 Durchgänge

Übungserweiterung:

Gib zusätzlich Druck auf die Fersen und hebe die Zehen an. Durch die aktivierten Muskelketten wird der Bereich des Anus-Schließmuskels unterstützt. Bei Senkungsbeschwerden wird das Becken mit einem Kissen unterpolstert.

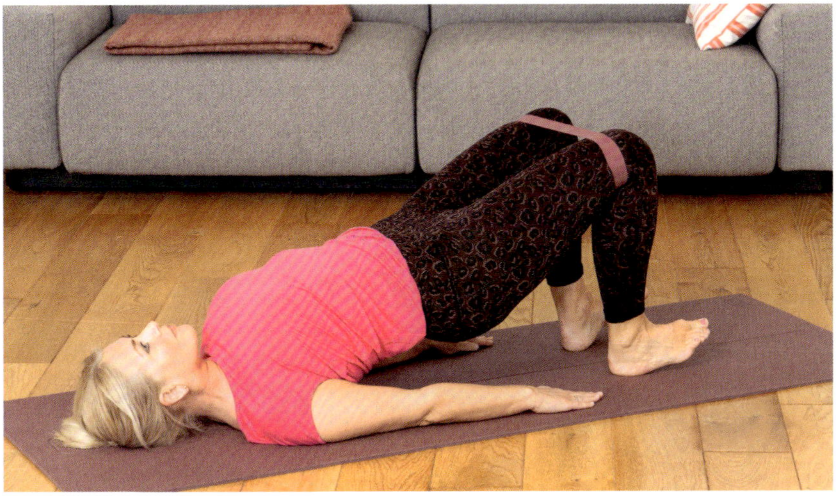

Kräftigung der Bauchmuskeln an der Wand

SCHWIERIGKEITSGRAD: MITTELSCHWER

Ausführung:

- Du bist in Rückenlage mit hüftschmal an der Wand aufgestellten Beinen. Ober- und Unterschenkel sind im rechten Winkel, die Arme liegen neben dem Körper.
- Spüre bei der Einatmung die Ausdehnung deines Bauches und aktiviere während der Ausatmung deine Körpermitte.
- Während der Aktivierung verstärkst du leicht den Druck deines rechten Fußes gegen die Wand und hebst den linken Fuß etwas von der Wand ab. Mit der rechten Hand drückst du gegen dein linkes Knie.
- Mit der Einatmung die Spannung lösen und das linke Bein zurück an die Wand stellen.

Hinweis:

Stärkung und Straffung der Bauchmuskulatur. Bei Senkungsbeschwerden wird das Becken mit einem Kissen unterpolstert. Achte darauf, dass du die Beckenbodenspannung während der Ausführung aufrechterhältst.

Anzahl:

6- bis 8-mal, 3 Durchgänge, mit Seitenwechsel

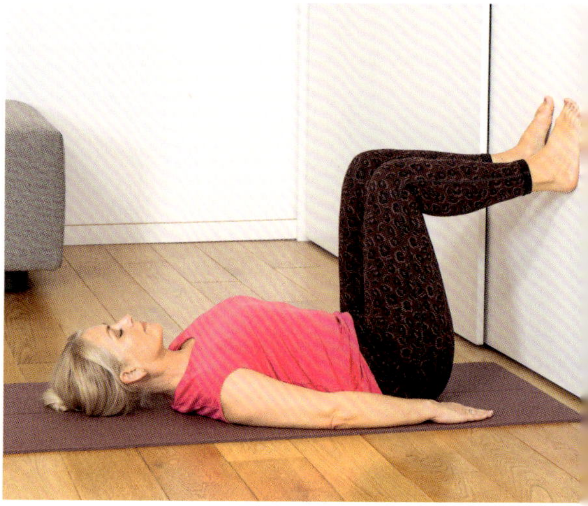

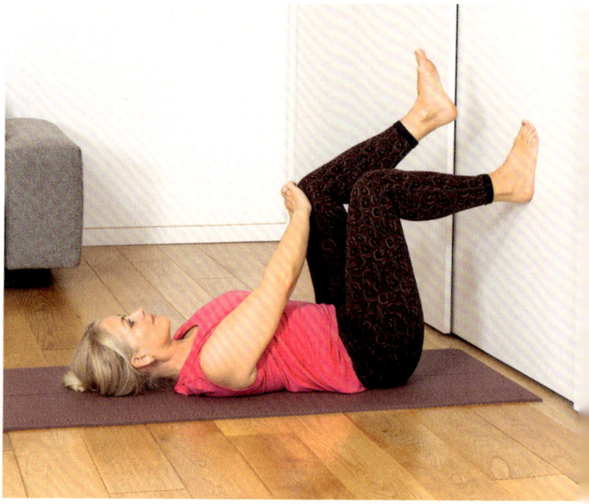

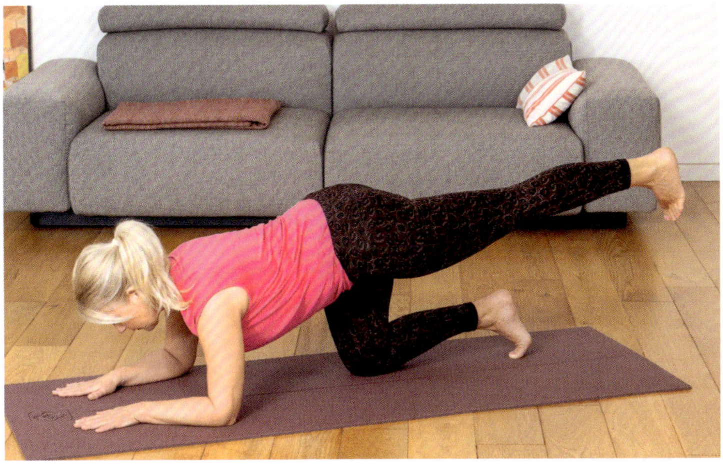

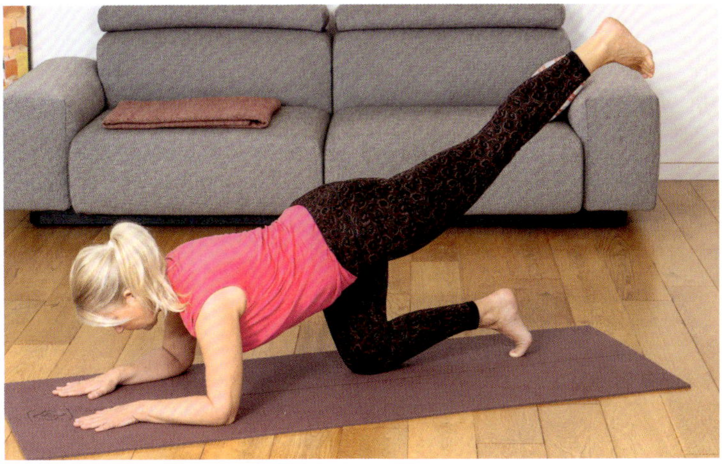

Übung im Unterarmstütz

SCHWIERIGKEITSGRAD: MITTELSCHWER

Ausführung:

- Du bist im Unterarmstütz mit aufgestelltem rechten und hüftschmal ausgestrecktem linken Bein. Der Körper bildet eine Linie.
- Halte mit der Einatmung die Grundspannung und verstärke mit der Ausatmung die Streckung und die Spannung des Beins nach oben.
- Mit der Einatmung löse leicht die Spannung im Bein, das Bein aber nicht abstellen.

Hinweis:

Das Becken bleibt während der Übung in einer stabilen Position. Diese Übung dient der Verbesserung der Lage der Beckenorgane durch die Umkehrhaltung.

Anzahl:

6- bis 8-mal, 3 Durchgänge, mit Seitenwechsel

Beine schwingen

SCHWIERIGKEITSGRAD: ANSPRUCHSVOLL

Ausführung:

- Du bist in Rückenlage mit angehockten Beinen, dabei sind die Ober- und Unterschenkel im rechten Winkel, der Pilatesball klemmt zwischen den Knien. →1
- Mit der Einatmung ist die Körpermitte bereits in leichter Grundspannung.
- Mit der Ausatmung intensivierst du die Anspannung der Körpermitte und drückst dabei leicht auf den Ball, während die Beine zur Seite schwingen. →2
- Bei der nächsten Einatmung bewegst du die Beine zurück zur Mitte (→3) und gibst leicht der Spannung nach. Danach die andere Seite. →4

Hinweis

Der Schultergürtel bleibt am Boden. Vermeide ein Hohlkreuz. Die Unter- und Oberschenkel bleiben bei der Ausführung im rechten Winkel. Bei Senkungsbeschwerden wird das Becken mit einem Kissen unterpolstert.

Anzahl:

6- bis 8-mal, 3 Durchgänge

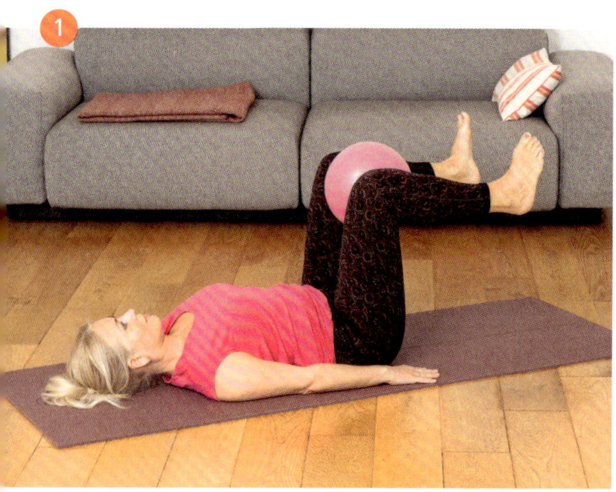

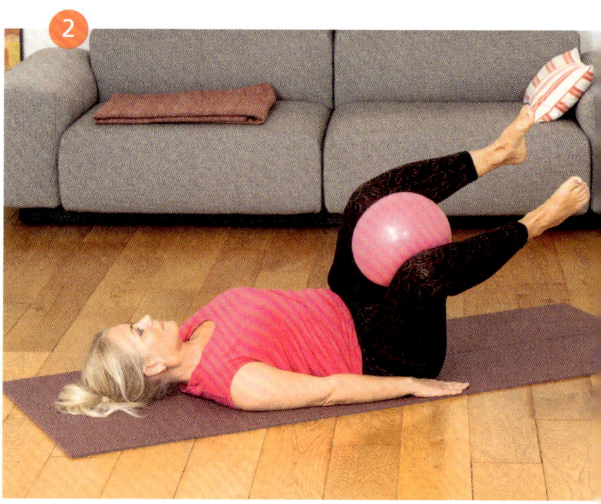

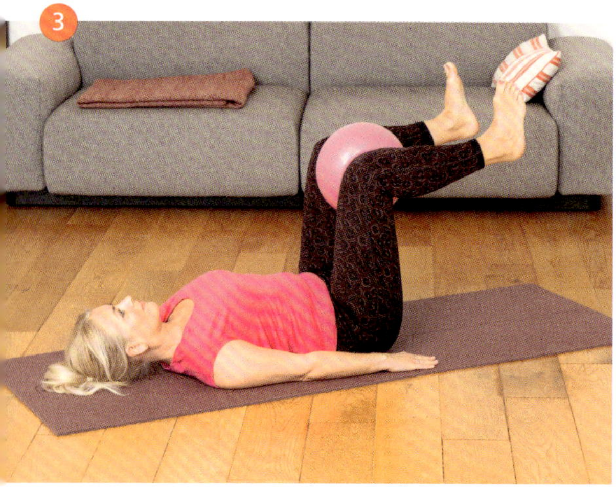

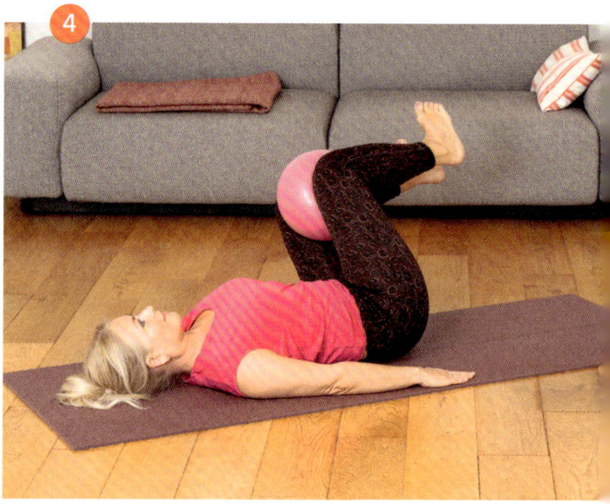

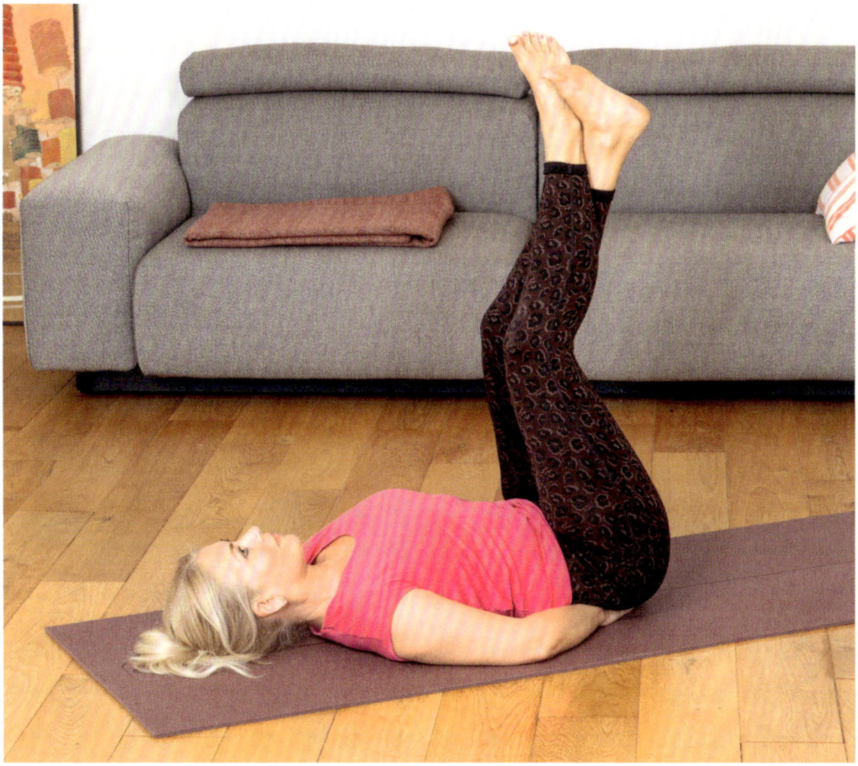

Bauchmuskelkräftigung in der halben Kerze

SCHWIERIGKEITSGRAD: ANSPRUCHSVOLL

Ausführung:

- Du bist in Rückenlage mit angehobenen Beinen. Die Knie sind etwas gebeugt und die Füße befinden sich gekreuzt über der Hüfte. Deine Hände kannst du bei dieser Übung unter dein Gesäß schieben.
- Halte mit der Einatmung deine Körpermitte aktiv und intensiviere bei der Ausatmung die Anspannung, während du, aus der Bauch- und Beckenbodenkraft heraus, deinen Po minimal anhebst.
- Senke den Po mit der nächsten Einatmung wieder ab.

Hinweis:

Schultergürtel und Pomuskulatur bleiben entspannt. Die unteren Bauchmuskeln werden gekräftigt. Bei Senkungsbeschwerden wird das Becken mit einem Kissen unterpolstert.

Anzahl:

6- bis 8-mal, 3 Durchgänge

Schulterbrücke auf dem Pezziball

SCHWIERIGKEITSGRAD: ANSPRUCHSVOLL

Ausführung:

- Du bist in Rückenlage mit hüftschmal angewinkelten Beinen auf dem Pezziball. →1
- Aktiviere nach einer tiefen Einatmung mit der Ausatmung die Körpermitte.
- Die Unterschenkel drücken auf den Pezziball, gleichzeitig wird das Becken angehoben.
- Komme aus der Kraft deiner Körpermitte in die Schulterbrücke. →2
- Die Füße sind nach oben gebeugt.
- Mit der Einatmung löst du die Spannung und rollst Wirbel für Wirbel zurück auf die Unterlage.

Hinweis:

Durch die Schulterbrücke werden die inneren Organe angehoben und der Beckenboden entlastet. Zudem werden die Verschlussmuskeln gekräftigt. Bei Senkungsbeschwerden wird das Becken mit einem Kissen unterpolstert.

Anzahl:

6- bis 8-mal, 3 Durchgänge

Übungserweiterung:

Halte in der Schulterbrücke die Balance auf dem Ball mit aktiver Körpermitte und hebe abwechselnd das linke und das rechte Bein an. →3

Vergiss nicht zu atmen!

1

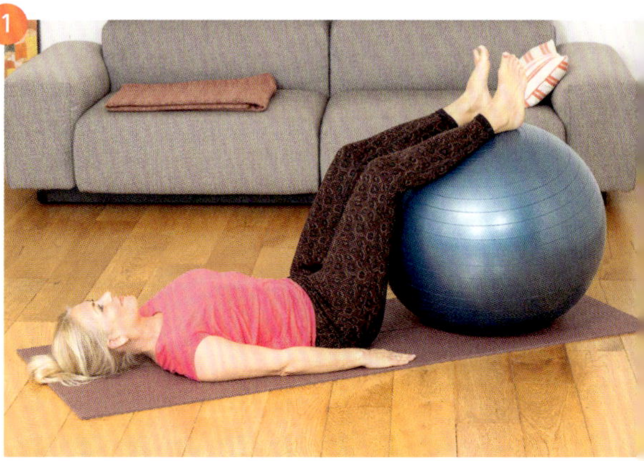

2

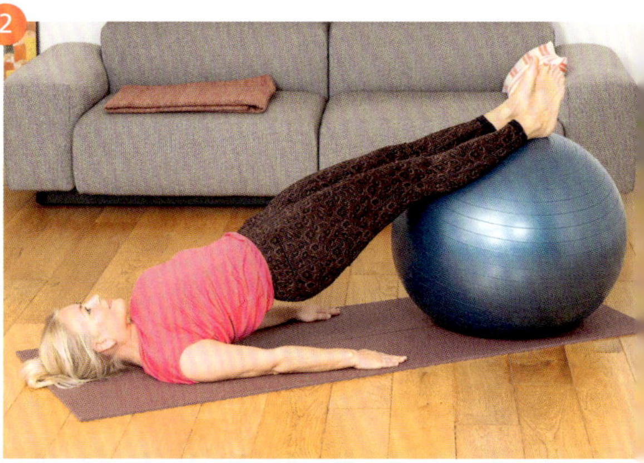

3

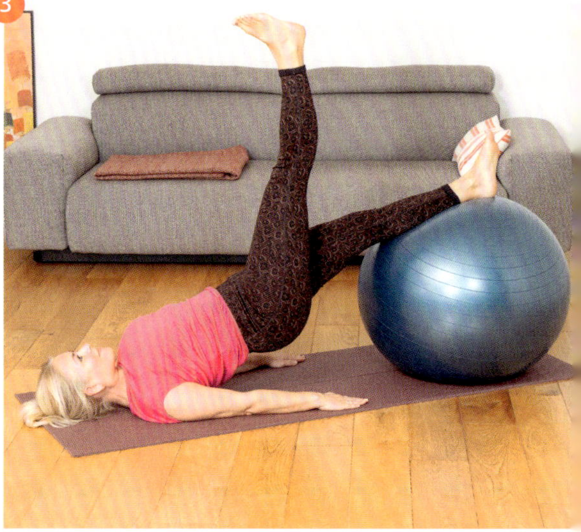

Erweiterte einbeinige Schulterbrücke

SCHWIERIGKEITSGRAD: ANSPRUCHSVOLL

Ausführung:

- Begib dich in Rückenlage mit aufgestelltem linken und gestrecktem rechten Bein. Arme liegen seitlich neben dem Oberkörper.
- Halte mit der Einatmung die Position und intensiviere die Spannung deiner Körpermitte, während du mit der Ausatmung dein Becken in die Beckenaufrichtung bewegst und dich in die Schulterbrücke erhebst.
- Mit der Einatmung Wirbel für Wirbel, mit weiterhin gestrecktem Bein, abrollen.

Hinweis:

Durch das Anheben des Beckens werden die Organe angehoben. Die Übung bewirkt auch eine Kräftigung des Beckenrings und der Rumpfmuskulatur. Bei Senkungsbeschwerden wird das Becken mit einem Kissen unterpolstert.

Anzahl:

4- bis 6-mal, 3 Durchgänge, dann die Beine wechseln

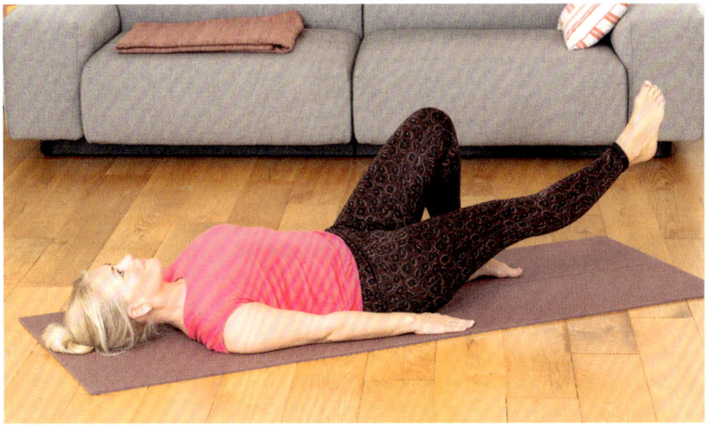

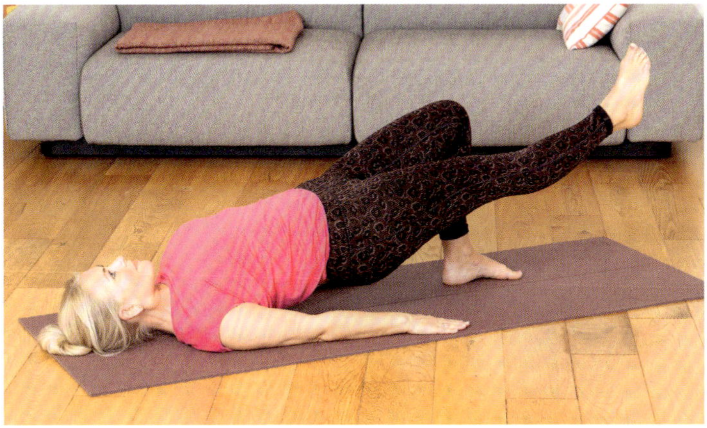

Rückenlage auf dem Pezziball

SCHWIERIGKEITSGRAD: ANSPRUCHSVOLL

Ausführung:

- Lege dich mit dem Rücken über den Pezziball. Die Arme sind angewinkelt hinter dem Kopf.
- Atme tief ein und aktiviere mit der Ausatmung deine Körpermitte.
- Strecke dabei das rechte Bein.
- Mit der Einatmung die Spannung lösen, das Bein abstellen.

Anzahl:

4- bis 6-mal, 3 Durchgänge, mit Seitenwechsel

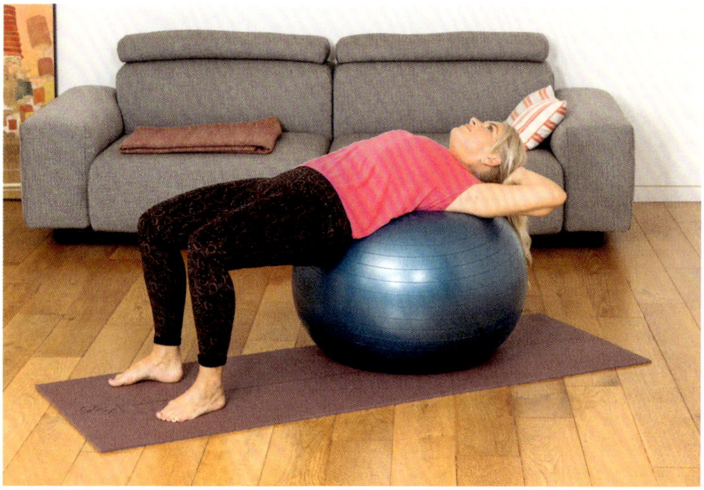

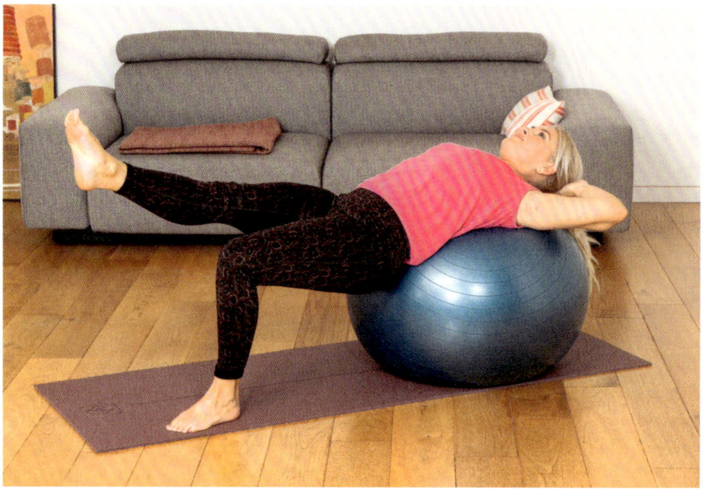

Plank auf dem Pezziball

SCHWIERIGKEITSGRAD: ANSPRUCHSVOLL

Ausführung:

- Komme in einen Plank auf deinem Pezziball. Am besten rollst du dich mit bereits aktiver Körpermitte bäuchlings über den Ball in diese Position.
- Halte während der Einatmung deine Körpermitte leicht aktiv und ziehe während der Ausatmung deine Knie heran.
- Mit der nächsten Einatmung streckst du deine Beine, sodass du wieder in dem Plank ankommst.

Hinweis:

Je weiter der Ball am Anfang der Übung Richtung Spann platziert ist, also je mehr deine Beine in die Streckung kommen, desto effektiver ist die Übung.

Anzahl:

4- bis 6-mal, 3 Durchgänge

Übungserweiterung:

Ziehe während der Ausatmung deine Knie schräg mit einer leichten Rotation in der Hüfte in Richtung eines Arms. Komme mit der Einatmung auch hier wieder in den Plank zurück. Seitenwechsel.

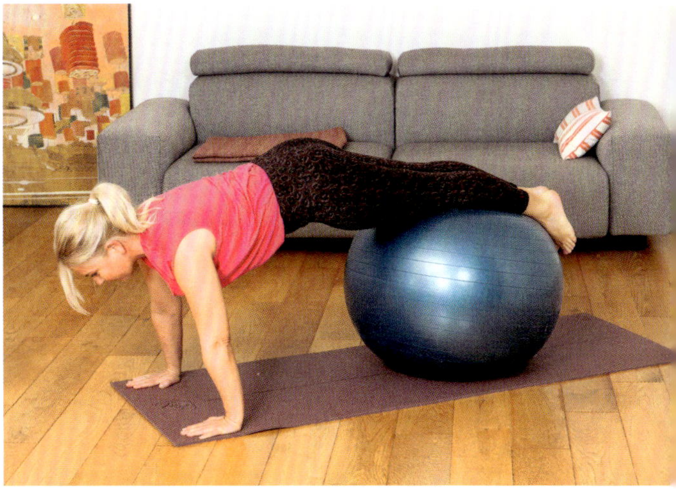

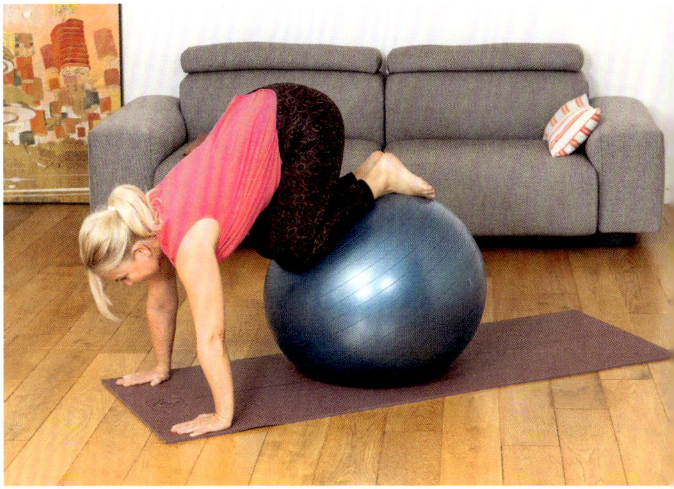

Ausfallschritt mit Pilatesball

SCHWIERIGKEITSGRAD: ANSPRUCHSVOLL

Ausführung:

- Gehe in den Ausfallschritt. Dein Gewicht liegt auf dem vorderen Bein, der hintere Fuß ist aufgestellt. Zwischen den ausgestreckten Armen hältst du einen Pilatesball.
- Atme tief ein und aktiviere während der Ausatmung deine Körpermitte.
- Gleichzeitig drehst du deinen Oberkörper in die Richtung deines vorderen Beins und gibst Druck auf den Ball, während du etwas tiefer in das rechte Knie gehst.
- Mit der Einatmung kommst du wieder aus der Kniebeuge heraus zurück zur Mitte.
- Führe die Wiederholungen auf der anderen Seite aus.

Hinweis:

Dein Becken soll stabil bleiben, nur der Oberkörper dreht ein.

Anzahl:

6- bis 8-mal je Seite, 3 Durchgänge

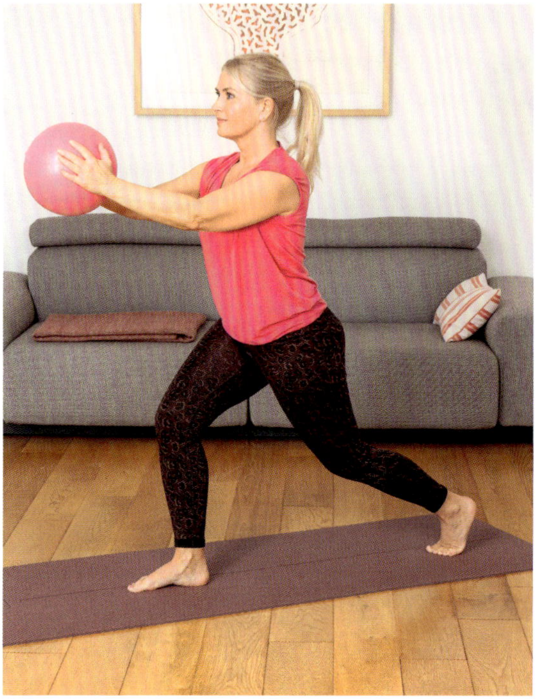

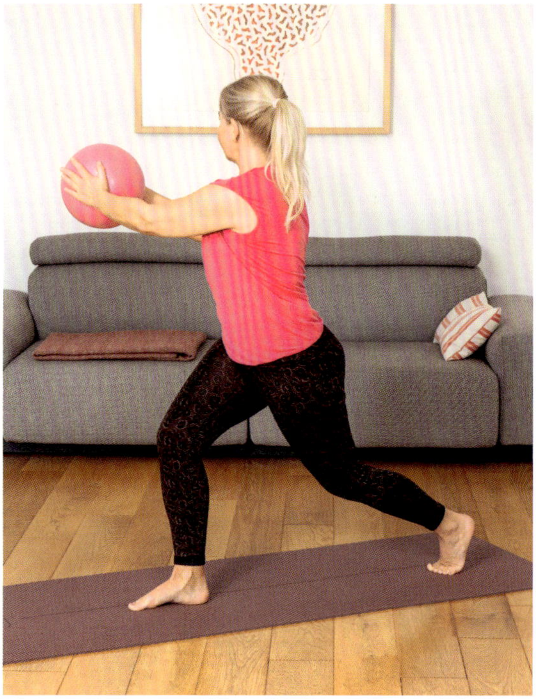

Einbeinige Brücke im Sitzen

SCHWIERIGKEITSGRAD: ANSPRUCHSVOLL

Ausführung:

- Setze dich auf deine Matte. Stütze dich mit deinen Händen hinter dem Körper ab. Finger zeigen Richtung Po. Lege den rechten Fuß auf das linke Knie.
- Atme tief ein und komme mit der Ausatmung und einer aktiven Körpermitte in die Brücke.
- Mit der Einatmung senkst du deinen Po wieder auf die Matte.

Anzahl:

6- bis 8-mal, 3 Durchgänge, mit Seitenwechsel

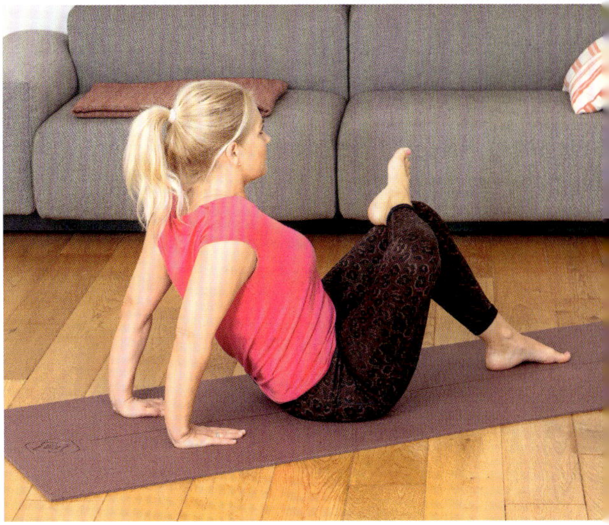

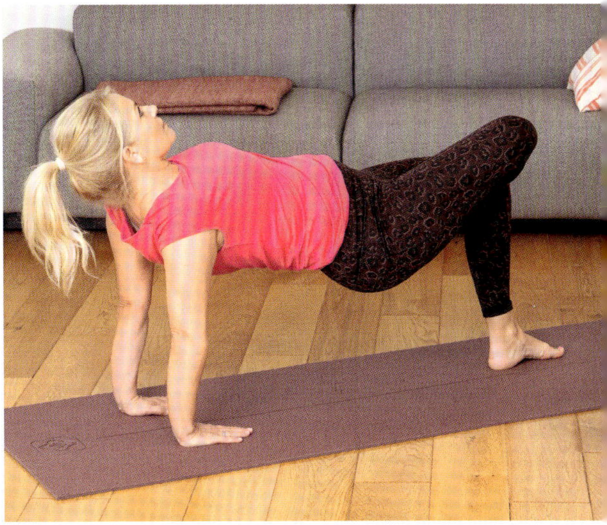

BEBO-WISSEN

Lass uns auf die Vor- und Nachteile von isoliertem Training bzw. funktionellem Training schauen. Kegelübungen (gezielte Anspannungs- und Entspannungsübungen) und somit »isoliertes« Beckenbodentraining sind eine gute Grundlage. Dein Beckenboden braucht jedoch mehr als isoliertes Training, er liebt Bewegung. Eine Studie aus 2016 zeigte, dass die Muskelaktivität bei funktionellen Übungen höher ist. Die bewusste Kontraktion der Beckenbodenmuskulatur ist Voraussetzung.

Die Aktivität des Beckenbodens ist höher, wenn sie in Verbindung mit einer funktionellen Übung ausgeführt wird. Bei einem Squat ist sie um 30 % erhöht, bei der Katze-Kuh-Übung um 41 %, bei einem Ausfallschritt sind es bereits 42 % und beim Bridging (Schulterbrücke) sind es ganze 56 %! Das bedeutet, ein Beckenboden gewinnt an Stärke, wenn er mit der umliegenden Muskulatur trainiert wird und eben nicht nur isoliert mit Kegelübungen.

Schulterbrücke mit Nadelöhr

SCHWIERIGKEITSGRAD: ANSPRUCHSVOLL

Ausführung:

- Begib dich in Rückenlage, die Arme liegen seitlich neben dem Körper. Nach einer tiefen Einatmung kommst du mit der Ausatmung und einer aktiven Körpermitte in die Schulterbrücke. Hier hältst du leicht die Grundspannung und atmest weiter. →1
- Mit dem linken Fuß gehst du auf die Zehenspitzen und das rechte Knie ziehst du Richtung Oberkörper. →2
- Nun wird der rechte Fuß durch das linke aufgestellte Bein gefädelt. →3
- Das Becken bleibt so stabil wie möglich.
- Im Anschluss ziehst du das Knie wieder Richtung Oberkörper. Diese Abfolge führst du 4- bis 6-mal durch, ohne die Schulterbrücke zu verlassen.

Anzahl:

3 Durchgänge, mit Seitenwechsel

1
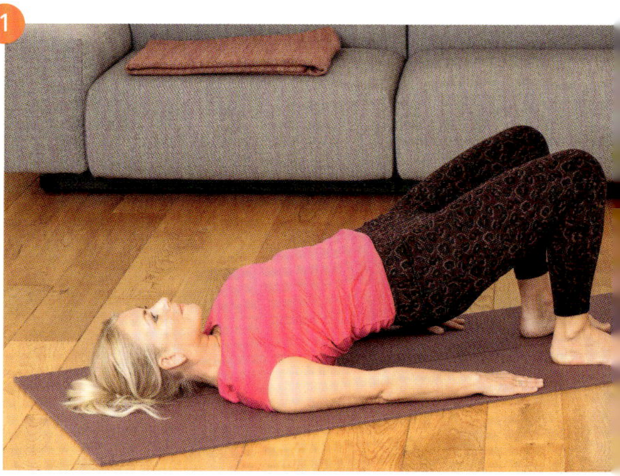

2
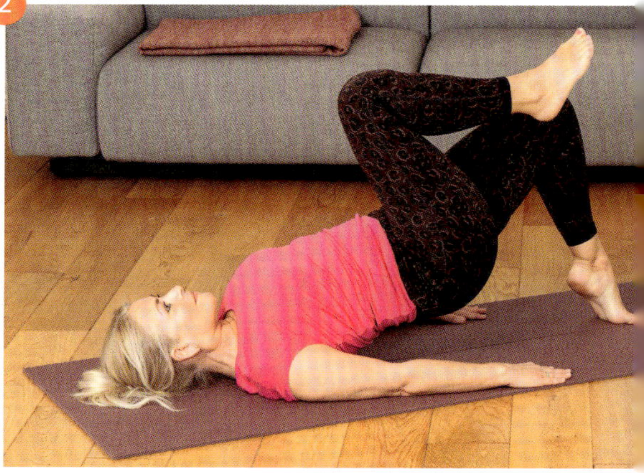

3
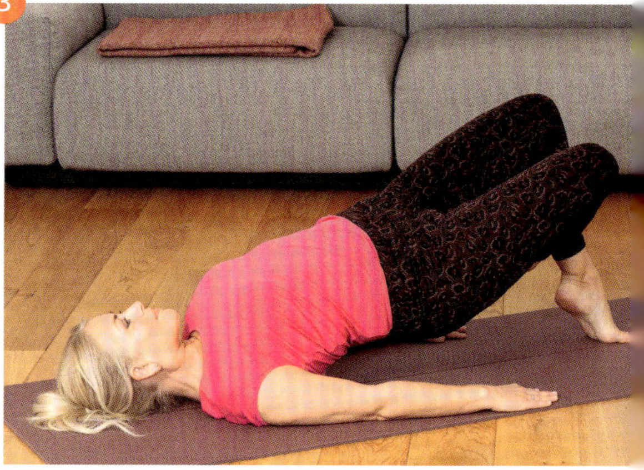

Squat

SCHWIERIGKEITSGRAD: ANSPRUCHSVOLL

Ausführung:

- Stelle dich hüftschmal und aufrecht hin. Deine Füße richten sich in einem Winkel von etwa 20 Grad leicht nach außen.
- Gehe nun mit der Einatmung in einen Squat, drücke dein Gesäß nach hinten unten. Das Gewicht ruht auf den Fersen.
- Die Arme gehen dabei nach vorne. Rücken und Kopf sind in einer geraden Linie.
- Richte dich mit der Ausatmung und aus der Kraft deiner Körpermitte wieder auf und ziehe dabei die Arme wieder neben deinen Körper.

Hinweis:

Der Beckenboden ist bereits in Grundspannung, wenn du in den Squat kommst, und er aktiviert sich automatisch intensiver, wenn du dich aus den Beinen herausdrückst. Starte anfangs nicht zu tief und nicht zu breitbeinig.

Anzahl:

8- bis 10-mal, 3 Durchgänge

Übungserweiterung:

Führe die Übung auf einer unebenen Unterlage durch. Stelle dich dazu auf ein Kissen, auf deine zusammengerollte Yogamatte oder auf Yogablöcke. Während der Ausführung der Übung kann als zusätzliche Erweiterung Druck mit den Knien auf einen Pilatesball gegeben werden.

Squat an der Wand

SCHWIERIGKEITSGRAD: ANSPRUCHSVOLL

Ausführung:

- Komme mit angelehntem Rücken an der Wand in einen Squat. Deine Beine sind etwas breiter als hüftschmal aufgestellt und deine Ober- und Unterschenkel befinden sich in einem rechten Winkel.
- Platziere nun einen Pilatesball zwischen deinen Knien.
- Atme tief ein und aktiviere mit der Ausatmung deine Körpermitte, gleichzeitig gibst du mit den Knien Druck auf den Pezziball.
- Mit der Einatmung löst du leicht die Anspannung.

Anzahl:

6- bis 8-mal, 3 Durchgänge

Übungserweiterung:

Nimm einen weiteren Ball zwischen die Handflächen deiner ausgestreckten Arme. Rotiere mit der Ausatmung nach links, während du zusätzlich Druck auf den Ball gibst. Mit Seitenwechsel.

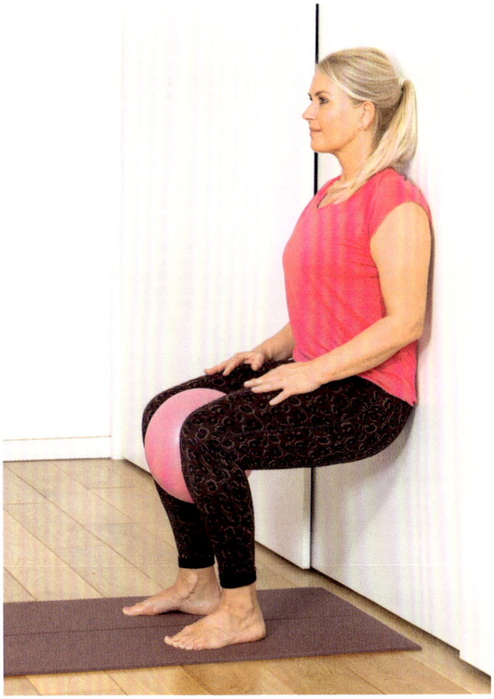

Sidestep im Squat mit Fitnessband

SCHWIERIGKEITSGRAD: ANSPRUCHSVOLL

Ausführung:

- Stelle dich etwas breiter als hüftschmal mit dem Fitnessband oberhalb der Knie in den Squat. Halte eine leichte Grundspannung in deiner Körpermitte. Der Po zieht dabei nach unten, die Krone des Kopfes nach oben, Rücken ist gerade und leicht vorgebeugt.
- In dieser Position machst du nun 3 Schritte nach rechts und danach wieder 3 Schritte nach links. Der Po bleibt die ganze Zeit auf der gleichen Höhe.

Anzahl:

6- bis 8-mal, 3 Durchgänge

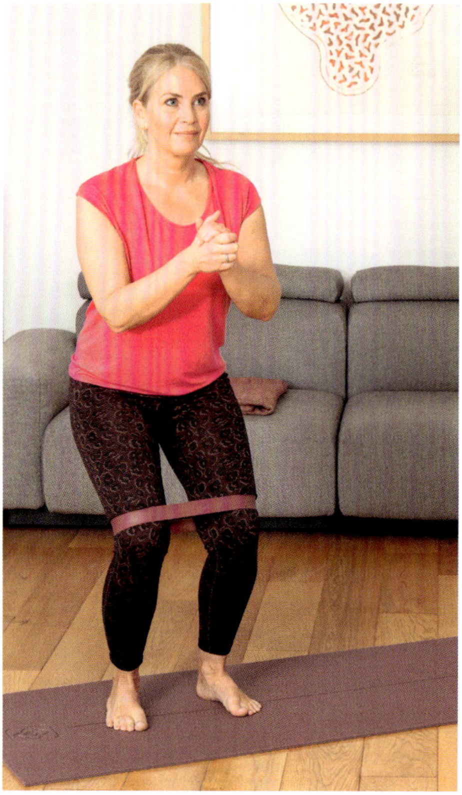

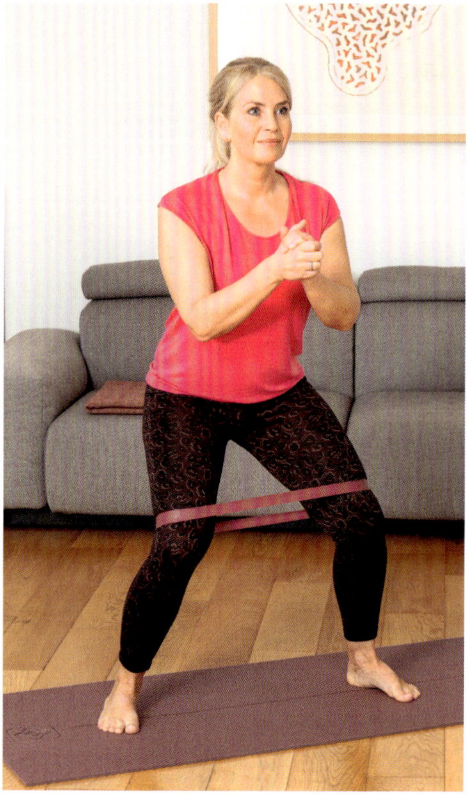

Ausfallschritt

SCHWIERIGKEITSGRAD: ANSPRUCHSVOLL

Ausführung:

- Stehe hüftschmal und lasse deine Arme neben deinem Körper hängen.
- Atme tief ein und komme mit der Ausatmung und einer aktiven Körpermitte in einen Ausfallschritt mit deinem rechten Bein.
- Deine Arme schwingen dabei ebenfalls nach vorn. Der Schwerpunkt liegt zwischen beiden Beinen. Dein Gewicht ist während des Ausfallschritts also auf beiden Füßen gleich verteilt.
- Mit der Einatmung holst du das rechte Bein wieder zurück.
- Danach ist das linke Bein an der Reihe.

Hinweis:

Nicht für Frauen mit Senkungsbeschwerden geeignet! Spüre bei dieser Übung aufmerksam nach, ob sie dir gutgetan hat.

Anzahl:

6- bis 8-mal, im Wechsel, 3 Durchgänge

Übungserweiterung:

Nimm einen Pilatesball zwischen die Handflächen vor den Brustkorb. Drücke auf den Ball, während du in den Ausfallschritt kommst.

Squat mit Fitnessband und Ausfallschritt

SCHWIERIGKEITSGRAD: ANSPRUCHSVOLL

Ausführung:

- Stelle dich mit leicht geöffneten, aber nicht gestreckten Beinen auf. Das Fitnessband sitzt oberhalb deiner Knie und hat eine leichte Grundspannung. Die Arme sind vor deinem Oberkörper verschränkt.
- Atme tief ein und mache mit der nächsten Ausatmung einen Ausfallschritt zur Seite. Der Schwerpunkt deiner Körpermitte befindet sich genau zwischen deinen Beinen. Dein Po zieht nach unten, der Rücken ist gerade, der Kopf in Verlängerung.
- Mit der Einatmung schließt du wieder die Beine und kommst in die Ausgangsposition. Mit Seitenwechsel.

Anzahl:

8-mal, 3 Durchgänge

Schnellkraft mit Lauten

- Die Schnellkraft kannst du auch mit den k-, p-, t-Lauten trainieren. Sie werden schnell und hart ausgesprochen und fördern die rasche Muskelkontraktion.
- Probiere es an dieser Stelle einmal aus und spüre, wie dein Unterbauch und somit automatisch auch dein Beckenboden bei diesen Lauten mitarbeiten.
- Integriere die Laute in deinen Alltag. Sprich sie beispielsweise unter der Dusche oder beim Föhnen. Sprich sie einige Male hintereinander schnell durch.

1

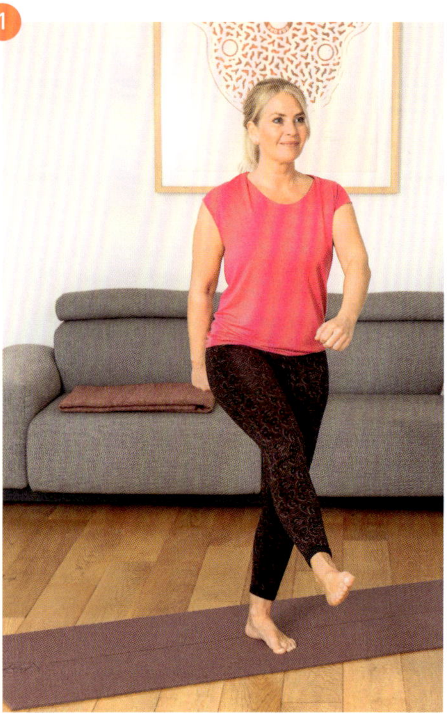

Schnellkraft durch »Kicks«

Ausführung:

- Stelle dich auf ein Standbein.
- Mit dem Spielbein führst du sehr schnelle Kicks nach vorne, zur Seite und nach hinten aus. →1, 2, 3
- Versuche, deinen Oberkörper dabei aufrecht zu halten und nur aus dem Bein heraus zu kicken.

Anzahl:

6–8 Runden je Körperseite, 3 Durchgänge

Übungserweiterung:

Führe die Übung auf einer unebenen Unterlage durch. Stelle dich dazu auf ein Kissen oder auf deine zusammengerollte Yogamatte.

2

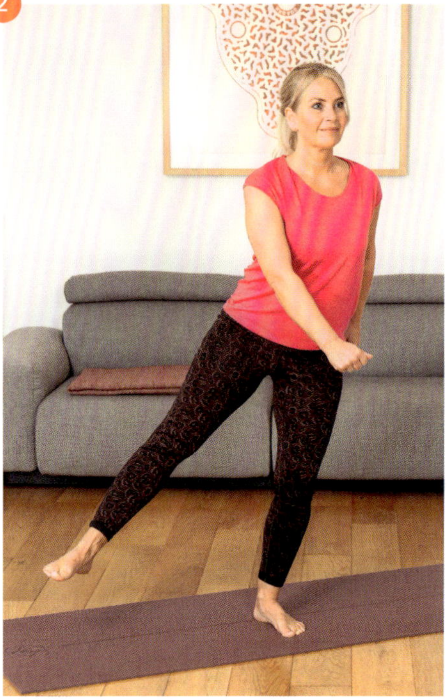

3

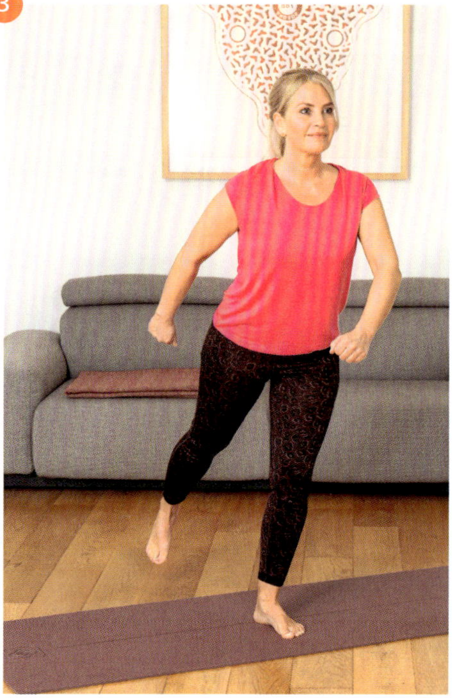

Beckenboden-Schnellkraft mit Musik

Ausführung:

- Musik ist eine großartige Möglichkeit, die Beckenbodenmuskulatur zu stärken und gleichzeitig Spaß zu haben. Schnellkraft bedeutet, schnell kraftvoll anzuspannen und ebenso rasch wieder zu entspannen. Ziel ist es, die reaktionsschnellen Muskelfasern zu trainieren, die bei plötzlichen Belastungen wie Husten, Niesen oder Springen gebraucht werden. Wähle hierfür eine Musik mit einem klaren Rhythmus.
- Spanne dann im Takt der Musik deinen Beckenboden an.
- Baue kurze schnelle sowie lange kraftvolle Phasen in den Song ein.
- Schaffe 10–15 schnelle Impulse hintereinander und arbeite abwechselnd auch mit langen Krafteinheiten. Gehe ganz auf deinen Lieblingssong ein.
- Komme zwischendurch bewusst auch immer wieder in die völlige Entspannung und lege eine kurze Pause ein, bevor es weitergeht.

Ich finde den Song »We will rock you« von Queen sehr passend und nutze ihn gerne für das Schnellkrafttraining.

Gut zu wissen

Schnellkraft spielt im Beckenbodentraining eine zentrale Rolle, insbesondere, wenn es um die Kontrolle bei plötzlichen Belastungen geht – etwa beim Niesen, Husten, Heben oder Springen. Unter Schnellkraft versteht man die Fähigkeit eines Muskels, in möglichst kurzer Zeit einen hohen Kraftimpuls zu erzeugen. Übertragen auf den Beckenboden bedeutet das: Die Muskulatur muss in der Lage sein, sich reflexartig und kraftvoll anzuspannen, um Druck von innen (z. B. durch die Bauchmuskeln) abzufangen und die Kontinenz zu sichern.
Ein reines Ausdauertraining des Beckenbodens reicht dafür nicht aus. Es braucht gezielte Übungen, die Reaktionsfähigkeit und Explosivkraft fördern – zum Beispiel kurze, kraftvolle Kontraktionen im Wechsel mit vollständiger Entspannung. Diese Impulstrainings helfen dem Nerv-Muskel-System, schneller und effektiver auf Belastungen zu reagieren.
Gerade nach Geburten, Operationen oder bei sportlich aktiven Menschen ist Schnellkrafttraining wichtig, um den Beckenboden nicht nur stabil, sondern auch reaktionsfähig zu machen. Es verbessert Schutzmechanismen, Körpergefühl und steigert letztlich die Lebensqualität im Alltag und beim Sport. Ein gesunder Beckenboden ist nicht nur stark – er ist vor allem schnell.

3 ÜBUNGEN FÜR DIE REFLEKTORISCHEN MUSKELN

Bei den reflektorischen Übungen arbeitet der Beckenboden als natürlicher Mechanismus mit. Er kontrahiert reflexartig, um dem intraabdominalen Druck entgegenzuwirken. Diese automatische Anpassung zeigt, dass er eng mit der Gesamtdynamik des Körpers verbunden ist. Bei diesen Übungen musst du deine Körpermitte nicht immer aktiv ansteuern.

Schreibe deinen Namen

Ausführung:

- Stelle dich hüftschmal hin, deine Beine sind dabei nicht durchgestreckt. Du stehst aufrecht und die Krone deines Kopfes zieht nach oben. Die Arme hängen neben dem Körper.
- Verlagere dein Gewicht auf ein Standbein und beginne mit den Zehen des Spielbeins deinen Namen, das Alphabet, deine Adresse oder deine Einkaufsliste zu schreiben.

Anzahl:

So viel, wie du lustig bist! Mit Seitenwechsel.

Übungserweiterung:

Führe die Übung auf einer unebenen Unterlage durch.

Angetäuschter Hopser-Lauf

Ausführung:

- Stelle dich aufrecht und hüftschmal hin. Die Arme sind locker seitlich neben deinem Körper.
- Täusche nun den Hopser-Lauf an.
- Nimm die Arme zur Unterstützung der Bewegung mit.
- Verweile einen kurzen »Schreckmoment« an der höchsten Stelle, bevor du die Seite wechselst.

Anzahl:

1 Minute am Stück, Pause; 3–4 Durchgänge

Übungserweiterung:

Führe die Übung auf einer unebenen Unterlage durch. Stelle dich dazu auf ein Kissen oder auf deine zusammengerollte Yogamatte. Baue im nächsten Schritt zusätzlich kleine Hopser mit ein.

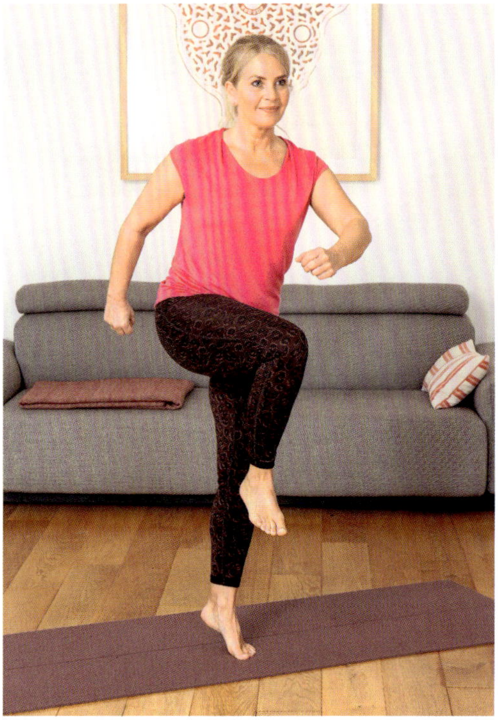

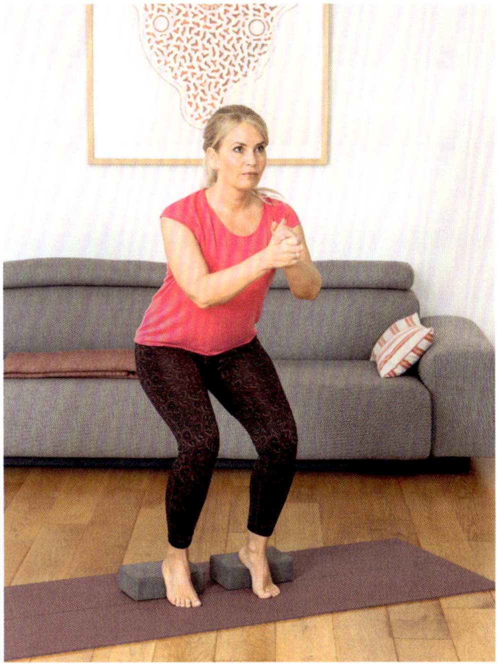

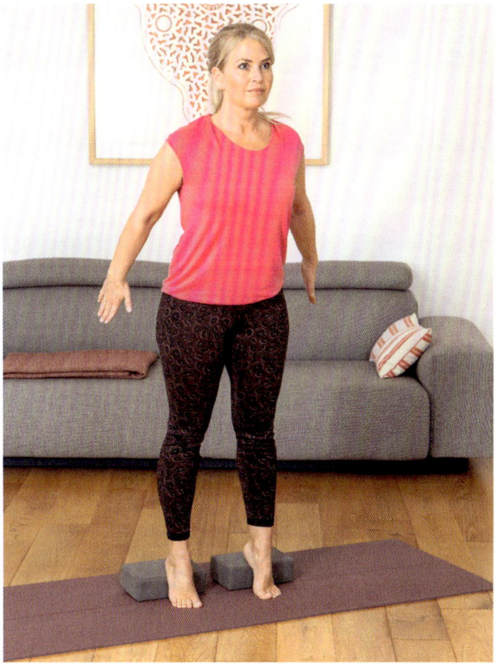

Skispringer

Ausführung:

- Stelle dich hüftbreit auf deine Yogablöcke. Alternativ kannst du auch auf zwei dicken Büchern stehen. Du bist bei dieser Übung im Zehenstand.
- Gehe mit der Einatmung in die Knie, Po nach hinten, gerader Rücken. Arme schwingen nach vorn.
- Stoße dich mit einer schnellen Ausatmung kraftvoll mit den Beinen ab.
- Um den Bewegungsimpuls zu unterstützen, schwingst du die Arme zeitgleich kraftvoll und schnell nach hinten. Wie ein Skispringer hältst du für einen kurzen Moment die gesamte Körperspannung.
- Mit der nächsten Einatmung kommst du wieder in die Ausgangsposition.

Hinweis:

Spüre in deinen Beckenboden. Er arbeitet hier reflektorisch.

Anzahl:

8-mal, 3–4 Durchgänge

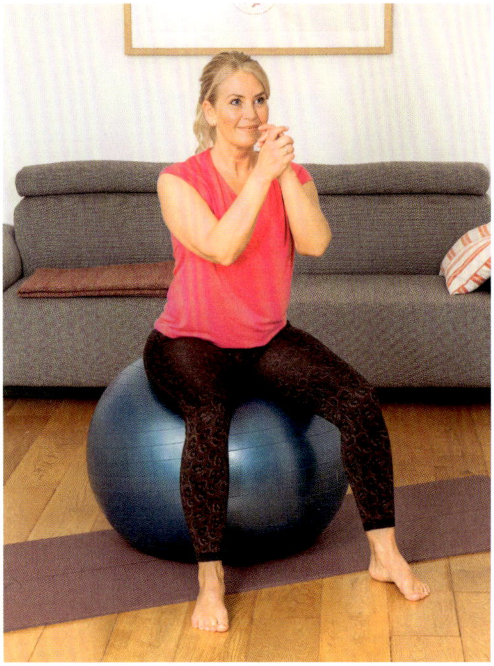

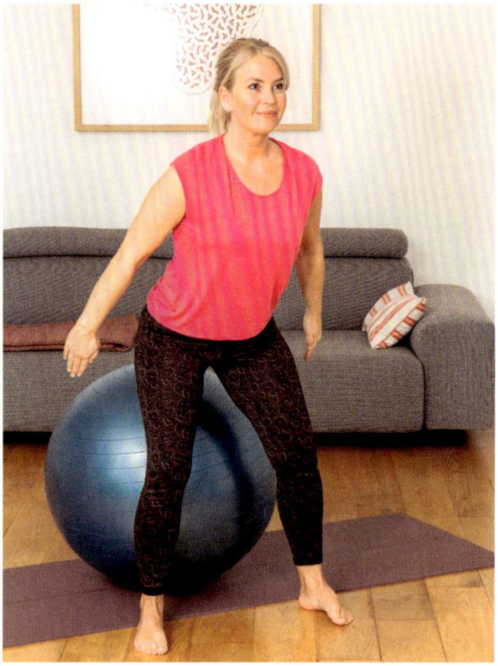

Übung auf dem Pezziball

Ausführung:

- Sitze aufrecht mit hüftbreit geöffneten Beinen auf einem prall aufgepumpten Pezziball.
- Federe 3- bis 4-mal auf dem Ball, schiebe dich während der Ausatmung aus der Kraft deiner Beine mit der nächsten Federung nach oben ab und bleibe einen kurzen »Schreckmoment« im Squat stehen.
- Federe dann in die nächste Runde weiter.

Hinweis:

Nicht für Frauen mit Senkungsbeschwerden geeignet! Spüre bei dieser Übung aufmerksam nach, ob sie dir gutgetan hat. Der Ball muss unbedingt prall gefüllt sein.

Anzahl:

6–8 Durchgänge, 3 Runden

Übungserweiterung:

Komme während der Aufwärtsfederung in den einbeinigen Stand, wechsle jedes Mal die Seite.

Skater

Ausführung:

- Stehe hüftschmal und atme tief ein.
- Mit der Ausatmung machst du einen seitlichen Ausfallschritt mit dem linken Bein und kreuzt hinter dem linken Bein mit dem rechten, während du in die Kniebeuge gehst.
- Komme mit der Einatmung wieder zurück in die Mitte und wechsle die Seite.
- Mache einen Ausfallschritt seitlich mit rechts und kreuze mit links.
- Die Übung wird immer mit der Ausatmung ausgeführt. Die Arme schwingen dabei mit.

Hinweis:

Nicht für Frauen mit Senkungsbeschwerden geeignet! Spüre bei dieser Übung aufmerksam nach, ob sie dir gutgetan hat.

Anzahl:

1 Minute am Stück, Pause; 3–4 Durchgänge, mit Seitenwechsel

Übungserweiterung:

Baue kleine Sprünge beim Seitenwechsel ein und führe die Übung dynamisch durch.

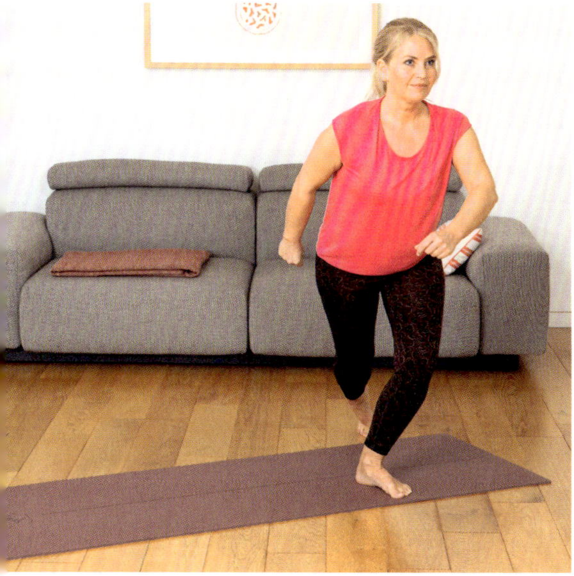

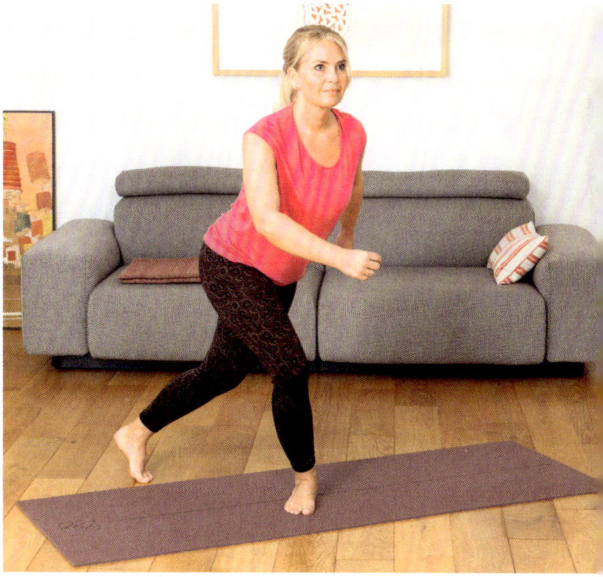

1

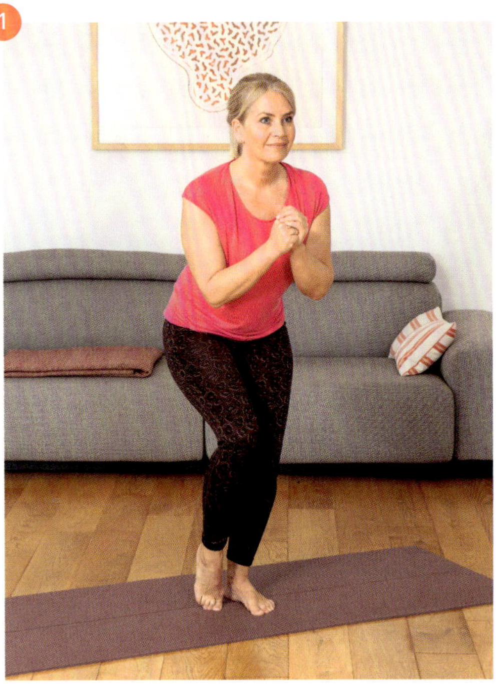

2

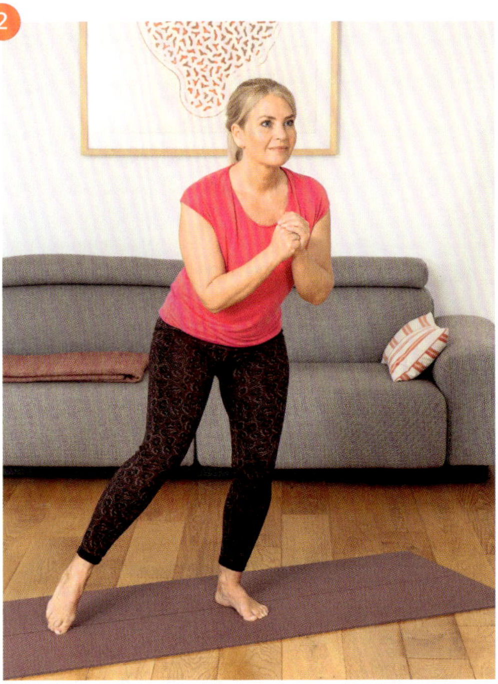

Beckenboden-Balance-Übung

Ausführung:

- Stelle dich mit geschlossenen Beinen auf deine Matte.
- Beuge dich leicht nach vorne und verschränke die Arme vor dem Brustkorb. →1
- Spüre deine aktive Körpermitte und achte auf einen geraden Rücken.
- Gehe mit deinem Standbein leicht in die Knie und achte darauf, dass sich das Knie direkt über dem Fußgelenk befindet.
- Beginne nun mit dem Spielbein Seit- und Rückstepps im Wechsel auszuführen. →2, 3

Anzahl:

1 Minute je Seite

Übungserweiterung:

Führe die Übung auf einer unebenen Unterlage durch. Stelle dich dazu auf ein Kissen oder auf deine zusammengerollte Yogamatte.

3

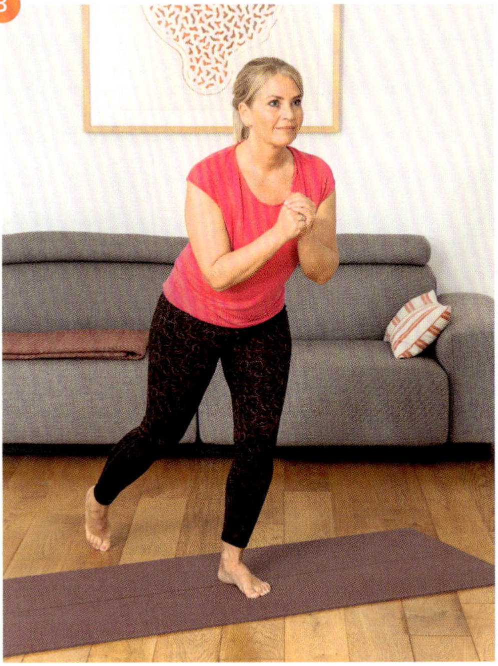

4 ÜBUNGEN ZUR HÜFTMOBILISATION

Eine eingeschränkte Beweglichkeit der Hüfte beeinträchtigt die Funktion des Beckenbodens. Sie ist Stabilisator der umliegenden Strukturen. Übungen hierfür erleichtern nicht nur die Aktivierung des Beckenbodens, sondern sorgen zudem für eine optimale Zusammenarbeit.

Hüftöffnung an der Wand

Ausführung:

- Begib dich in die Rückenlage mit nach oben an die Wand ausgestreckten Beinen. Der Po berührt die Wand.
- Mit der Einatmung ziehe den rechten Fuß auf die Höhe des linken Knies.
- Mit der Ausatmung strecke das Bein wieder.

Hinweis:

Bei Senkungsbeschwerden wird das Becken mit einem Kissen unterpolstert.

Anzahl:

8- bis 12-mal, mit Seitenwechsel

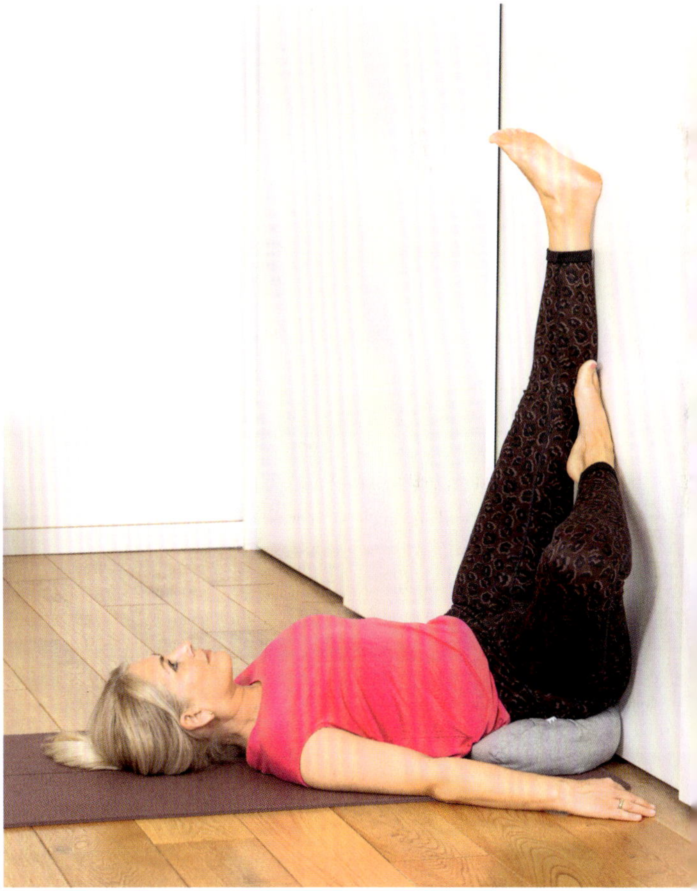

Hüftmobilisation in Bauchlage

Ausführung:

- Begib dich in Bauchlage.
- Ziehe ein Bein seitlich an und bringe dich in eine halbe »Froschposition«.
- Nun hebe den Unterschenkel vom Boden ab und senke ihn wieder. Das Knie bleibt auf der Matte.

Anzahl:

8- bis 12-mal, 3 Durchgänge, mit Seitenwechsel

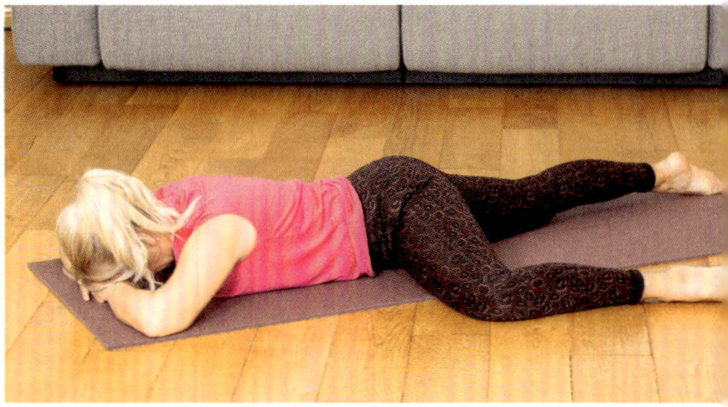

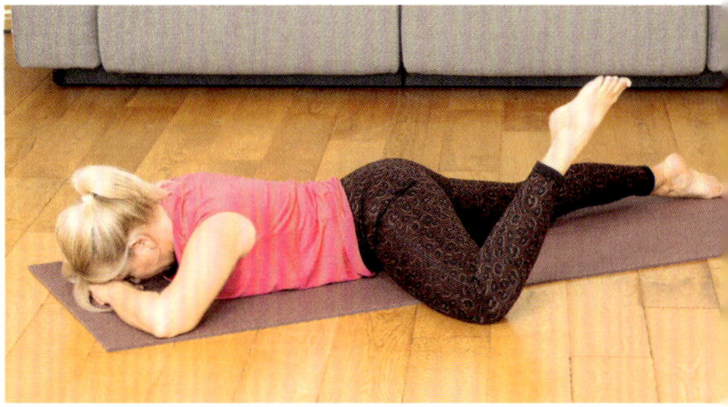

Hüftmobilisation in Seitenlage

Ausführung:

- Begib dich in Seitenlage mit leicht angewinkeltem unteren Bein. Das obere Bein ist mit der Fußspitze hinter dem unteren abgestellt. Das Knie zeigt zur Decke. Kopf, Schultern und Becken sind und bleiben während der Ausführung in einer Linie.
- Nimm nun das abgestellte Spielbein in einem großen Bogen aus der Hüfte heraus und setze es mit dem Knie auf die Matte vor dem unteren Bein ab. Die Fußsohle zeigt Richtung Decke. Das Becken bleibt stabil und bewegt sich nicht mit.
- In einem großen Bogen führst du nun dein Spielbein wieder zurück in die Ausgangsposition.

Anzahl:

6- bis 8-mal, 3 Durchgänge, mit Seitenwechsel

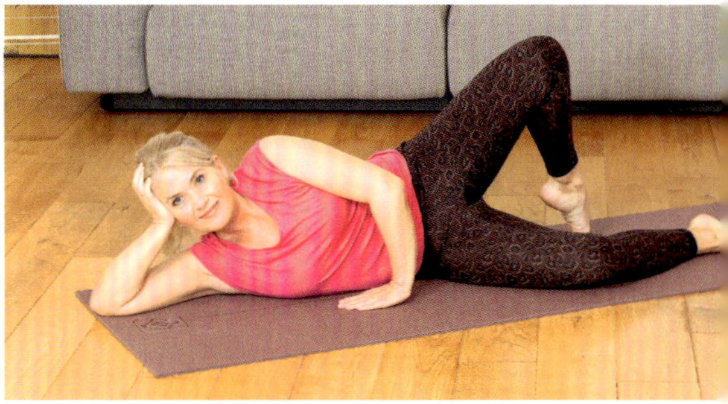

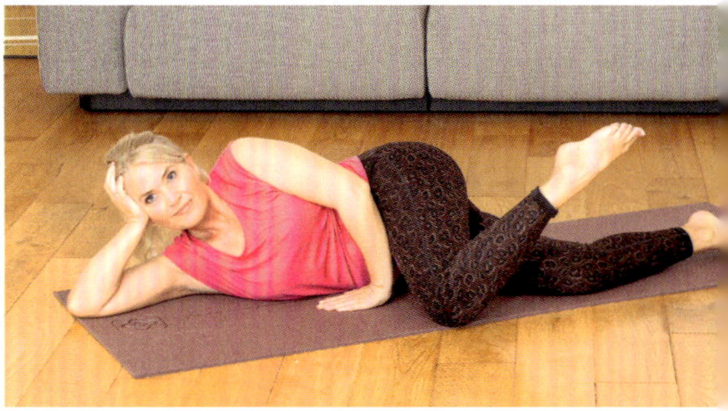

Hürdensitz

Ausführung:

- Setze dich auf deine Matte.
- Beuge das rechte Bein, sodass der rechte Fuß seitlich nach außen zeigt und der Oberschenkel flach auf dem Boden liegt. Beuge das linke Bein, sodass der linke Fuß vor deinem Oberkörper liegt. Die Position ähnelt einem asymmetrischen Schneidersitz. Richte den Oberkörper auf und lege die Hände entspannt ab.
- Atme tief ein und aus und lasse dich immer tiefer in die Position sinken. Wechsele nach einigen Minuten die Seite.

Hinweis:

Sitze auf deiner »schlechteren« Seite länger.

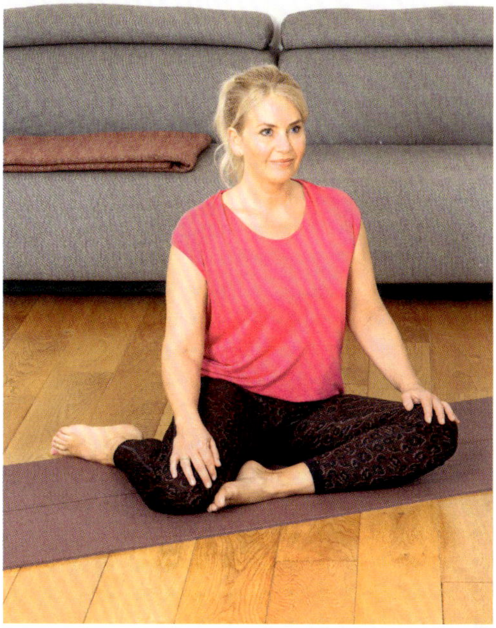

Übung aus dem Hürdensitz heraus

Ausführung:

- Du bist im Hürdensitz.
- Komme mit der Ausatmung aus dem Hürdensitz heraus. Nutze die Kraft deiner Mitte, um nach oben zu kommen.
- Stütze dich dabei mit einem Arm neben dem Körper auf der Matte ab und schwinge den anderen Arm zur Unterstützung mit.
- Mit der Einatmung senkst du dich wieder spannungsvoll auf die Matte. Nicht »plumpsen« lassen!

Anzahl:

4- bis 6-mal je Körperseite, 3 Durchgänge

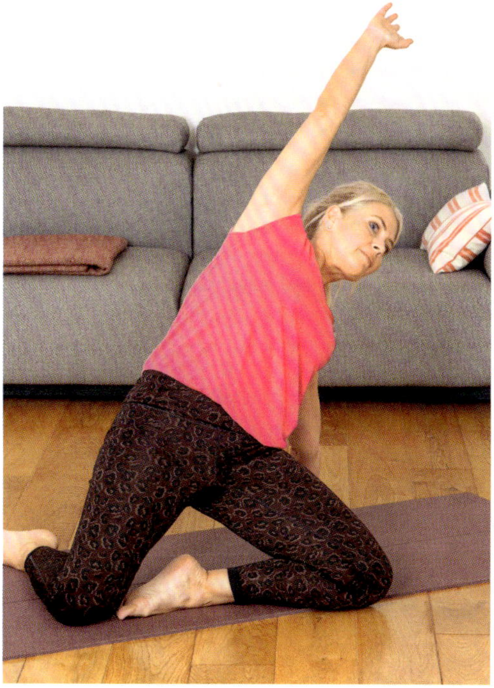

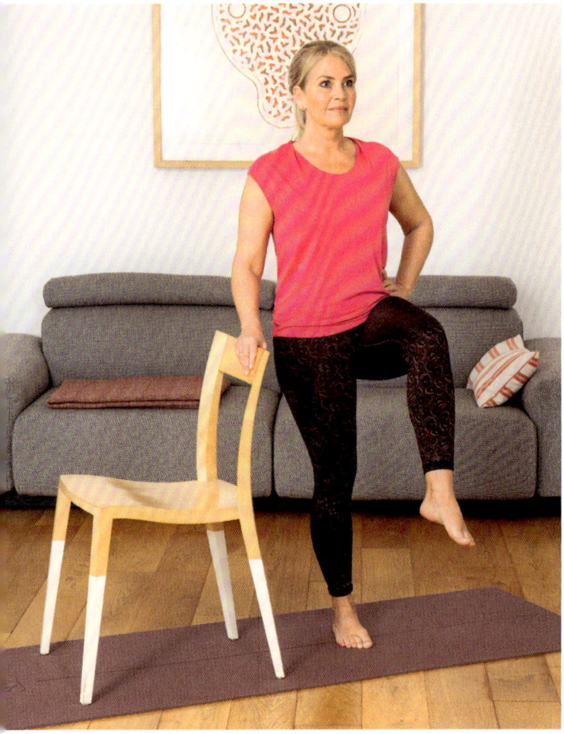

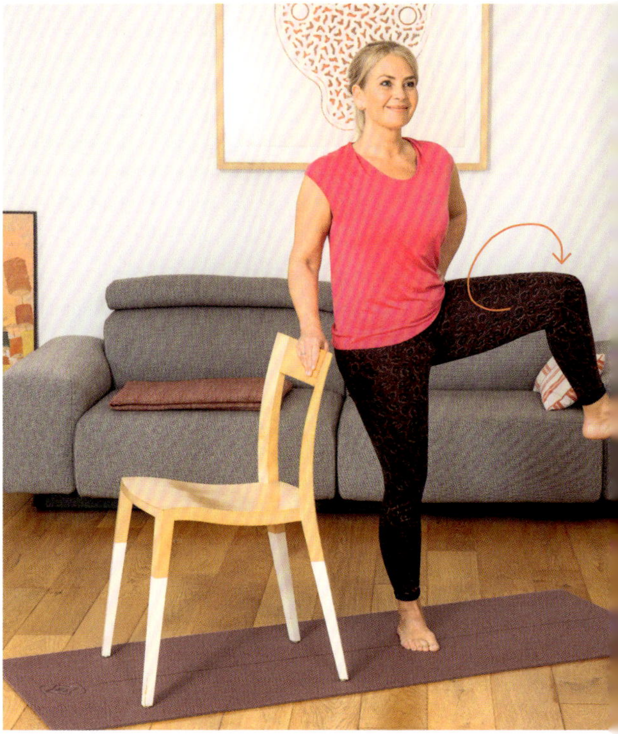

Hüftöffnung im Stehen

Ausführung:

- Stelle dich mit geschlossenen Beinen auf deine Matte. Halte dich bei Bedarf gerne an einem Stuhl oder an der Wand fest.
- Komme nun in einen guten Stand und verlagere dein Gewicht auf ein Standbein.
- Hebe dein Spielbein in einem 90°-Winkel so weit an, bis dein Knie in etwa auf der Höhe deiner Hüfte ist.
- Führe nun große, kreisende Bewegungen mit deinem Bein aus. Das Knie führt die Bewegung an.
- Nach 5 Kreisen wechselst du die Richtung für weitere 5 Kreise. Das Ganze wiederholst du anschließend mit der anderen Seite.

Anzahl:

3 Durchgänge, mit Seitenwechsel

Vierfüßler-Übung mit Yogablock

Ausführung:

- Begib dich in den Vierfüßlerstand. Mit dem rechten Knie kniest du auf einem Yogablock (alternativ ein dickes Buch). Das linke Knie ist abgesenkt. Deine Zehen sind auf der Matte aufgestellt.
- Mit der Ausatmung aktivierst du deine Körpermitte und ziehst das tiefere linke Knie auf die Höhe des rechten Knies. Achte auf einen geraden Rücken.

Anzahl:

8-mal, 3 Durchgänge, mit Seitenwechsel

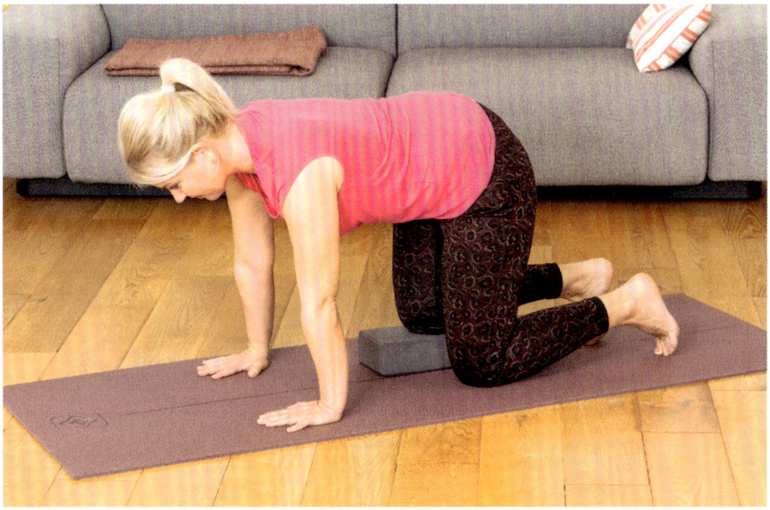

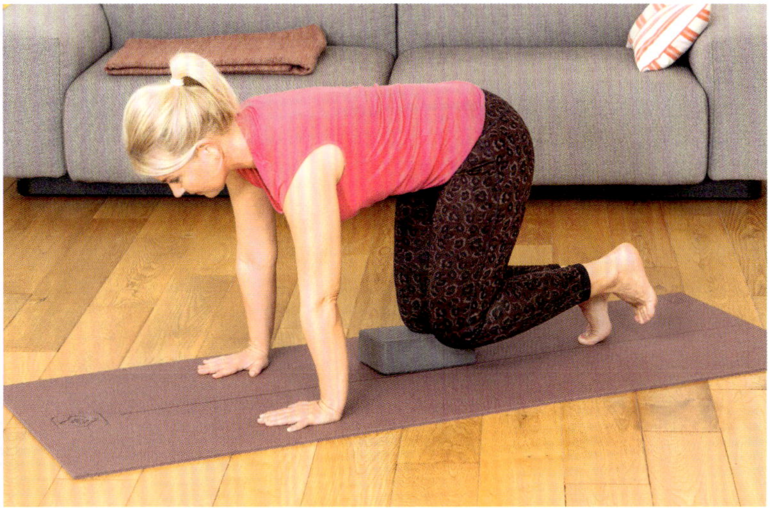

1

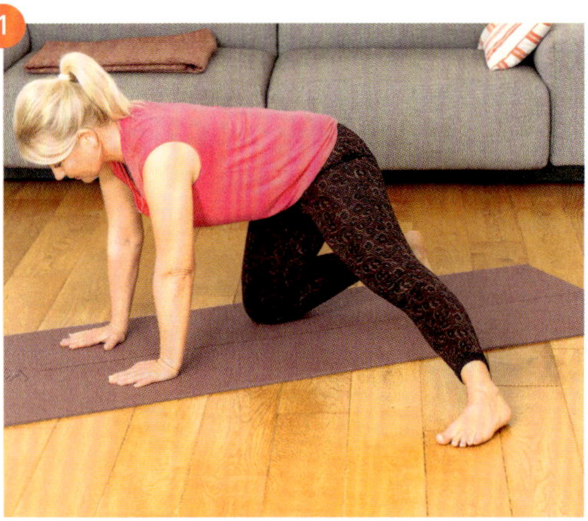

2

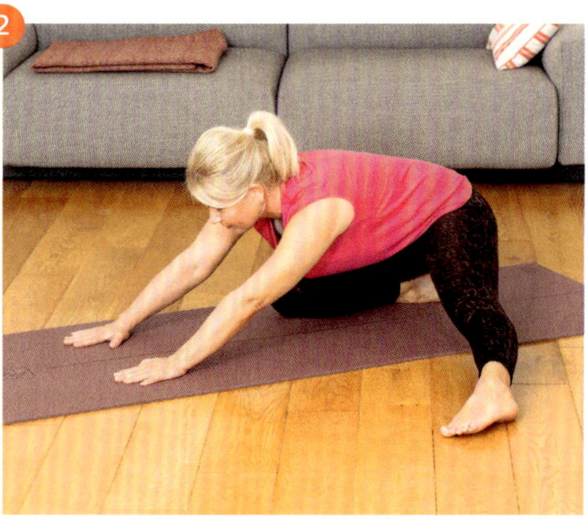

3

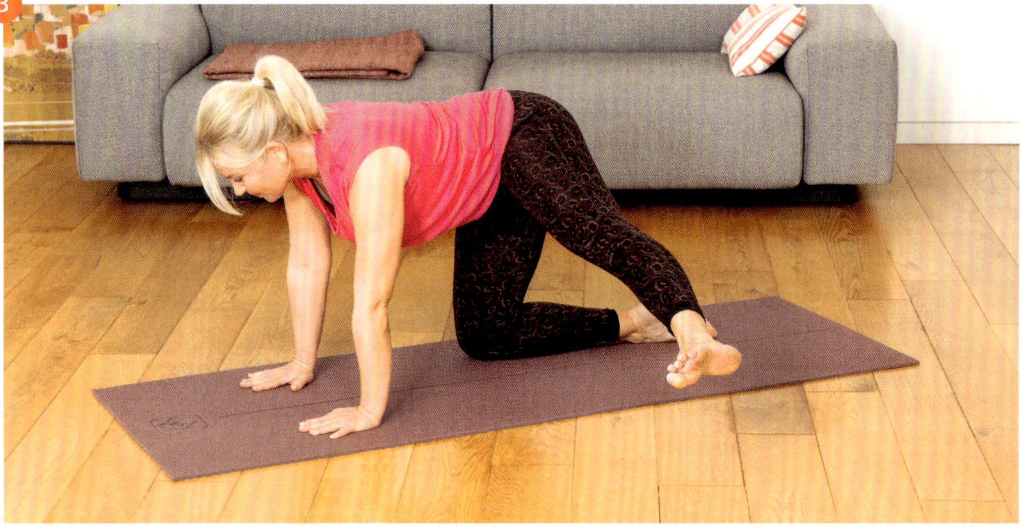

Hüftbeweglichkeit im Dreifüßlerstand

Ausführung:

- Komme in den Vierfüßlerstand und strecke ein Bein zur Seite aus. →1
- Senke mit der Einatmung den Po Richtung Ferse ab, soweit es dir möglich ist. →2
- Spüre hier die Dehnung und Entspannung deines Beckenbodens.
- Komme nun mit der Ausatmung in den 3-Füßler-Stand und hebe das gestreckte Bein mit aktiver Körpermitte an. →3
- Mit der Einatmung das Bein absetzen, der Po senkt sich wieder nach hinten unten ab.

Anzahl:

8-mal je Seite, 3 Durchgänge

5 ÜBUNGEN ZUR ENTSPANNUNG

Nach dem Training und gerne auch zwischen den Übungseinheiten hat der Beckenboden Entspannung verdient. Ein bisschen loslassen, sanfte Bewegungen und bewusste Atmung helfen nicht nur uns, sondern auch dem Beckenboden, wieder in Balance zu kommen. In Kombination mit Mobilisationsübungen kannst du für Lockerheit und ein besseres Körpergefühl im Beckenbereich sorgen.

Mobilisation durch Katze und Kuh

Ausführung:

- Komme in den Vierfüßlerstand mit aufgestellten Zehen.
- Mit der Einatmung in die Kuh-Pose kommen (→ Kopf ins Genick, leichtes geführtes Hohlkreuz und bewusst die Sitzbeinhöcker auseinanderziehen (Beckenbodendehnung)).
- Über die gesamte Ausatmung die Körpermitte aktivieren und dabei in die Katzen-Pose kommen (→ aus den Handflächen heraus in den runden Rücken schieben, Schambein Richtung Bauchnabel ziehen und Kinn Richtung Brustbein (Beckenbodenaktivierung)).
- Mit der nächsten Einatmung die Anspannung aus der Katzen-Pose lösen und zurück in die Kuh-Pose gehen.

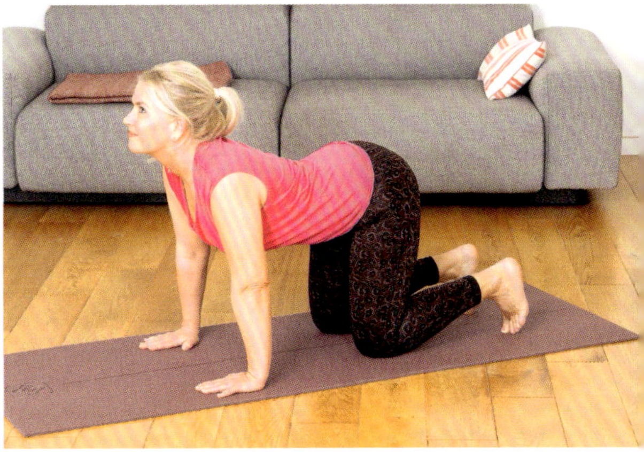

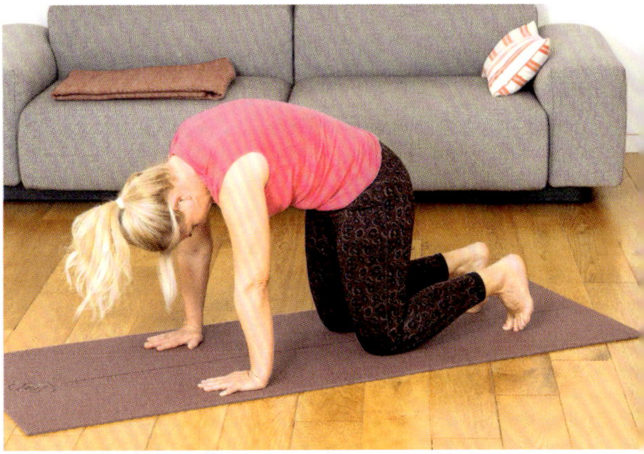

Hinweis:

Arbeite in deinem Atemrhythmus; dies ist eine gute Übung bei Periodenschmerzen, es ist Aktivierung und Dehnung in einer Übung.

Anzahl:

8- bis 10-mal, 3 Durchgänge

Mobilisation auf dem Pilatesball mit der Liegenden 8

Ausführung:

- Komme in Rückenlage, mit hüftschmal aufgestellten Beinen und einem Pilatesball unter dem Steißbein. Vermeide ein Hohlkreuz und achte darauf, dass du keine Spannung in deiner Bauchdecke hast. Die Arme liegen neben dem Körper. →1
- Mit deinem Becken beginnst du nun, eine Liegende 8 zu zeichnen. →2 Ziehe schöne große Kurven mit deinen Beckenknochen →3
- Nach einigen Durchgängen wechsle die Richtung.
- In der Pause umarmst du deine Schienbeine und ziehst die Knie an dich heran.
- Bleibe auf dem Ball liegen und entspanne den Beckenboden.
- Stelle nach deiner Pause ein Bein nach dem anderen wieder auf den Boden und starte die nächste Runde.

Hinweis:

Der Beckenboden arbeitet reflektorisch. Entferne nach der Übung den Pilatesball und spüre die Wohltat in deinem unteren Rücken.

Anzahl:

1–2 Minuten, mit Richtungswechsel, Pause;
3 Durchgänge

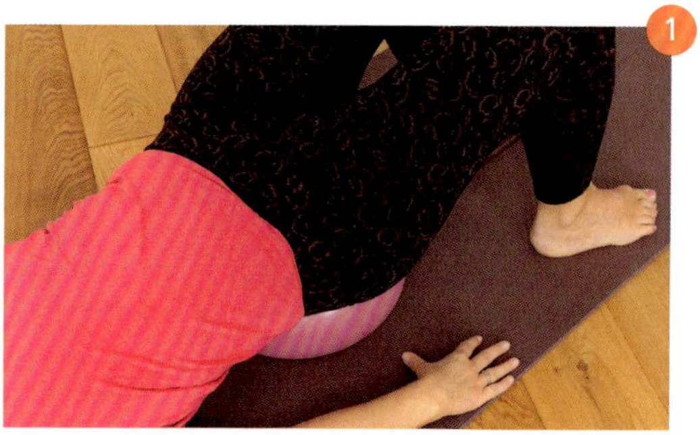

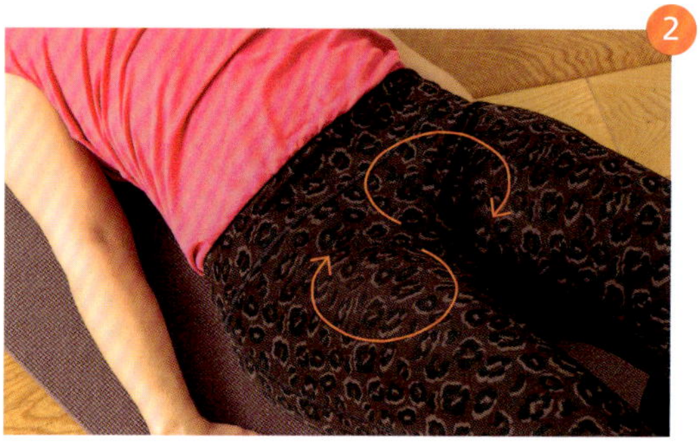

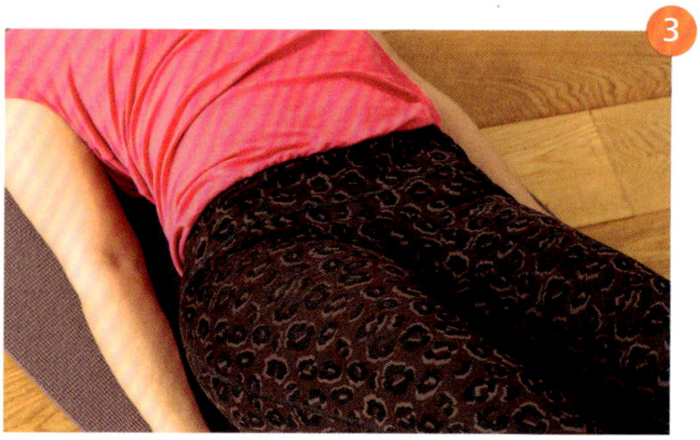

Mobilisation Beckenkreisen im Stehen

Ausführung:

- Stehe hüftbreit und beginne, mit deinem Becken Kreise zu ziehen. Erst kleine und dann immer größer werdende Kreise.
- Versuche den Oberkörper aufrecht zu halten und ausschließlich mit dem Becken zu arbeiten. Hier darfst du auch gerne die liegende 8 zeichnen.

Anzahl:

1–2 Minuten, mit Richtungswechsel

Mobilisation mit dem Scheibenwischer

Ausführung:

- Begib dich in Rückenlage und stelle deine Beine hüftbreit auf.
- Führe sie nun gleichzeitig, wie Scheibenwischer, nach rechts und links.
- Wenn dir diese Übung im Liegen ungemütlich ist, kannst du sie sitzend auf deiner Matte ausführen.

Entspannung im Happy Baby

Ausführung:

- Lege dich flach auf den Rücken auf eine Unterlage.
- Beuge die Knie und ziehe sie nah an deine Achselhöhlen. Die Fußsohlen zeigen zur Decke.
- Greife mit den Händen die Außenseite deiner Füße.
- Ziehe nun mit deinen Händen deine Knie neben deinen Oberkörper. Halte die Schienbeine senkrecht zum Boden.
- Atme tief und ruhig ein und aus. Entspanne deinen Körper und deinen Beckenboden.

Dauer:

1 Minute, gerne auch länger

Tipp:

Wenn das Greifen der Füße schwerfällt, greife nach deinem Knöchel.

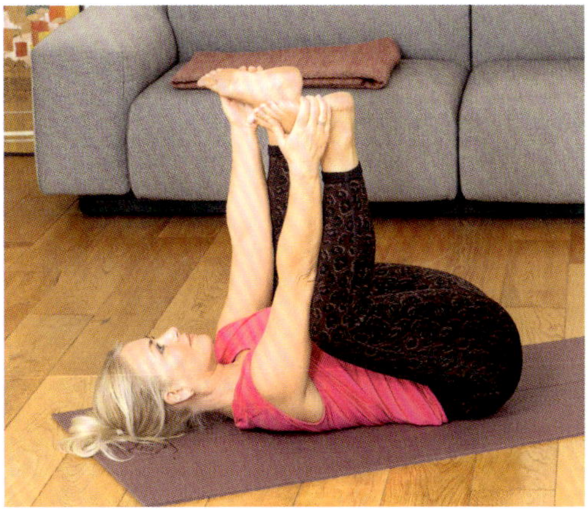

Entspannung in der tiefen Hocke

Ausführung:

- Stelle dich aufrecht hin, die Füße etwas breiter als hüftschmal. Die Zehen zeigen leicht nach außen.
- Beuge langsam die Knie und lasse deinen Po nach unten sinken, bis du in der tiefen Hocke sitzt.
- Bringe die Handflächen vor deinem Brustkorb zusammen und drücke die Ellenbogen sanft gegen die Innenseiten der Knie.
- Halte den Rücken lang und aufrecht.
- Atme tief und entspanne deinen Körper und deinen Beckenboden.

Dauer:

1 Minute, gerne auch länger

Tipp:

Wenn deine Fersen nicht auf die Unterlage kommen, lege eine gefaltete Decke unter die Fersen. Das sorgt für mehr Stabilität.

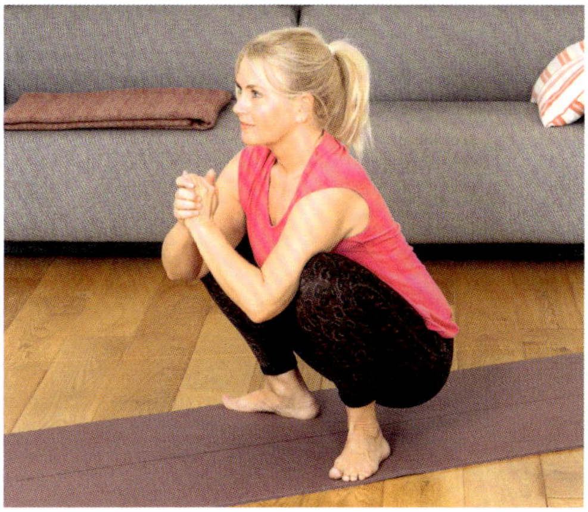

Entspannung in der Haltung des Kindes

Ausführung:

- Knie dich auf den Boden und setze dich auf deine Fersen. Die großen Zehen berühren sich, die Knie kannst du mattenweit öffnen.
- Beuge deinen Oberkörper langsam nach vorne bis deine Stirn die Matte berührt. Der Rücken bleibt entspannt und lang.
- Strecke deine Arme nach vorn, die Handflächen zeigen zum Boden. →1
- Lasse die Hüfte so weit wie möglich Richtung Fersen sinken.
- Schließe die Augen und atme tief und ruhig.
- Versuche beim Ausatmen, die Spannung im Körper und vor allem im Beckenboden bewusst zu lösen.

Dauer:

1 Minute, gerne auch länger

Tipps:

Falls du mit der Stirn nicht auf den Boden kommst, lege ein Kissen oder eine gefaltete Decke unter die Stirn. Falls deine Hüften nicht die Ferse berühren, lege ebenfalls ein Kissen oder eine Decke zwischen Waden und Oberschenkel.

Variationen:

Die großen Zehen berühren sich nicht, sondern die Füße sind ebenfalls mattenweit geöffnet. →2
Oder: Die Knie berühren sich und die Füße sind mattenweit geöffnet. →3

1

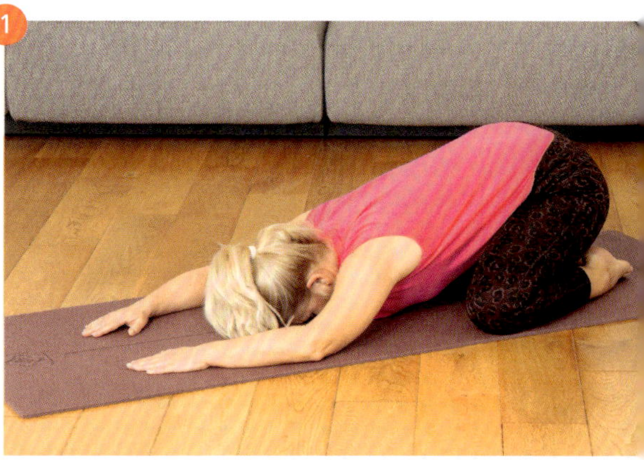

2

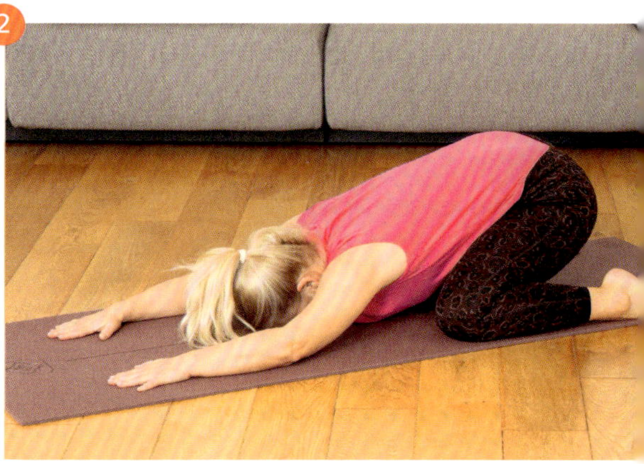

3

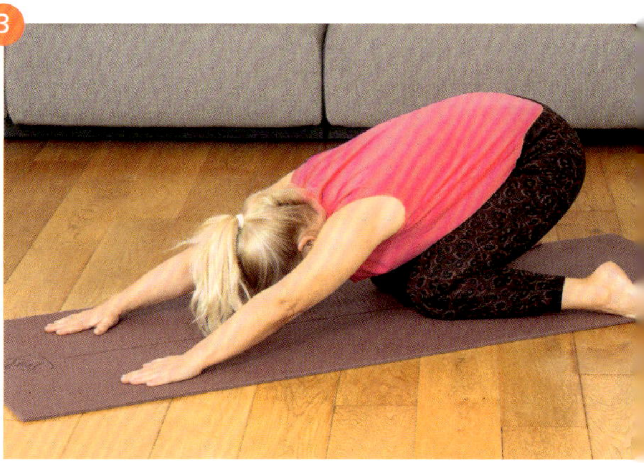

Schmetterling

Ausführung:

- Lege dich auf den Rücken auf deine Unterlage.
- Beuge die Knie und bringe die Fußsohlen zusammen, sodass deine Beine wie die Flügel eines Schmetterlings nach außen fallen.
- Ziehe die Füße so nah wie möglich an dein Becken, ohne Spannung zu erzwingen.
- Atme tief und entspanne deinen Körper und deinen Beckenboden.

Dauer:

1 Minute, gerne auch länger

Tipp:

Lege zur Unterstützung ein Kissen oder eine gerollte Decke unter die Knie, um die Dehnung zu reduzieren, wenn es dir unangenehm ist.

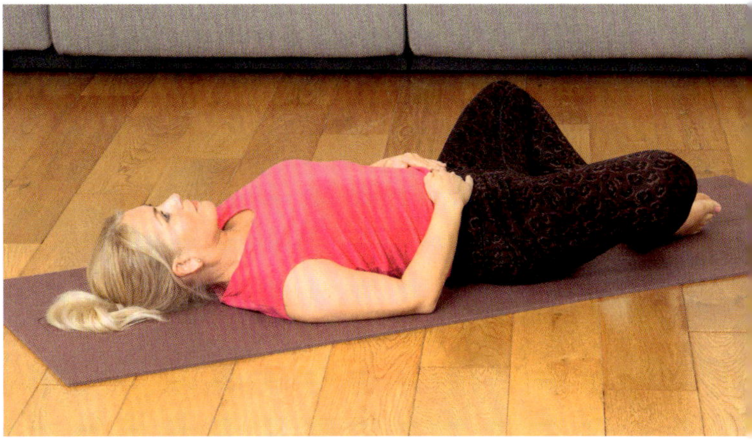

Anspannung und Entspannung – trainiere beides!

Die Entspannung nach oder zwischen den Beckenbodentrainingseinheiten ist ebenso wichtig wie die Kräftigung selbst. Ein gesunder Beckenboden ist nicht dauerhaft angespannt, sondern kann zwischen Aktivitäts- und Entspannungsphasen flexibel wechseln. Nur so kann er seine Funktionen optimal erfüllen.

Nach einem Training braucht die Muskulatur Zeit zur Regeneration. Wird dieser Ausgleich vernachlässigt, kann sich der Beckenboden verspannen, was zu Beschwerden wie Schmerzen im Becken, im Kreuz oder beim Sitzen führen kann. Auch das Gefühl von ständiger Anspannung oder ein Druck im Unterbauch sind mögliche Folgen. Gezielte Entspannungsübungen helfen, die Muskulatur locker zu lassen und das Nervensystem zu beruhigen.

Ein ausgewogenes Training besteht also aus beidem: Anspannung und Entspannung. Nur wenn die Muskulatur beides kann – gezielt anspannen und vollständig loslassen – arbeitet der Beckenboden effizient und gesund.

Ergänzende Therapie- und Trainingsmöglichkeiten

Beckenbodenübungen sind in Verbindung mit einem ganzheitlichen Therapieansatz unumgänglich und sollten deine erste Wahl bei möglichen Beschwerden in den Wechseljahren sein.

Vor- und Nachteile weiterer Therapien

Es gibt – ergänzend zu allem, was ich dir bisher gezeigt habe – noch weitere sinnvolle Therapien. Im Folgenden zeige ich dir verschiedene dieser Methoden und nenne Vor- und Nachteile.

Neben gezieltem Beckenbodentraining stehen verschiedene Methoden zur Verfügung, die individuell ergänzend auf deine Bedürfnisse abgestimmt werden können.

DIE PESSARTHERAPIE

Pessare kannst du vergleichen mit einem gutsitzenden und kaum spürbaren BH, der perfekt alles an Ort und Stelle hält.

Pessare sind medizinische Hilfsmittel, die meistens aus Silikon oder Kunststoff bestehen. Sie werden in die Vagina eingesetzt, um den Beckenboden zu entlasten und zu stabilisieren. Pessare kommen bei Beckenbodenschwäche, aber auch bei Organsenkungen und Inkontinenz infrage. Es gibt sie in unterschiedlichen Formen und Größen, je nach Beschwerdebild und individueller Anatomie. Pessare stützen bereits abgesenkte Organe und helfen dabei, sie in der natürlichen Position zu halten. Dadurch werden der Druck auf den Beckenboden reduziert und Beschwerden gelindert. Auch das Beckenbodentraining wird mit Pessaren effektiver. Denn durch sie lastet kein Druck während des Trainings auf dem Beckenboden und er kann druckfrei trainiert werden mit dem Ziel, über kurz oder lang eventuell die Arbeit wieder allein stemmen zu können. Auch vor oder nach einer Operation ist das Tragen eines Pessars sehr sinnvoll, denn es gibt dem Beckenboden die Möglichkeit der temporären Entlastung, wenn die Muskulatur noch zu schwach ist.

Es gibt viele unterschiedliche Pessartypen, die bei einer Pessarberatung/-anpassung bei der Beckenbodentherapeutin deines Vertrauens oder einer Urogynäkologin für dich individuell ausgesucht werden.

Gängige Pessartypen sind:

- **Ringpessar:** Am häufigsten verwendet bei leichter bis mittelschwerer Senkung der Gebärmutter oder der Blase. Der Ringpessar ist einfach einzusetzen und eignet sich besonders für Frauen, die ihn selbst handhaben möchten.
- **Würfelpessar:** Häufig bei mittlerer bis schwerer Organsenkung, insbesondere bei gleichzeitig bestehender Inkontinenz. Erzeugt leichten Unterdruck, was eine gute Fixierung ermöglicht. Der Würfelpessar muss täglich entfernt und gereinigt werden, da er nicht für den Langzeitgebrauch gedacht ist.
- **Schalenpessar (Schalenringpessar):** Bei stärkerer Senkung oder wenn zusätzlich eine Harninkontinenz vorliegt. Die Membran gibt zusätzlichen Halt und unterstützt insbesondere bei Belastungsinkontinenz.
- **Donutpessar:** Bei ausgeprägter Organsenkung und für Langzeitanwendung. Da dieser Pessar dicker als die anderen ist, gibt er mehr Stabilität und ist oft für ältere Frauen geeignet, die ein Pessar langfristig tragen möchten.

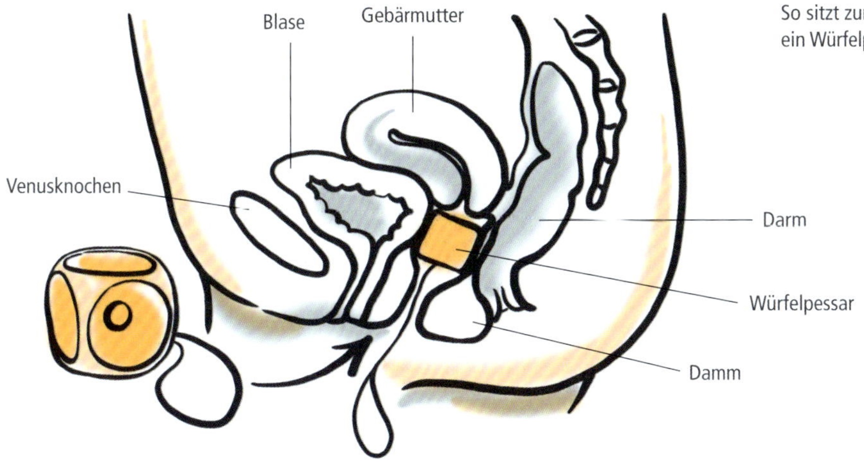

So sitzt zum Beispiel ein Würfelpessar.

- **Gellhornpessar:** Bei schwerer Gebärmutter- oder Scheidensenkung, besonders wenn andere Pessare nicht den gewünschten Effekt erzielen. Wird fester positioniert und ist für eine langfristige Anwendung geeignet, da er seltener gewechselt werden muss.
- **Urethrapessar (Inkontinenzpessar):** Speziell bei Belastungsinkontinenz (z. B. Harnverlust beim Husten oder Niesen). Die Verdickung übt gezielten Druck auf die Harnröhre aus und vermindert so das Risiko von Harnverlust bei körperlicher Anstrengung.
- **T-Pessar:** Vorübergehende Unterstützung, z. B. bei Sport oder körperlicher Aktivität. Dieser Pessar kann selbst eingeführt und bei Bedarf gewechselt werden. Besonders praktisch für Frauen, die nur zeitweise Unterstützung benötigen.

Die Auswahl des geeigneten Pessars erfolgt nach individueller Beratung und Anpassung durch Fachpersonal. Faktoren wie Art und Grad der Senkung, Tragekomfort und die Handhabung durch die Patientin spielen eine wichtige Rolle. Manche Pessare können die Patientinnen selbst einsetzen und herausnehmen, andere sollten regelmäßig vom Arzt kontrolliert werden. Pessare müssen außerdem regelmäßig gereinigt und kontrolliert werden. Einige können über einen längeren Zeitraum im Körper bleiben, während andere täglich entfernt und gereinigt werden müssen.

Für mein Dafürhalten sind Pessare eine tolle, nichtinvasive Unterstützung, die ohne eine Operation eine nichtchirurgische Lösung bei Senkungen und Inkontinenz bieten – das finde ich absolut überzeugend! Ein Pessar bietet dir zudem eine gute Unterstützung, wenn du trotz Senkungs- oder Inkontinenzproblemen oder nach einer Operation wieder zu deinem geliebten Sport zurückfinden möchtest.

HORMONTHERAPIE

Der weibliche Körper ist ein echtes Hormonkarussell, besonders in den Wechseljahren. Jahrelang sorgen Östrogen und Progesteron zuverlässig für einen reibungslosen Ablauf: Zyklus läuft, Haut strahlt, Laune (meist) stabil. Doch dann kommt die Menopause – und die Hormone verabschieden sich nach und nach in den Ruhestand. Das Ergebnis? Der Körper reagiert beleidigt: Hitzewallungen, Schlafprobleme, Stimmungsschwankungen – als hätte er ein Abo auf Überraschungen. Die

Blase wird empfindlicher, die Haut trockener und die Libido fragt sich, ob sie noch gebraucht wird. Zum Glück gibt es Unterstützung: Eine Hormontherapie kann den Hormonhaushalt ausgleichen.

Klassische Hormontherapie (HRT – Hormonersatztherapie)

Bei einer Hormonersatztherapie werden die fehlenden Hormone ersetzt. Dabei wird entweder nur ein Östrogenpräparat verabreicht oder eine Kombination aus Östrogen und Gestagen (Gestagen ist ein Oberbegriff für alle Hormone mit progesteronartiger Wirkung).
Die Hormone gibt es in verschiedenen Formen:

- Tabletten (tägliche Einnahme)
- Pflaster (werden auf die Haut geklebt)
- Gele oder Sprays (werden auf die Haut aufgetragen)
- Hormonspirale (gibt Gestagen direkt in der Gebärmutter ab)

Vorteile: Wirkt effektiv gegen Wechseljahresbeschwerden
Nachteile: Kann bei manchen Frauen das Risiko für Thrombosen oder Brustkrebs leicht erhöhen.

Lokale Hormontherapie

Diese Form wird speziell bei Scheidentrockenheit oder Schmerzen beim Sex angewendet.

Östrogen-Cremes, Zäpfchen oder Vaginalringe wirken nur im Intimbereich und beeinflussen den restlichen Körper kaum.
Vorteil: Kaum Nebenwirkungen, da die Hormone nicht in den ganzen Körper gelangen. Östrogen stärkt die Durchblutung und kann indirekt die Funktion deines Beckenbodens unterstützen.

Natürliche (bioidentische) Hormone

Diese Hormone haben die gleiche Struktur wie die körpereigenen. Sie sind als Gele, Cremes oder Kapseln erhältlich.
Vorteil: Werden oft besser vertragen
Nachteil: Müssen meist individuell vom Arzt dosiert werden

Pflanzliche Alternativen (Phytohormone)

Falls eine Hormontherapie nicht gewünscht oder nötig ist, gibt es pflanzliche Mittel:

- Soja und Rotklee enthalten pflanzliche Östrogene.
- Traubensilberkerze kann Hitzewallungen lindern.
- Mönchspfeffer wirkt bei Stimmungsschwankungen.

Vorteil: Keine künstlichen Hormone
Nachteil: Wirkt nicht bei jeder Frau gleich gut

Welche Behandlung ist die richtige?

Welche Behandlung letztlich ausgewählt bzw. infrage kommen wird, hängt von den Beschwerden und der Gesundheit ab. Eine Hormontherapie kann sehr wirksam sein, sollte aber immer mit Arzt oder Ärztin besprochen werden. Pflanzliche Mittel sind eine Alternative, wenn die Beschwerden nicht zu stark sind. Bioidentische Hormone bieten eine vielversprechende Option für alle Frauen, die eine »natürlichere« Behandlung suchen. Einige Gynäkologen haben sich auf die Therapie mit solchen Hormonen spezialisiert. Eine Ärzteliste nach Postleitzahlen sortiert findest du unter *www.bioidentische-hormone.net* oder auf *www.hormonselbsthilfe.de*

BOTOX ALS THERAPIE

Botox (Botulinumtoxin) wird in der Urologie zur Behandlung einer überaktiven Blase und bei bestimmten Formen der Harninkontinenz eingesetzt, insbesondere dann, wenn herkömmliche Medikamente oder andere Behandlungen keine ausreichende Wirkung zeigen.

Botox wirkt, indem es die Nervenimpulse zur Blasenmuskulatur blockiert. Dies reduziert die unwillkürlichen Blasenkontraktionen und steigert die Speicherkapazität der Blase. Patientinnen verspüren seltener und weniger intensiven Harndrang, was die Lebensqualität erheblich steigert.

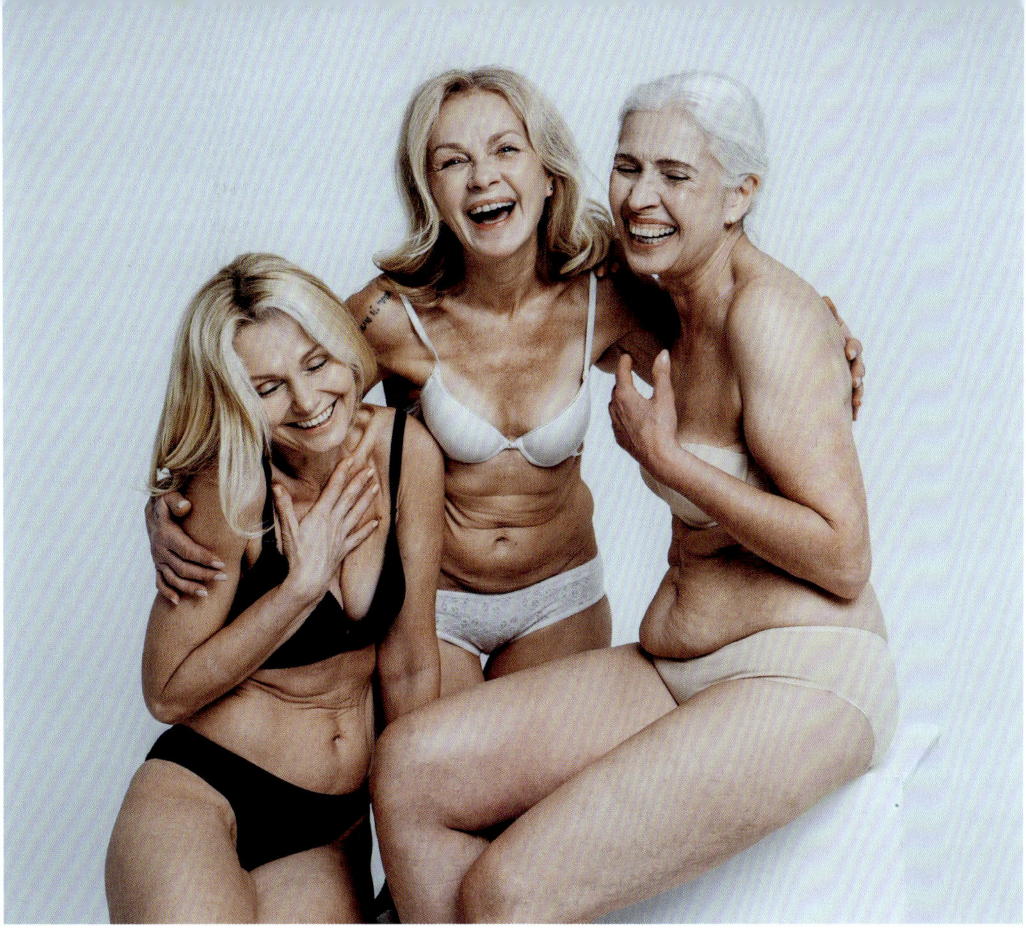

Gehe glücklich durch alle Lebensphasen!

Botox schaltet bei den Nerven die Synapsen aus. Die Stellen, die Signale von einem Nerv an den Nächsten übertragen. Eingespritzt in der Blasenwand führt Botox zu einer Verringerung des Harndrangs und des Gefühls, dauernd auf die Toilette rennen zu müssen. Da sich die Synapsen jedoch regenerieren, hält die Wirkung nicht dauerhaft an. Die Wirkdauer ist von Mensch zu Mensch unterschiedlich.

Botox im Kiefer zur Beckenbodenentspannung

Die Verbindung zwischen Kiefer und Beckenboden beruht auf dem Konzept der myofaszialen Ketten. Eine Verspannung im Kieferbereich kann über das fasziale Netzwerk den Beckenboden beeinflussen. Botoxinjektionen im Kieferbereich entspannen die Kaumuskulatur und tragen zur Beckenbodenentspannung bei. Im Kieferbereich wird Botox häufig in den Kaumuskel injiziert, um Verspannungen oder Zähneknirschen zu behandeln. Durch die Entspannung des Kiefers und die damit verbundene Stressreduktion lösen sich auch die Verspannungen im Beckenboden.

Bevor du dich für eine Botoxbehandlung im Kiefer entscheidest, empfehle ich dir aber, es vorher mit einer Behandlung beim Osteopathen oder mit einer Cranio-Sakral-Therapie zu versuchen.

Was sind die Vorteile für den Beckenboden bei einer Botoxbehandlung?

Botox bewirkt eine Reduktion von Spannungen im gesamten Körper, es verbessert indirekt die Beckenbodenfunktion durch fasziale Entspannungsketten und reduziert Stress, was sich positiv auf Verspannungen im Beckenboden auswirkt.

Trainingsutensilien für deinen Beckenboden

Zaubergeräte für den Beckenboden? Oh, wie schön wäre das denn bitte? Ein Trainingsgerät, welches uns das lästige Beckenbodentraining einfach abnimmt? Gibt es das? Schauen wir uns das mal an.

Vaginalkonen und Liebeskugeln gibt es schon ziemlich lange. Neuer auf dem Markt sind Beckenboden-Trainings-Sonden, die mithilfe einer App und lustigen Spielen deinen Beckenboden ganz easy nebenbei trainieren sollen. Auch ein Beckenbodenstuhl verspricht, wenn frau sich einfach nur 20 Minuten wöchentlich auf ihn setzt, ganz von allein den Beckenboden zu stärken und Inkontinenz zu therapieren.

Diese Geräte haben sicherlich in manchen Fällen ihre Berechtigung, sie können jedoch niemals eine ganzheitliche Beckenbodentherapie ersetzen, höchstens ergänzen. Sie können nicht deinen Alltag optimieren, kein Kontinenz- und Blasentraining mit dir machen, nicht die faszialen Verbindungen und Teammuskeln in deinem Körper nutzen und auch keinen individuellen Trainingsplan für dich zusammenstellen. Einen Vorteil haben sie jedoch alle: Der weibliche Beckenboden erhält endlich mehr Beachtung!

Ich möchte die bekanntesten Utensilien kurz für dich unter die Lupe nehmen und du kannst dann selbst entscheiden, ob du dieses Zaubergerät kaufen/mieten oder nutzen möchtest.

KONEN, LIEBES- ODER VAGINALKUGELN

Immer wieder werde ich gefragt, ob es sinnvoll ist, mit Utensilien wie Konen, Liebes- oder Vaginalkugeln zu trainieren. Die Erklärung ist einfach. Aus was besteht dein Beckenboden? Richtig, aus Muskeln. Und wie trainierst du deine Muskeln? Durch Daueranspannung oder durch Anspannung und Entspannung im Wechsel? Denke hier beispielsweise an Bizeps-Training. Hebst du hier die Hantel dauerhaft in Anspannung, um zu trainieren? Natürlich nicht, denn Muskeln ermüden dadurch. Was die Konen bewirken, ist eine solche Daueranspannung im Beckenboden. Denn durch das dauerhafte Anspannen verhinderst du, dass sie wieder herausrutschen. Doch: Dein Beckenboden ist für eine solche Daueranspannung nicht gemacht. Diese Daueranspannung löst eine Ermüdungsreaktion aus und beim Herausnehmen nach dem »Training« ist dein Beckenboden sicherlich nicht trainiert. Im Gegenteil. Er ist ermüdet und wahrscheinlich noch schlapper als zuvor. Übertriebenes Anspannen mit viel zu viel Kraftaufwand führt also zum genauen Gegenteil. Dein Beckenboden wird hypoton, das heißt, er wird noch schwächer als zuvor.

Ganz verneinen möchte ich diese Trainingsmethode jedoch nicht, denn manchmal sind diese Trainingsutensilien zur Schulung der Wahrnehmung sinnvoll und eine gute Unterstützung. Du solltest in einer individuellen Beratung vorab klären, um welche Beschwerden es sich bei dir handelt und ob dein Beckenboden von einem Training dieser Art profitieren wird.

BIO-FEEDBACK-GERÄTE

Bei einem Bio-Feedback-Gerät werden kleine Sensoren oder Elektroden in der Nähe des Beckenbodens bzw. vaginal oder rektal angebracht oder eingeführt. Sie messen die Aktivität der Muskeln beim An- und Entspannen und die Signale werden auf einem Bildschirm angezeigt. Einige Hersteller haben sich auch Spiele einfallen lassen, die per App auf dem Handy gespielt werden können. Mit dieser Rückmeldung kann die Beckenbodenmuskulatur trainiert werden, da die Patientinnen lernen, welche Bewegung korrekt ist und wann die gewünschte An- oder Entspannung erreicht ist. Diese Geräte sind für Frauen, die ihre Körperwahrnehmung verbessern möchten, eine gute Möglichkeit.

ELEKTROSTIMULATIONS-GERÄTE

Bei diesen Geräten werden durch elektrische Reize Muskelkontraktionen ausgelöst, die den Muskel kräftigen und zu einem Anstieg der Muskelmasse führen sollen. Sie senden elektrische Impulse an die Muskeln des Beckenbodens, wodurch dieser sich zusammenzieht und entspannt. Ähnlich wie bei einem aktiven Training. Die Aktivierung der Muskeln durch diese Geräte unterstützt Frauen bei der Wahrnehmung und Findung ihrer Muskulatur. Diese Geräte gibt es sowohl als Vaginalsonden und mittlerweile auch als EMS-Stuhl.

BECKENBODEN-MAGNET-STUHL

Hier sitzt die Patientin auf einem speziell entwickelten Stuhl, der mit einem Magnetfeldgenerator ausgestattet ist. Diese Geräte senden magnetische Impulse durch den Beckenbereich, die eine Kontraktion der Beckenbodenmuskulatur auslösen.

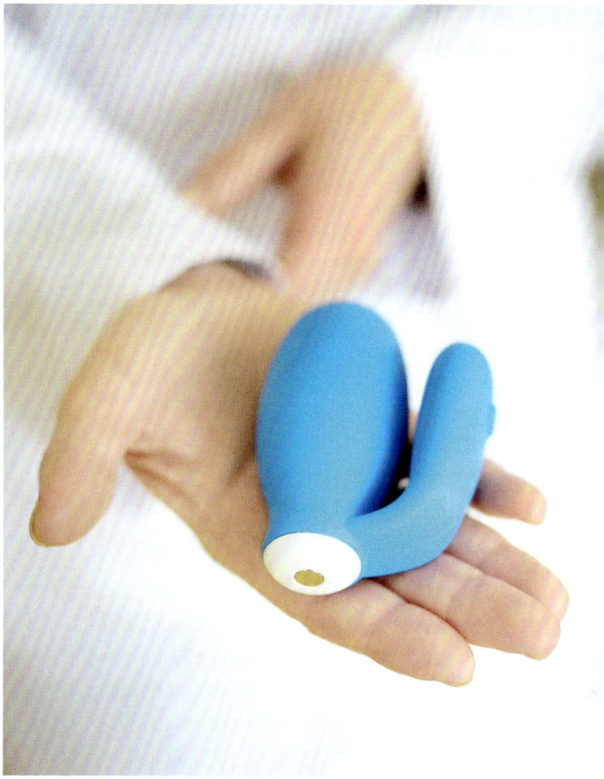

In bestimmten Fällen können auch vaginale Trainingsutensilien helfen, deinen Beckenboden zu trainieren.

Durch die magnetischen Impulse werden die Muskeln, ähnlich wie bei einem Training, angespannt und wieder entspannt, ohne dass die Patientin selbst aktiv werden muss. Die entsprechenden Muskeln werden praktisch ohne Zutun aktiviert und trainiert. Ob dies nun eine gute Therapie für dich ist und ob dich dieser Stuhl deinem Beckenboden näherbringt, darfst du selbst entscheiden. Bestimmt ist auch diese Therapie ergänzend eine gute Erfahrung, ersetzt jedoch auch hier wieder keinen ganzheitlichen Therapieansatz. Die Therapie ist kostenintensiv und nicht für alle Menschen (Hüftprothese, Herzschrittmacher) geeignet.

Gemeinsam mit der Fachperson deines Vertrauens solltest du den perfekten Unterstützer für dein individuelles Beckenbodentraining finden.

Entspannungsmassagen

Eine weitere Möglichkeit, dich um deine Beckenbodengesundheit zu kümmern, sind Massagen. Massagen regen die Durchblutung an und fördern die Entspannung. Wichtig ist, dass du behutsam dabei vorgehst und gut auf deinen Körper hörst. Dein Beckenboden dankt es dir auf jeden Fall mit Leichtigkeit und Wohlbefinden.

Massage mit Tennisball

Ausführung:

- Setze dich auf den Stuhl oder den Boden und lege den Tennisball auf die Sitzfläche, etwa in die Nähe des Damms.
- Richte den Ball so aus, dass er leicht neben einem Sitzbeinhöcker liegt (die Sitzbeinhöcker sind die knöchernen Punkte, die du beim Sitzen ertasten kannst).
- Lehne dein Körpergewicht langsam auf den Tennisball, bis du leichten Druck spürst.
- Bewege das Becken sanft in kleinen Kreisen vor und zurück, um den Bereich zu massieren. Achte darauf, die Bewegung langsam und kontrolliert auszuführen. Verweile bei verspannten oder empfindlichen Punkten für 20–30 Sekunden und atme dabei tief ein und aus. Verschiebe den Ball, um beide Seiten des Beckenbodens und die umliegenden Muskeln zu erreichen.

Hinweis:

Der Druck sollte angenehm sein – vermeide starke Schmerzen. Bei Bedarf kannst du über den Tennisball ein Gästehandtuch legen, um den Druck etwas abzuschwächen. Der Ball sollte keinesfalls genau unter deinem Schließmuskeln liegen. Das ist sehr schmerzhaft und nicht produktiv.

Anzahl:

5–10 Minuten, je nach Wohlbefinden

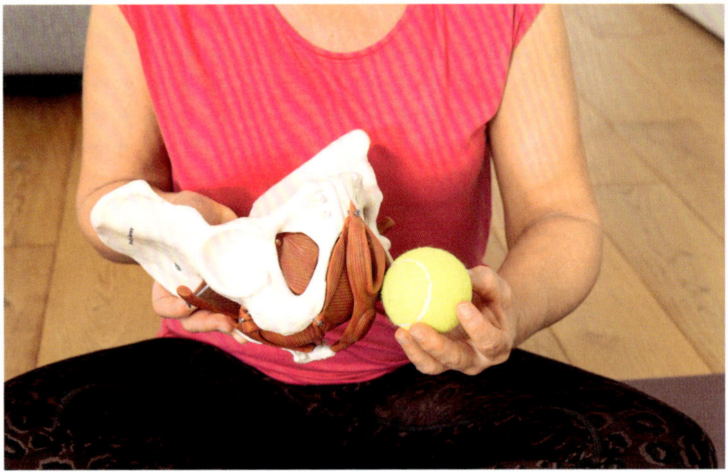

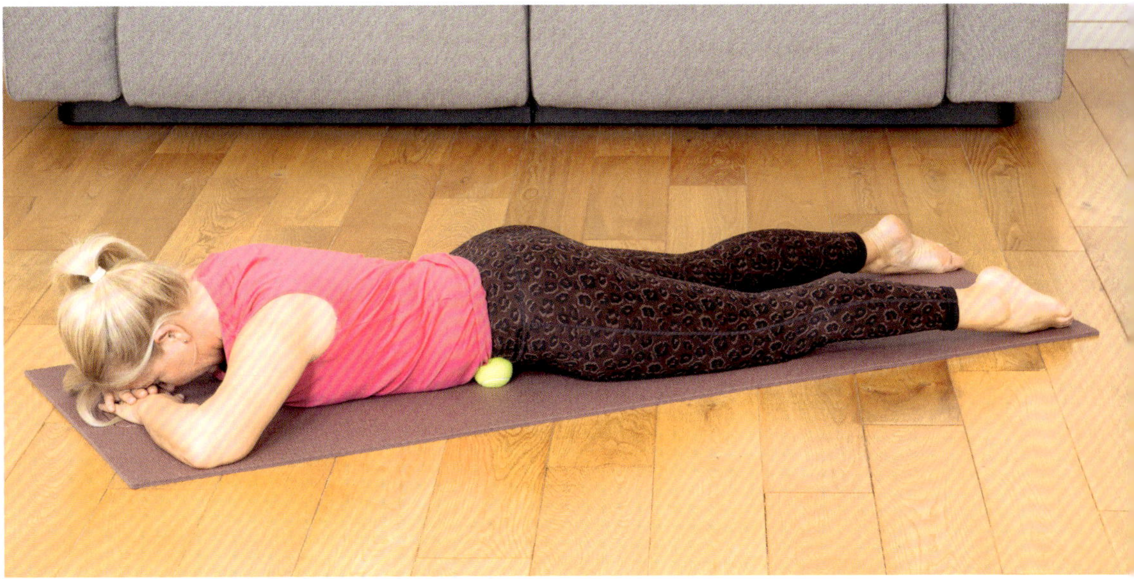

Massage mit Tennisball in Bauchlage

Ausführung:

- Lege dich auf den Bauch.
- Platziere den Tennisball auf einer Seite auf der Höhe deines Beckenkamms.
- Senke sanft dein Körpergewicht auf den Ball, vermeide jedoch zu starken Druck.
- Atme tief ein und versuche, dich zu entspannen.
- Bewege nun dein Becken sanft hin und her, um die verspannten Bereiche zu massieren.

Hinweis:

Der Druck sollte angenehm sein – vermeide starke Schmerzen. Bei Bedarf kannst du über den Tennisball ein kleines Handtuch legen, um den Druck etwas abzuschwächen.

Anzahl:

5–10 Minuten je Seite, je nach Wohlbefinden

Interne Massage mit dem Massagestab

Ein Massagestab für den Beckenboden kann helfen, Verspannungen zu lösen, die Durchblutung zu fördern und Schmerzen zu lindern. Es gibt unterschiedliche Massagestäbe, manuelle Stäbe oder Vibrationsstäbe. Hier kann dich deine Beckenbodentherapeutin bei der Auswahl und Handhabung unterstützen.

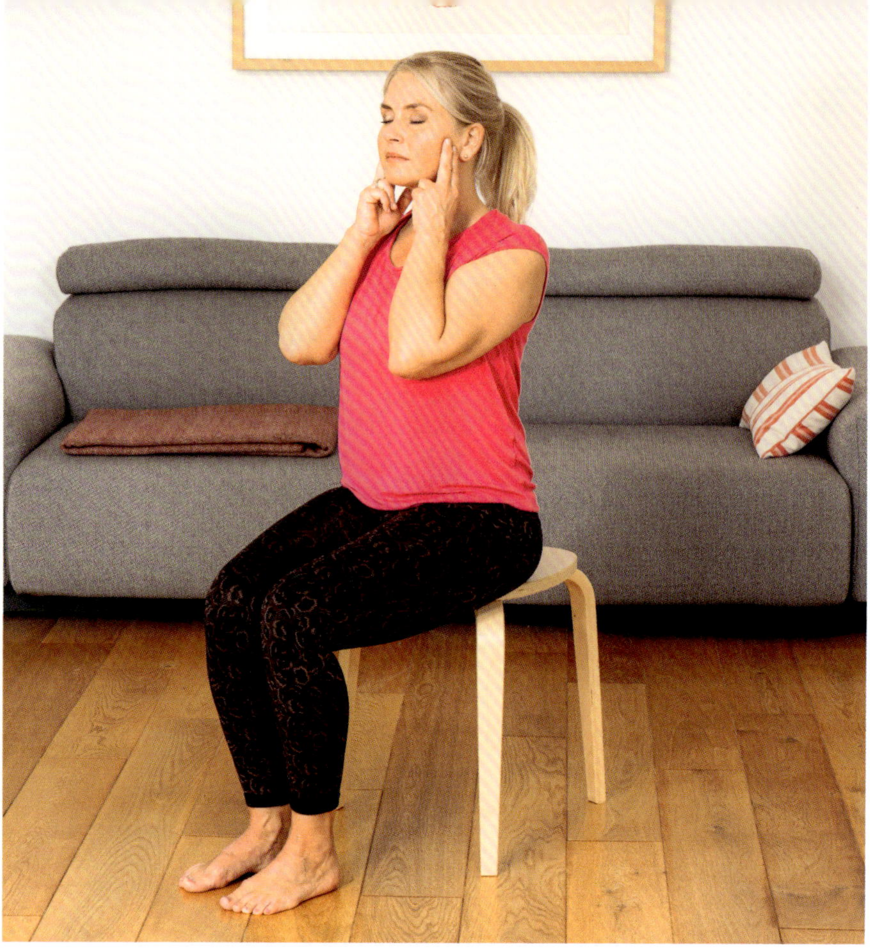

Kiefermassage

Die Verbindung zwischen Kiefermuskulatur und Beckenboden ist durch fasziale und nervale Verbindungen belegt. Eine Entspannung des Kiefers wirkt daher positiv auf den Beckenboden.

Ausführung:

- Setze dich bequem hin, in eine entspannte Position. Halte den Rücken aufrecht und die Schultern locker. Atme tief ein und aus, um dich auf die Massage einzustimmen.
- Lege die Finger (Zeige- und Mittelfinger) auf den Bereich direkt vor den Ohren, wo sich das Kiefergelenk bewegt. Übe leichten Druck mit den Fingerspitzen auf das Kiefergelenk aus. Mache kleine kreisende Bewegungen für etwa 20–30 Sekunden. Kreise mit den Fingern entlang der Wangenmuskeln (unterhalb der Wangenknochen, Richtung Mundwinkel). Massiere den Bereich mit sanften, kreisenden Bewegungen, um die Kaumuskulatur zu entspannen.
- Lasse den Mund weiterhin leicht geöffnet und massiere die untere Kieferkante mit den Fingern wieder in Richtung Ohr.
- Schließe den Mund, lasse die Zunge locker im Mundraum liegen und führe kreisende Bewegungen mit der Zungenspitze über den Gaumen durch (ca. 10- bis 15-mal).

Hinweis:

Atme während der Massage ruhig und gleichmäßig. Vermeide zu starken Druck, die Massage sollte angenehm sein. Durch regelmäßige Anwendung kannst du Verspannungen im Kiefer lösen und indirekt auch den Beckenboden entspannen.

Anzahl:

Wiederhole die Massage 5–10 Minuten, je nach Bedarf

Bauchmassage

Eine Bauchmassage kann die Darmtätigkeit anregen und bei Verdauungsproblemen wie Verstopfung oder Blähungen helfen. Sie wirkt entspannend und unterstützt die natürliche Bewegung des Darms.

Ausführung:

- Lege dich bequem auf den Rücken, idealerweise auf eine weiche Unterlage. Winkle die Beine leicht an, um die Bauchmuskeln zu entspannen. Nutze gerne auch ein Öl für die Massage.
- Reibe deine Handflächen aneinander, bis sie warm sind, und lege sie auf deinen Bauch. Beginne mit sanften, kreisenden Bewegungen um den Bauchnabel herum im Uhrzeigersinn. Übe nur leichten Druck aus, um die Haut und das darunterliegende Gewebe zu lockern. Vergrößere die Kreise allmählich und folge dabei dem Verlauf des Dickdarms:
- Beginne unten rechts (Blinddarmbereich). Bewege dich danach nach oben Richtung Rippen (aufsteigender Dickdarm). Dann quer über den Bauch (quer liegender Dickdarm). Schließlich nach unten links (absteigender Dickdarm) und zum Becken. Wende etwas mehr Druck an, indem du mit den Fingerspitzen oder den Handballen arbeitest. Streiche langsam entlang des Darms und halte bei verspannten oder empfindlichen Stellen kurz inne. Beende die Massage mit leichten kreisenden Bewegungen um den Bauchnabel herum, um die Entspannung zu fördern.

Hinweis:

Die Massage immer im Uhrzeigersinn durchführen – dies entspricht der natürlichen Bewegungsrichtung des Darms. Die Massage sollte angenehm und schmerzfrei sein. Nach der Massage ein Glas warmes Wasser trinken, um die Verdauung zusätzlich zu fördern.

Anzahl:

5–10 Minuten, je nach Bedarf und Wohlbefinden

Kaiserschnittmassage

Ausführung:

- Reibe deine Hände aneinander, damit sie warm werden. Nutze ein Öl zur Massage. Nun lege dich bequem auf den Rücken und streiche sanft mit den Fingerspitzen entlang der Kaiserschnittnarbe, ohne Druck auszuüben. Beginne oberhalb und unterhalb der Narbe und arbeite dich langsam näher heran.
- Lege die Fingerspitzen auf die Narbe und bewege die Haut vorsichtig nach oben, unten, links und rechts, um das Gewebe zu mobilisieren. Übe nur so viel Druck aus, wie angenehm ist. Massiere die Narbe mit kleinen kreisenden Bewegungen entlang der gesamten Länge. Achte darauf, dass keine Schmerzen auftreten.
- Greife danach vorsichtig mit Daumen und Zeigefinger nach der Haut entlang der Narbe und hebe sie leicht an, um Verklebungen zu lösen.

Hinweis:

Nicht bei frischen Narben durchführen!

Anzahl:

5–10 Minuten, je nach Bedarf

Nimm dir eine Auszeit

Massagen sind weitaus mehr als nur Wellness. Sie können gezielt dabei helfen, Spannungen aus dem Körper zu nehmen und dadurch den Beckenboden indirekt in seiner Regeneration und Funktion zu unterstützen. Oft ist die passende Massage gleichzeitig eine spürbare Wohltat für den Beckenboden. Probiere es einfach mal aus.

Vorteilhafte Sportarten

Es lebe der Sport! Und da Sport Glücksgefühle freisetzt, solltest du keinesfalls darauf verzichten. Falls du eher nicht so viel Spaß an Bewegung hast, integriere diese schrittweise und unaufwändig in deinen Alltag, zum Beispiel durch Treppensteigen oder Fahrradfahren.

Du kannst nahezu alle Sportarten machen, die dir gefallen. Mit dem passenden Pessar zur Unterstützung und der richtigen Körperhaltung bzw. Aktivierung deiner Körpermitte kannst du viele Sportarten sogar trotz Organsenkung oder Inkontinenz ausführen.

Schwimmen und Aquafitness sind sehr geeignet, da das Wasser deinen Beckenboden entlastet und das Gewicht mitträgt.

Radfahren trainiert deine Beine und deinen Kreislauf gut, ohne den Beckenboden zu belasten.

Nordic Walking (hier evtl. ergänzend mit Pessar) ist schonend, besonders wenn du dabei auf deine Haltung achtest. Durch die Bewegung der Arme reduziert es auch den Druck auf den Beckenboden.

Yoga stärkt deine Körpermitte. Du kannst dein Wissen hier gerne in die Übungsabfolgen mit einfließen lassen. Starte aber mit leichten Programmen ohne starken Druckaufbau. Hormon-Yoga ist eine effektive Yogaform, deine Hormonproduktion wieder anzuregen und deinen Hormonhaushalt in Balance zu bringen. Auch Beckenboden-Yoga gibt es in immer mehr Yogastudios.

Krafttraining kannst und solltest du selbstverständlich ausführen. Achte hier darauf, dass du mit leichten Gewichten und ohne Druck auf den Beckenboden trainierst. Aktiviere beim Training deine Körpermitte und wende auch hier dein erlerntes Wissen an. Achte unbedingt auf deine Atmung und deinen Bauchraumdruck.

Joggen ist durch den Stoßdruck nicht so sehr geeignet. Das muss im Einzelfall jedoch entschieden werden und ist mit dem Tragen eines Pessars nicht auszuschließen. Hier sind eine progressive Belastungssteigerung und ein professioneller Trainingsplan empfehlenswert.

Tennis, Squash etc. leben von abrupten Bewegungen. Es wird dir bei diesen Sportarten wahrscheinlich nicht möglich sein, vor jedem Schlag deine Körpermitte zu aktivieren, was für deinen Beckenboden natürlich gut wäre. Daher sind diese Sportarten nicht so empfehlenswert.

Das gleiche gilt für **Cross Fit oder Aerobic**, hier sollte dein Beckenboden in der Lage sein, reflektorisch zu agieren. Ist das nicht gewährleistet, dann sind auch diese Sportarten nicht empfehlenswert. Dies möchte ich jedoch nicht pauschalisieren.

Tanzen liebt dein Beckenboden sehr. Am liebsten hat er es, wenn du dabei noch ein paar sexy Hüftschwünge einbaust. Denn beim Tanzen arbeitet dein Beckenboden von allein und reflektorisch. Also, auf was wartest du? Tanzen kannst du immer

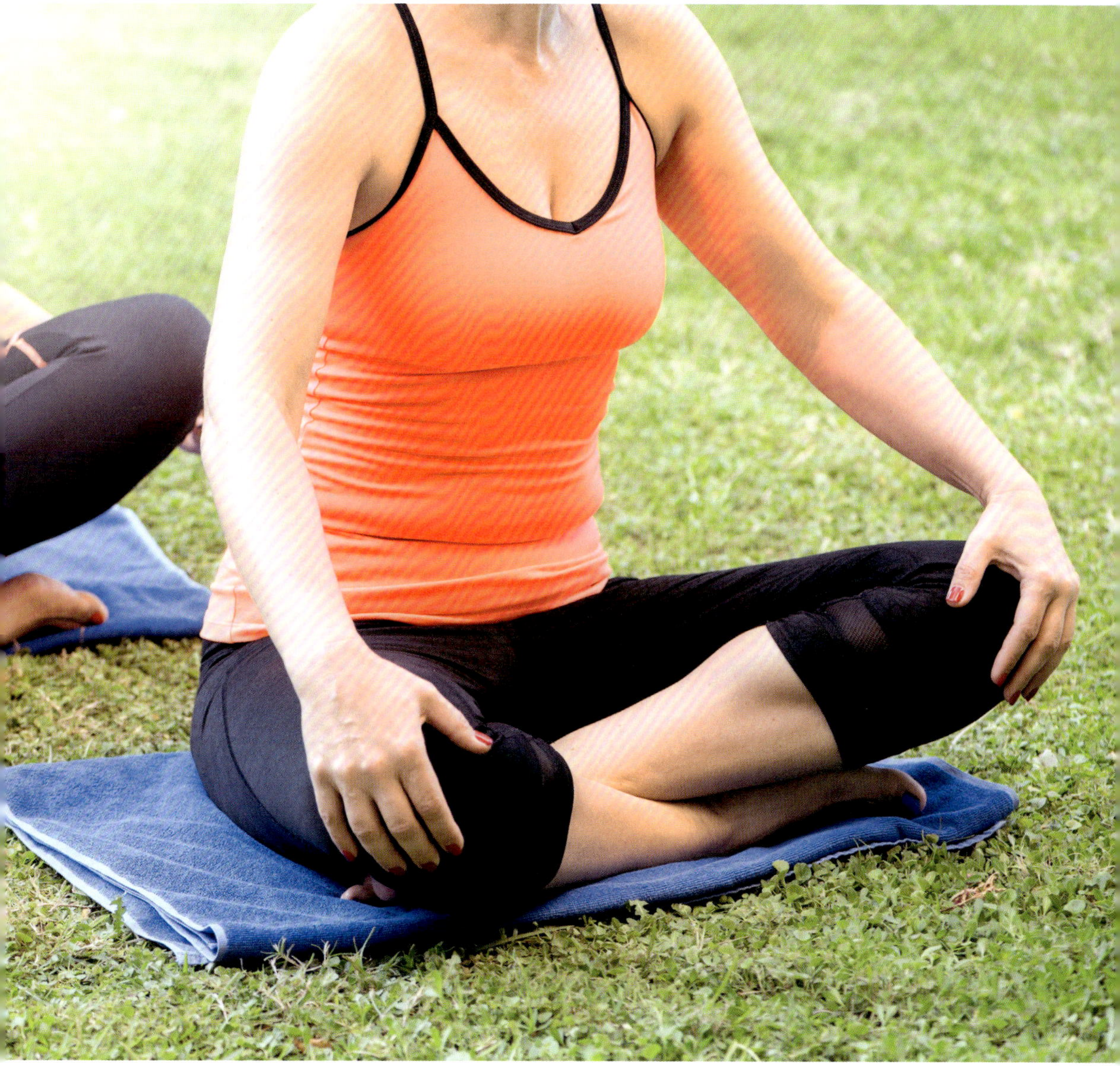

Sport in Gemeinschaft fördert die Motivation und lässt dich am Ball bleiben.

und überall. Einfach gute Musik anmachen und schon kann es losgehen.

Generell gilt, dass du mit allen Sportarten langsam beginnst und dich kontinuierlich steigern solltest. Spüre währenddessen und danach immer gut in deinen Körper und nimm seine Signale wahr.

Spürst du während der Ausführung einen Druck nach unten oder verlierst Urin, solltest du die Intensität verringern oder die gewählte Sportart nochmals überdenken. Mit der richtigen Sportauswahl kannst du deine Beckenbodenmuskulatur während des Trainings miteinbeziehen und somit zwei Fliegen mit einer Klappe schlagen.

Anhang

Zu guter Letzt

Start where you are.
Use what you have.
Do what you can.

(Beginne, wo du bist.
Nutze, was du hast.
Tue, was du kannst.)

Arthur Ashe

Ganz nach diesem Motto bist du nun in der Lage, dein ganz persönliches Beckenbodenprogramm zu starten. Alle deine offenen Fragen sind hoffentlich beantwortet und verständlich erklärt worden. Ich hoffe, du hast ein gutes Gefühl dafür bekommen, was dir und deinem Beckenboden guttut, aber auch, was ihm eher schadet. Vor allem hoffe ich, dass ich dir die Zusammenhänge zwischen deinem Beckenboden und deinem restlichen Körper, deiner Ernährung, deinem Alltagsverhalten und deinen Hormonen erklären konnte. Denn nur dann bist du auch in der Lage, diese Informationen in dein Leben zu integrieren und dauerhaft eine Verbesserung herbeizuführen.

Scheue dich bitte nicht, dir zusätzliche Hilfe oder Unterstützung zu holen. Sei es, bei deiner Ernährungsumstellung, durch einen professionellen Beckenboden-Check, durch die Meinung eines Arztes oder durch die persönliche Begleitung einer Beckenbodentherapeutin. Du bist es dir wert, und aus diesem Grund darfst du Selbstfürsorge betreiben. Beginne in kleinen Schritten und überfordere dich und deinen Beckenboden nicht. Starte ganz ohne Druck und Stress, gönne dir Pausen und gehe dein Projekt entspannt an. Sei gnädig mit deinem Körper, denn es wird Phasen geben, in denen du deinen Beckenboden gut oder auch weniger gut ansteuern kannst. Lese dir das Buch vielleicht noch ein zweites oder ein drittes Mal durch und markiere dir die Stellen, bei denen du dich angesprochen fühlst oder die relevant für dich sind. Nutze es wie ein Arbeitsbuch, es ist dein Workbook zu deinem Beckenbodenglück! In welchem Tempo du meine Empfehlungen und Informationen umsetzt, bleibt ganz dir überlassen. Hauptsache, du beginnst und kommst ins Tun.

Doch fragst du dich sicherlich, ob du nun dein ganzes Leben lang Beckenbodentraining machen musst? Dazu möchte ich dir Folgendes mit auf den Weg geben: Ein gesunder und funktionsfähiger Beckenboden muss nicht ein Leben lang gezielt trainiert werden. Wichtig ist, ihn so lange zu trainieren und stärken, bis er seine Funktion wieder selbstständig übernehmen kann. Statt dauerhaftem Training reicht es dann für die Zukunft oft aus, das Bewusstsein und das Wissen in den Alltag zu integrieren. Auch beim Sport kannst du ihn integrieren und ihm durch dein Wissen ganz nebenbei etwas Gutes tun und ihn mittrainieren. Der Beckenboden ist wie jede andere Muskelgruppe – er kann auch wieder an Kraft verlieren. Ziel ist es, die Muskeln funktionsfähig zu halten.

Ich würde mich sehr freuen, wenn du beim nächsten Cocktailabend oder Kaffeekränzchen deinen Freundinnen von deinen neuesten Erkenntnissen und vielleicht auch von diesem Buch erzählst. Lass uns gemeinsam das Schweigen über diese Tabuthemen brechen.

Werde auch du zur Beckenboden-Botschafterin!

Woran du einen guten Beckenbodenkurs erkennst

Es gibt so viele unterschiedliche Angebote und einen regelrechten Beckenbodenkurs-Dschungel. An ein paar einfachen Punkten kannst du jedoch feststellen, ob du einen guten Kurs bzw. eine gute Therapeutin gefunden hast. Es muss sich dabei um einen geschlossenen Kurs handeln, da ein offener Kurs folgende Punkte nicht gewährleisten kann:

- Die Kurse sind klein gehalten. Höchstens 8–10 Teilnehmerinnen.
- Die Therapeutin nimmt sich Zeit, um eine kurze Anamnese einer jeder Teilnehmerin zu erstellen.
- Anhand dieser Anamnese kann sie während der Kursstunde individuell Übungen für dich abändern oder anpassen.
- Der Beckenboden wird ausführlich vorgestellt und wahrgenommen.
- Atmung und Teammuskeln werden ins Training einbezogen.
- Es wird die Körpermitte ins Training miteinbezogen.
- Die Kursleiterin prüft während des Kurses, ob die Übungen korrekt ausgeführt werden.
- Sie überprüft auch, ob du deinen Beckenboden korrekt ansteuern kannst.
- Die Übungen bauen aufeinander auf und steigern sich.
- Der Beckenboden wird nicht nur trainiert, sondern auch entspannt und gedehnt.
- Faszientraining wird integriert.
- Hüftkraft- und Mobilität werden trainiert.
- Körperliche Zusammenhänge werden erklärt und ins Training miteinbezogen.
- Das Training besteht nicht nur aus Kraft- und Ausdauerübungen, sondern auch aus reflektorischen Übungen.
- Toilettenverhalten sowie Hinweise zum Blasentraining sollten gegeben werden.
- Alltagssituationen werden angesprochen und optimiert.
- Und natürlich sollte dir der Kurs Spaß machen!

Literaturempfehlungen

Bildau, Dr. med. J. (2024). Raus aus dem Hormonkarussell. GU.

De Liz, Dr. med. S. (2020). Women on fire. Rowohlt.

Rodrigues, D. (2011). Hormon-Yoga. Schirner Verlag.

Enders, G. (2017). Darm mit Charme. Ullstein Verlag.

Inchauspé, J. (2022). Der Glucose-Trick. Heyne Verlag.

Kast, B. (2022). Der Ernährungs-Kompass. Penguin Verlag.

Kieß, R. (2024). Hormon-Balance ab 40. ZS-Edel Verlagsgruppe.

Kieß, R. (2021). Die Hormon-Balance-Diät. ZS-Edel Verlagsgruppe.

Kreuschmer, C. (2025). Der Hormonwerte-Code. EMF Verlag.

Lang-Reeves, I. (2011). Sexualität mit Leib und Seele. Diana Verlag.

Northrup, Dr. med. Ch. (2023). Weisheit der Wechseljahre. ZS-Edel Verlagsgruppe.

Vormann, Dr. med. J. (2016). Säure-Basen-Balance. GU.

Website-Empfehlungen

Hier möchte ich dir noch einige Webseiten empfehlen, auf denen du Fachpersonal und weitere wichtige Informationen findest:

www.bioidentische-hormone.net
www.hormonselbsthilfe.de
www.wechseljahre-verstehen.de
www.ag-ggup.de
www.kontinenz-gesellschaft.de
www.madeleinemicke.de
www.AGUB.de

Angaben zur Autorin

Du findest mich auch unter:
www.frauenkompetenzzentrum.eu
frauen_kompetenz_zentrum

Bildnachweis

Mit 126 Farbfotos von Holger Münch (www.muench-lichtbildnerei.com).

Mit 13 Fotos und Illustrationen von Shutterstock: Seite 27 (Piscine26), 28 (Pixel-Shot), 31 (Iryna Inshyna), 33 (Anna Brusnicyna), 37 (Pikovit), 50 (sdecoret), 55 (Pixel-shot), 57 (pinot-noir), 78 (Anda U), 79 (alicja neumiler), 80 (Rawpixel.com), 153 (Poberezhna).

Mit 2 Fotos und Illustrationen von Adobe Stock: Seite 52 (sayukichi), 75 (Svetlana Kolpakova).

Mit 15 Illustrationen von Klara Häring: vordere innere Umschlagklappe, Seite 12, 14, 16, 17, 24, 29, 39, 58, 60–64.

Mit 4 Bildern von iStock: Seite 47 (ilona-titova), 54 (FatCamera), 145 (kate_sept2004), 147 (SbytovaMN).

Mit 1 Zeichnung von Mascha Greune, München, www.mascha-greune.de: Seite 143.

Foto von Rabea Kieß auf Seite 83: © Rabea Kieß

Impressum

Umschlaggestaltung von Studio Gramisci, München / Isabelle Josina Fischer, unter Verwendung einer Illustration von Isabelle Josina Fischer sowie einer Illustration von Flaticon.

Gedruckt auf chlorfrei gebleichtem Papier

ISBN 978-3-96859-088-2
Projektleitung und Redaktion: Nicole Janke
Lektorat: Ulrike Burgi, Köln. www.lektorat-burgi.de
Gestaltungskonzept: Janette Schroeder, wortundart.de, Berlin
Gestaltung und Satz: Katrin Kleinschrot, Stuttgart
Produktion: Vanessa Frömmig
Druck und Bindung: Westermann Druck Zwickau GmbH, Zwickau
Printed in Germany / Imprimé en Allemagne